福島原発事故がもたらしたもの

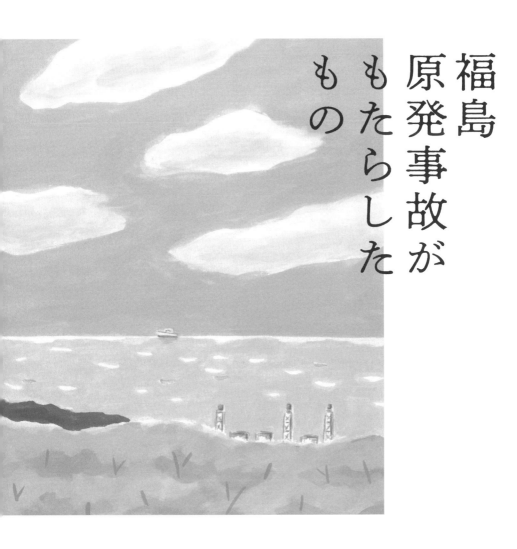

被災地のメンタルヘルスに
何が起きているのか

前田正治［編著］

誠信書房

はじめに——本書の刊行にあたって

　東日本大震災，そして東京電力福島第一原子力発電所事故が福島の人々にもたらしたものは，いったい何であろうか。このことについてはすでに数多くの本が，本当に数多くの本が，さまざまな立場・視点から出されている。核物理学的，医学的，社会学的，行政的，農業的，環境学的，政治的，まさにさまざまな視点で書かれている。大きな書店に行くと「福島コーナー」が設けられているほどである。こうした書のいくつかを手に取って読むと，気づくことがある。多くが「熱い」のである。怒っていると言ってもいい。そういう本が多い。

　災害直後ならまだしも，この文章を書く段階，すなわち7年が過ぎようとしているときでも，そのような傾向はあまり変わらないように思う。なぜだろうか。宮城や岩手，あるいは過去の自然災害時に出版された本であれば，こうした傾向や特徴はあまりないように思う。そこには，災害の惨禍と復興の苦労が語られ，そして悲しみと希望が語られる。多くは，復興に向かうしっかりとした足取りと道筋があって，語られるのである。

　その一方で，福島はどうだったか。他被災県よりはるかに多くの避難者を出し，津波による直接的死者数こそ宮城や岩手ほどではなかったものの，震災関連死は突出して多かった。専門家間で，ステークホルダー間で，政治家間で，そしてコミュニティの内外で，さらには家族のなかで，深刻な対立や葛藤がもたらされた。もちろんその分裂の要因は，地震でも津波でもなく原発事故である。

　原発事故は，まるでリトマス試験紙のように，いろいろな集団を色分けしてしまった。残るか避難するか，帰還するか留まるか，避難指示区域になったかならないか，放射線の影響を悲観するか楽観するか，原発政策を支持するかしないか，補償を受けられるか受けられないか等々，数多くの2項対立を生み出してしまった。そしてこうした2項対立的状況を反映してか，多くの書籍もまた，熱い，怒ったような，批判に満ちた書きぶりとなっている。原発事故によって引き起こされた複雑で深刻な事態を考えれば，これはやむを得ないことかもしれない。

　一方で，本来，医療や心理臨床，社会福祉に関わる専門職は，被災者支援においてはこうした2項対立から免れてきた。もちろん，それぞれの専門領域におけ

る（たとえば技法上の）対立はあるだろうが，それにしても他の領域での2項対立に巻き込まれることは少ない。専門職は，そこに巻き込まれることによって，害多く益少なしということを知っているからであろう。しかし福島では，専門職でさえこうした色分け，2項対立に，意図せず巻き込まれてしまう場合がある。こうした出来事に慣れていない多くの専門職にとって，これは紛れもなくストレスである。

　本書の執筆陣は，こうした自然災害では見られないストレスフルな状況下で，発災以来福島のメンタルヘルス上の問題に熱心に関わった人々により構成されている。多くは精神科医，臨床心理士，看護師，保健師であるが，福島の特殊性を反映させるために，経済学者や社会学者，ジャーナリスト出身の方にも寄稿をお願いした。それぞれの著者の立場はさまざまであるが，共通していることがある。それは，多くの著者が福島に住み，生活者として支援に関わったということである。支援者として，あるいは生活者として，さまざまな対立・葛藤に巻き込まれながら福島に関わり続けたのである。したがって各章は，単に支援者・研究者として書かれたわけではないことを，読者はその内容から，あるいは行間から感じることであろう。考察し批判するその前に，圧倒的で見通しの利かない惨禍にあって悪戦苦闘する「被災者」の姿をも，そこから感じるかもしれない。

　さて，本書は大きく2部構成となっている。第Ⅰ部は，原発事故がもたらしたメンタルヘルス上の問題を包括している。疫学的・経験的知見の総括と同時に，社会学的な視点からの考察も含まれている。第Ⅱ部は，発災以後に行われた治療やケアが包括されている。医療面の活動はもちろんのこと，福島では多くの民間団体が発災後に誕生したが，そのなかのいくつかの活動が紹介されている。さらに最終章として，外部（他県）から来た支援者として数年間福島で働き，今は離任した専門職の方々にも執筆をお願いした。福島を離れることで，また何らかの気づきがあり，そこに福島支援の本質の一端があるのではないかと考えたからである。

　冒頭で述べたように，すでに福島や原発事故に関する数多くの著書が上梓されている。しかしながら，福島のメンタルヘルスに関しての実践的な書となると，私が知る限りほとんどない。「こころのケア」の大切さが訴えられて久しいことを考えると，これは不思議なことのようにも思える。また専門論文等を見ると，専門家として，あるいは研究者として声を上げているのは，むしろ福島外からのほうが圧倒的に多い気がする。福島の支援者は，支援業務に追われているという

こともあるだろうが，被災者と同じように支援者も声をあまり上げないのかもしれない。

　しかし，このことは私にとって，本書を企画する大きな動機となった。震災後7年目を迎えるにあたって，福島での足跡を残し，後世に伝えなければならない。そして，いまだに我々は大きな課題を抱え，試行錯誤しつつ復興に向かっている，そのことを多くの人に知ってもらわなければならない。福島においては，さらに多くの支援者が，今も熱心に活動を続けている。本書では，それらの人々のすべてを紹介することは到底かなわなかった。読者の方々には，そのこともまた知ってもらいたいと思う。

　最後に，本書の出版を快くお引き受けいただいた，誠信書房の柴田敏樹社長には心から御礼申し上げたい。また，同社の中澤美穂様には，本書の企画段階からさまざまな助言や励ましをいただいた。深く感謝の意を表するものである。

　2018年3月

編著者　前田正治

目　次

はじめに——本書の刊行にあたって　*iii*

第Ⅰ部　メンタルヘルスの諸問題

第 1 章　原発災害と被災者のメンタルヘルス
——いったい何がもたらされたのか？ ·················· *2*

Ⅰ　はじめに　*2*

Ⅱ　被災住民のメンタルヘルス　*4*

Ⅲ　復興期支援者の問題　*26*

Ⅳ　おわりに　*32*

第 2 章　子どものメンタルヘルスへの影響 ························· *36*

Ⅰ　原発事故，避難，そして帰還　*36*

Ⅱ　原発事故の子どもへの影響——初期（2014年頃まで）　*36*

Ⅲ　帰還をめぐる問題の顕在化——2013年以降　*41*

Ⅳ　A市の乳幼児健診の結果を用いた調査について　*44*

Ⅴ　学校における発達の遅れや偏りのある子どもの実態調査から　*48*

第 3 章　福島とフクシマ——社会学的考察 ························· *55*

Ⅰ　はじめに——社会的リアリティ　*55*

Ⅱ　福島第一原発事故がもたらしたもの　*57*

Ⅲ　福島に残る課題　*61*

Ⅳ　廃炉への非専門家の向き合い方の確立　*66*

Ⅴ　いま何が必要か　*67*

目　次　*vii*

第 **4** 章　福島第一・第二原子力発電所員へのメンタルヘルス ・サポート ……………………………………………… *71*

Ⅰ　はじめに　*71*

Ⅱ　支援活動の経緯　*71*

Ⅲ　福島第一・第二原発所員のメンタルヘルスデータ　*73*

Ⅳ　発電所員への差別・中傷が生じた背景　*75*

Ⅴ　「目に見えない」災害とリスク・コミュニケーション　*76*

Ⅵ　まとめ　*77*

第 **5** 章　福島におけるあいまいな喪失 ……………………… *81*

Ⅰ　はじめに——福島とあいまいな喪失　*81*

Ⅱ　あいまいな喪失とは　*82*

Ⅲ　被災者のあいまいな喪失　*89*

Ⅳ　おわりに　*95*

第 **6** 章　空はつながっている——チェルノブイリ原発事故, スリーマイル島原発事故, そして海外在住者にとっての 福島原発事故 ……………………………………… *97*

Ⅰ　私的体験　*97*

Ⅱ　海外の原発事故がメンタルヘルスに与えた影響　*100*

Ⅲ　おわりに　*104*

コラム　専門家の「コミュニケーション」デザインの重要性 ——チェルノブイリの視察から　*109*

第 **7** 章　差別と偏見をどう乗り越えるか ……………………… *115*

Ⅰ　「わがこと」として災害に向き合う難しさ　*115*

Ⅱ　原子力事故がもたらした「分断」の諸相　*118*

Ⅲ　医師と患者・受診者の相互理解　*121*

Ⅳ　「福島差別」という国民的問題　*124*

第Ⅱ部　支援の実践

第8章　発災早期の被災地支援——福島県立医科大学心のケアチームの活動 …………………… 128

Ⅰ　はじめに　*128*

Ⅱ　福島県立医大心のケアチーム　*129*

Ⅲ　震災時の浜通りの精神科病院　*133*

第9章　福島における母子支援 ………………………… 138

Ⅰ　公衆衛生の指針　*138*

Ⅱ　県レベルの支援——県民健康調査の電話支援　*140*

Ⅲ　自治体レベルの支援——福島市のこんにちは赤ちゃん訪問　*143*

Ⅳ　支援へのアクセスの向上——大学主催のヘルスリテラシー推進　*145*

Ⅴ　まとめ　*148*

第10章　南相馬で出会う患者 ………………………… 149

Ⅰ　はじめに　*149*

Ⅱ　症例提示　*151*

Ⅲ　「図」と「地」——南相馬市におけるトラウマ体験についての考察　*154*

Ⅳ　震災後の精神医療の状況について　*158*

Ⅴ　現状について（結びにかえて）　*160*

第11章　福島におけるアウトリーチ型電話支援——県民健康管理センターの試み ……………… 162

Ⅰ　はじめに　*162*

Ⅱ　県民健康調査と電話支援について　*162*

Ⅲ　電話支援の役割と課題　*174*

Ⅳ　おわりに　*177*

目 次 *ix*

第12章 被災者への「こころのケア」を考える
——ふくしま心のケアセンターの活動から ············ 180

Ⅰ　はじめに　*180*

Ⅱ　ケアセンターの沿革と構造　*181*

Ⅲ　実際の活動　*183*

Ⅳ　スタッフの疲弊と対策　*190*

Ⅴ　おわりに——ケアセンターの意義とは　*196*

第13章 なごみの活動から——震災における心の多職種
チームのキセキ ·· 199

Ⅰ　はじめに　*199*

Ⅱ　震災後の福島県相双地区の心のケアについて　*200*

Ⅲ　福島相双地区の心のケアの取り組み——なごみができるまで　*204*

Ⅳ　新しい訪問サービスを目指して　*218*

Ⅴ　おわりに　*226*

第14章 被災地へ入り，連携を作る ·························· 228

Ⅰ　はじめに——2012年当時の状況　*228*

Ⅱ　被災地におけるコミュニケーションへの問題意識　*229*

Ⅲ　実践　*233*

Ⅳ　考察　*238*

Ⅴ　おわりに——将来に向けて　*243*

第15章 福島で働くということ ····························· 247

Ⅰ　全町避難の町での保健師活動　*247*

Ⅱ　福島で学んだこと——4年間の歩み　*252*

Ⅲ　福島で働くということ　*259*

終　章　あとがきにかえて──こころのケアを続けるために
　　　　必要なこと ……………………………………………… 264

　　Ⅰ　はじめに　*264*

　　Ⅱ　創意工夫　*264*

　　Ⅲ　福島固有の問題　*266*

　　Ⅳ　残された問題　*268*

　　Ⅴ　支援者支援　*269*

　　Ⅵ　おわりに　*270*

第Ⅰ部　メンタルヘルスの諸問題

第1章 原発災害と被災者のメンタルヘルス

──いったい何がもたらされたのか？

【前田正治】

I　はじめに

　2011年3月11日，最大震度7の巨大な地震そして津波が，東北地方や関東地方を襲った。日本人のみならず世界の人々を震撼させた，東日本大震災の発生である。もとより日本は地震・津波大国であり，幾度となく大きな惨禍に襲われてきた。平成に入ってからも，北海道南西沖地震や阪神淡路大震災，新潟県中越地震など，繰り返し大きな震災を被っている。ただ，今回の東日本大震災は，それまでとは大きく違う特徴が少なくとも二つあった。

　一つは，多くの被災者が，被災の瞬間を携帯電話のカメラを利用するなどして衝撃的な映像を撮り，それがテレビやインターネットなどで数多く，繰り返し放送されたことである。国内外の多くの人々が，家や自動車，その他の所有物が津波で容赦なく流される瞬間を茶の間で見ることになった。そして気持ちは揺さぶられ，多くの人が東北地方の人々の無事を祈った。震災後しばらくの間，全国の宴席は激減し，国難という言葉さえ飛び交った。こうした映像による同時性と，その衝撃の大きさは，かつての大規模自然災害では見られないものだった。

　そしてもう一つの大きな特徴，それは言うまでもなく，津波後に引き起こされた東京電力福島第一原子力発電所の爆発である。津波によって全電源が停止し，制御を失った原子炉はメルトダウンを引き起こした。そして水素爆発などによって建屋は崩壊し，放射性物質の大量拡散が引き起こされてしまった。発災当初はよくわからなかったものの，やがてこの災害はチェルノブイリと並ぶ規模のシビア・アクシデントであることが判明した。こうしたことがある程度明らかになった頃には，避難指示区域も大幅に広げられ，一時はおよそ16万もの人々が故郷を追われてしまった。もっとも，当初はほんの一時的な避難であると思った人々も多く，まさか年余にわたって故郷に戻れない状況に置かれるとは考えていなかったようである。

この二つの特徴，映像の衝撃性と，重大原発事故の発生は，まったく違ったトラウマを人々に与えていた。前者は視覚的で明瞭すぎるような圧倒的な衝撃をもたらしたのに対し，原発事故のほうは逆に不明瞭で，何があったのかよくわからない，漠然とした影響だった。とくに原発事故については，映像と言えば遠くからのぼやけた原発建屋の爆発の画像くらいで，あとはメルトダウンであるとか，何ミリシーベルトとか，多くの人にはにわかに理解しがたい，難解な言葉がテレビやネットで飛び交うこととなった。とりわけ被災地の人々にとって情報の錯綜・途絶はひどいもので，何が何だかわからない状況で避難を余儀なくされたのである。不条理な，まさにカフカ的状況であった。

　自然災害は，それが台風であれ，地震であれ，津波であれ，明瞭で圧倒的なパワーを持つ。そして多くの場合，最初に襲ったその瞬間が最もインパクトが大きい。すなわち，その後に長い復興期があるとしても，瞬時性を帯びている。しかしながら，原発災害はまったく違っていた。事態が不明瞭で，被災規模も日を追って広がっていった。こうした被害の不明瞭さや持続性は，後々まで福島の人々を苦しめることとなった。結果として，福島災害は未曾有の複合災害と言われるものの，地震や津波の被害は，（それらもひどい災厄であったにもかかわらず）原発被害発生によってすっかり覆い隠されてしまった。こうして被災住民はもちろんのこと，被災市町村も，福島県も，国も，原発事故災害による信じられないような被害に長く苦しめられ，その対応に以後もずっと追われることとなった。そして，災害後7年目を迎えたのである。

　本章では，こうした原発事故がもたらした住民や支援者への精神医学的，心理社会学的影響について総括してみる。そこには地震や津波の影響も潜んでいるだろう。しかしながら，それを区別して特定することは難しい。ただわかることは，福島県においては，原発事故は圧倒的で持続的かつ複雑な影響を，住民や関係者にもたらしたということである。それは，現在の避難指示区域を見れば一目瞭然である。（純然たる）津波被災地は，原発事故による避難指示地域に比するとわずかしかない。そもそも原発事故については，この「被災地」という定義すら漠然としている。津波が襲い原発が存在する浜通り（沿岸部）よりも，福島市や郡山市がある中通りのほうが線量も高い傾向にあったことや，風評被害は県全体に及んでいることを勘案すると，「被災地」とはいったいどこなのかの定義は難しい。津波であれ地震であれ，通常は一定数以上，家屋が倒壊（滅失）した場所が被災地であるし，災害救助法でもこのような定義となっている。しかし，津波被

災地などに比べると，福島の被災地にはこうした定義が当てはまりにくいのである。こうした被災境界のあいまいさも，原発災害特有と言える。

　こういった，自然災害では見られない特徴を持った原発災害が住民にもたらしたメンタルヘルスの問題は，複雑である。他の災害同様，トラウマ性記憶やさまざまなレベルの喪失がもたらす心身の反応は当然大きい。ただ，このような純粋に災害精神医学的問題のほかに，放射線に関するリスク認知，避難や帰還，移住に関する価値判断，スティグマといった社会心理学的問題など，多元的で複雑な課題が多く発生している。意見や考えの相違は，住民一人ひとりから専門家集団など幅広いコミュニティに及び，政治的信条もまた，こうした相違や混乱に大きな影響を与えている。

　そもそも，こうした相違は平時からあるものの，災害時には一時的に棚上げされ，コミュニティの結束が強まるのが普通であろう。しかし，残念なことに福島では，むしろそうした相違が原発事故によってかえって浮かび上がってしまうこととなった。こうした特徴はコミュニティが有するレジリエンスに大きな影響を与え，そしてさまざまなメンタルヘルス上の問題の背景，要因となった。こうした多元的な問題についても，事例やデータを紹介しながら俯瞰してみようと思う。

　また本章では，支援者の問題，とくに復興支援業務にあたる被災自治体の職員の問題を大きく取り扱った。従来，震災支援者といえば，消防隊員や救命救急士，自衛隊員などに大きな焦点が当てられてきた。これは，支援者のトラウマといってもあくまでも急性期における問題であって，自治体職員など震災後長く続く復興期を支える従事者・支援者の特有なストレスについては，今まであまり取り上げられることがなかったテーマである。しかし，福島の困難でかつ長引く復興過程は，この問題，すなわち復興従事者のストレスについても浮かび上がらせることとなった。本章では，この問題についても紙幅を割いて取り扱う。もちろん，彼らの多くは被災住民でもある。

Ⅱ　被災住民のメンタルヘルス

1．原発事故の特有さ

　上述したように，原発事故後に住民に引き起こされたメンタルヘルス上の問題は，さまざまである。これらを一つの図に無理矢理に納めてみた（図1-1）。こ

れに基づいて要約してみると，①原発爆発への恐怖体験に根ざした外傷性記憶とともに出現するトラウマ反応，②放射線降下物に対する慢性的な不安，③被ばくしたと思われることへの心理社会的不安，これら三つのレベルでの情緒的反応が，被災者の根本にあると考える。とくに①と②は，本来はまったく出自の異なる不安と考えられるが，実際のところは混在して出現していて区別しがたい。③については，後述するように，大衆のスティグマや，被災者のセルフ・スティグマと関連が深く，より原発災害特有の心理社会的反応である。

さて，これらの根源的不安からさまざまな行動上の，あるいは精神医学的な問題が発生してくる。たとえば回避反応である。福島から避難するといった直接的なものから，福島で原発災害を経験したこと，あるいは福島で生まれ育ったことを秘匿するといった，より間接的なかたちでの回避反応があるだろう。誤解を生まないために言えば，こうした回避反応が病的なものであるということではない。ただ，福島においてはこうした回避反応が個人によってかなり違いがあるために，家族内あるいは家族外での分断や，コミュニティの分断が引き起こされる点が問題なのである。こうした家族内あるいはコミュニティの分断は，災害からの回復

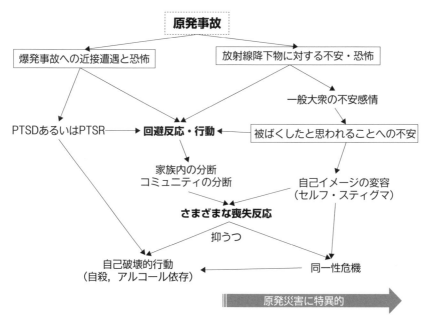

図1-1　原発災害がもたらした複雑な心理社会的影響

力，すなわちレジリエンスを下げてしまうかもしれない。あるいはもっと直接的に強い喪失反応を生み，抑うつ症状をもたらすことがある。さらに，こうした状況が長期化することで，問題飲酒や最悪の場合，自殺といった深刻な精神医学的問題が生じるかもしれない。

　それでは，自然災害ではあまり見られないような複雑で多層的な心理社会的反応は，なぜ出現するのであろうか。ここで，原発災害の特徴を整理・要約してみたい。自然災害に比べて原発災害には，以下のような諸特性が挙げられる。

- 不可視的
- 長期的・慢性的
- 被害実態の不明瞭さ

　よく言われるように，放射線はもちろん目に見えない。自然災害が圧倒的で視覚的な恐怖をもたらすのに対して，まったく対照的であると言える。こうした不可視性は，放射線への馴染みのなさや不気味さと連なって，人々をひどく不安に陥らせる。とくに日本人は原爆を体験しており，広島・長崎の被爆者の悲惨さは，他のどこの国の住民よりもよく知っている。そのことも不安を増強させる一因かもしれない。もちろん，いわゆる風評被害も起こりやすくなるし，後述するようなスティグマも生じやすい。これらはいずれも，自然災害ではまず見られない現象である。

　また原発災害は，非常に長期的・慢性的な影響を住民にもたらす。先に述べたように，通常，自然災害は，発災直後に最もひどい破壊をもたらす。すなわち，瞬時性を帯びていることが原発災害と対照をなす。災害時のメンタルヘルスケアを考えると，この自然災害の有する瞬時性という特徴からは，骨折後の治療ケアモデルが最も適しているし，PTSD概念もまた適応しやすい。ところが，同じメタファーは，原発災害被災者には適応しづらい。身体治療でたとえれば，骨折というよりも，糖尿病などの慢性疾患の治療やケアに近いのかもしれない。

　そして上述したように，原発事故では被害実態があいまいで，どこからが被災地で，誰が被災者かがわかりにくい。自然災害であれば，たとえば家屋全壊した人からそうでない人までさまざまな被災レベルがあったとしても，その境界はわかりやすい。被害がわかりやすいということは，被災直後の喪失感はずっと深くなるだろうが，一方で喪失の受容もしやすく，長い目で見れば回復への舵を切り

やすくなる。もちろん，補償の範囲や程度も，クリアでわかりやすい。一方，原発災害の場合は，被害がはるかに不明瞭で，そのことはとくに補償においてもそうである。たとえば，避難指示区域とそうでない区域との違いは，しばしば恣意的である。原発から半径何キロ以内では避難すべしという基準自体が，直接被害実態に基づいているわけではなく，当然住民の納得感も得られにくいのである。

下記の写真は，震災後1年が経って避難解除準備区域となった南相馬市小高区を，筆者が写したものである。右手前の家は一目して全壊しており，被害程度が明瞭である。これは地震によって引き起こされた可視的な，深刻な被害である。しかし，他の多くの家はどうであろうか。一見したところまったく被害がなく，いつでも帰れるようにさえ思う。つまり多くの被災者は，故郷に帰り，元の家で生活できるという希望を持つことができる。ただし，それがいつになるのかがわからない。希望を持てるということは良いことであるが，希望を持ち続けなければならないという特有のつらさがある。

社会学者の佐藤[1]は，全村避難指示を受けていた当時の飯舘村の，ある避難住民の声を紹介している。「結局，いつまでたっても何も決めらんねえままで，オレらずうっと〈生殺し〉の状態なのよ（ため息）」。この「生殺し」という声は，当時の飯舘村の避難村民からはよく聞かれていたと言う[1]。村の将来像がなかな

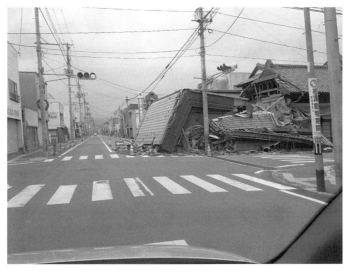

写真：南相馬市小高区　2012年2月（筆者撮影）

か定まらないなかで，自らの将来も決められない避難住民のいらだち，さらには諦めの二つの感情が，ない交ぜになった表現である。これは多くの避難住民が，県内外で避難生活を送るなかで抱いた感情だと思われる。

この「生殺し」という表現に代表される，物理的には存在しても心理的には存在感が遠いこうした矛盾した認知は，まさにボス（Boss, P.）が言うところの「あいまいな喪失」状況と言える[2]。災害にはこうしたあいまいさはつきものであるにせよ，福島ではこのあいまいさが際立っていると言える（第5章でこの問題を詳しく取り上げる）。

避難指示が続けば，そこに住む人にとってはあいまいな喪失が続くが，避難指示が解除されると，故郷に帰れるようになる。しかし時間が経つにつれ，故郷の変容感は大きくなる。帰還したことの喜びと同時に，こんなはずではなかったという失望や落胆を覚える被災者も少なくない。避難指示が解除されず，帰還の選択肢がない被災者からすると，とにもかくにも帰還できるという選択肢があることは非常にうらやましいことだろう。しかし，帰還できることがかえって大きな葛藤を被災者に招くことがある。そもそも帰還を決めるのは国や自治体であるが，帰還が決まると，それまで「避難住民」だった人々が「自主避難者」となってしまう。すなわち，自主的に選択しているわけではないのに，あたかも自分の意思で帰還しないという存在に変わってしまうのである。

帰還が決まるということが，ある人にとっては喜びを与えるが，ある人には葛藤や困惑を与えてしまう。これも自然災害ではあまり見られない，あいまいな喪失状況が続く福島の大きな特徴である。そしてこのあいまいな喪失状況は，被災者の複雑な心理や精神保健を考えるうえで鍵となる事象である[3]。

さて，以上述べたような原発災害の特徴について，自然災害と対比するかたちで表1-1にまとめてみた。災害自体の物理的特徴から，避難のあり方，避難者の心理状態，後述するスティグマやセルフ・スティグマといった社会心理学的な問題まで，多くの次元でこの両者には大きな相違がある。ただし発災当初は，宮城県や岩手県などと比べて，このような相違はそれほど目立たなかった。しかしながら，時間が経つにつれこうした相違は顕在化していき，被災地以外の多くの人々に，福島の状況を複雑で理解しがたいという強い印象をもたらしてしまった。山下[4]が述べたような「国民の不理解」のもとでの復興が進んでいるかのようにも見えるが，そもそも原発災害に関して，我々は歴史的に復興のモデルを有していないことが，根本的な問題であろう。

表1-1 自然災害と原発災害との相違[5]

	自然災害	原発災害
災害の時間的特徴	単回性，瞬時性	反復性，慢性
空間的（地理的）広がり	可視的かつ限局的	不可視的かつ非限局的
喪失性	明確	あいまい
災害受容性	比較的受け入れやすい	受け入れがたい
「被害者」としての怒りや失望	限定的	非常に強い
補償の枠組み	比較的わかりやすい	複雑で流動的
被災者へのスティグマ	ほとんど見ない	しばしば認める
メディアの影響	限定的	大きい
自主避難※	少ない	多い
県外避難	少ない	多い
コミュニティの凝集性	まとまりやすい	まとまりにくい
心理的回復の方向性	多くは物理的復興と並行	しばしば物理的復興と乖離

※避難勧告によらない避難

　次に，こうした原発事故特有の有り様がもたらした，被災者の精神医学的・心理社会的問題について，くわしく述べてみたい。

2．外傷性ストレス反応

1）原発爆発と避難

　地震と津波に加え原発事故の発生は，福島県の住民，とくに浜通りと呼ばれる原発の側に居住し強制避難を余儀なくされた人々に，すさまじい恐怖感をもたらし，それが外傷性記憶となって長く人々の心に刻まれることになった。

　まず指摘しておかなければならないのは，多くの住民が，原発が事故を起こすことなど毛頭考えていなかったことである。まさに想定外の，まったく予期しないことであり，双葉町や大熊町のような福島第一原子力発電所が存在した町でさえ，多くの町民にとっては寝耳に水の事故であった。また，原発事故の情報も錯そうし，さまざまな矛盾する情報が携帯メールなどで拡散し，住民の不安も極限

10　第Ⅰ部　メンタルヘルスの諸問題

的なものとなった。さらに，津波被災地では獅子奮迅の活躍をみせた自衛隊など
の専門的支援組織ですら，浜通りにおいては放射線汚染への懸念から，その支援
はまったく円滑なものではなかった。そもそも，当時の政府をはじめ行政機関の
対応も，混乱していたのである。この準備性のなさと情報の混乱，支援の混乱が，
住民にひどいパニックを引き起こしてしまった。こうした混乱のなか，避難指示
区域は日ごとに広がっていったのである。

　筆者は震災後1年近く経った頃，しばらくの間，沿岸部にある精神科病院に支
援に赴いた。この病院は原発から30キロ圏内にあったためしばらく休院していた
が，避難指示が解除された後，外来診療から再開し，ちょうど筆者が赴いたとき
には病棟治療も（一つの病棟だけではあったが）再開したばかりであった。そこ
では避難生活からようやく戻ってきた職員が復職しており，その全員に個別面接
することになった[6]。当時の面談記録から，極限的状況に置かれた職員（もちろ
ん全員が被災住民でもあった）の言葉を以下に記す。発災当時の恐怖や混乱，葛
藤がよく表されていると思う。

- 原発が爆発したとき，夫からはすぐに一人で避難しろと言われたが，夫を一人
  残して自分だけが逃げるわけにはいかないと踏みとどまった。でも怖くてたま
  らなかった。(遠くにいた)子ども宛てに遺言のメールを書いていた。〔看護師〕
- 原発事故以来とても怖かったけども，病院の仕事はしなければならないと自分
  に言い聞かせた。すぐに来るはずの自衛隊がなかなか来ずに，3月17日になっ
  てようやく自衛隊が患者さんの救援に来たけど，そこまでなんとか踏みとど
  まった。でも最後は，おにぎりが職員や患者一人につき一つだけという状況。
  本当に，患者さんも私たちも，飢え死にするのでないかとおびえていた。〔看
  護師〕
- 震災のとき，本当に怖かった。夜は真っ暗で誰もいない。もうガソリンもなく
  避難もできないので開き直ろうと思ったが，これからを考えると不安と恐怖で
  毎日泣いていた。〔事務職員〕
- 3月12日頃から原発のことがうわさになり始めた。自分は原発は離れているか
  ら大丈夫と思ったけれど，周囲は次第に騒がしくなった。原発が爆発した12日
  の夜は，泣いてもう帰りたいというスタッフもたくさんいた。ナースステーショ
  ンで，なんとか朝までがんばろうと励まし続けた。〔看護師〕
- 地震のときは本当に怖かった。余震も続いたし。ただ原発のことはあまり知ら

なかった。ただどんどん悪いニュースが入ってきて，15日に3号機が爆発したときにはもうだめかと思った。遺書を書いたり，最期の言葉を携帯のメッセージに入れたりした。〔看護師〕

- 13日に原発が爆発。家の周りには誰もいなくなった。病棟の患者さんを避難させて，19日には福島市へ行った。それまで放射線が怖かったので，子どもたちには家から出ないようにきびしく言った。〔事務職員〕

- 原発の爆発音が聞こえたとき，もうだめだと思った。一度は避難したけど，しかしまた病院に戻ってきて患者さんの顔を見ると，本当にほっとした。ただ15日だったか，3号機の爆発の話があったときには，もう今度こそこれで終わりと思った。〔看護師〕

- 12日は出勤したが，原発の爆発を知り，ここにいてはまずいと思った。時々つながるメールでは危険情報が飛び交っていた。親せきがこちらに来いというので，車に荷物を目いっぱい詰め込んで，家族とすぐに逃げようとした。ただガソリンはなかなか手に入らなかった。〔看護師〕

- 原発が2回目に爆発したとき，もう耐えられないと思って，自分も避難バスに乗ろうと思って避難所に行ったけど，バスが出た後だった。それで仕方なく病院に戻ってきた。もう逃げるところはどこもない，死ぬしかないなと思った。〔薬剤師〕

- 一番怖かったのは原発の爆発のとき。飯館村に避難したけど，あまりに寒くて南相馬にいったんは戻った。ただ食料は，南相馬にはまったく入ってこなかった。避難したかったけどガソリンもないし，なにより情報がまったくなかった。広報車が来てなんかがなり立てていたけど，スピーカーの声がよく聞き取れなくて，役に立たなかった。〔事務職員〕

- 2回目に原発が爆発したときから，正直なところ，もう自分たちは助からないと思っていた。15日以降も残っていた人たちは，皆そう思っていただろう。次第にスタッフも減って，最後は10数名になってしまった。食事もなくなって，もういよいよこれまでかと思った。16日の夜だったかな，明日まで自衛隊が来なければ（閉鎖）病棟の扉を開けて，患者さんたちに自由にしてもらって僕らも避難しよう，とそこまで考えていた。僕は皆に「もう仕事をやめて家族のもとに行っていいよ，誰も責めないから」と伝えた。よくあのとき最後まで残ってくれていたと思う。まさかあんな決断を迫られるとは思ってもみなかった。〔最後にチームをとりまとめた看護師〕

この病院がある街は津波による被害も深刻で，多くの住民が亡くなるか行方不明となっている。しかしながら，上記の多くの言葉にあるように，原発事故に関する情報がもたらした恐怖は津波とは違い，もっと不気味に波状的なかたちで襲ってきた。そして自衛隊などの救助が延着し，またガソリン不足などもあって，気がつくと取り残されてしまった人々も数多くいた。もちろん，職員として職場を守るためにぎりぎりまで残った人もいたが，メルトダウンの噂が飛び交うなかで，ほとんどの人が死を覚悟し，実際に遺書を書いた人も少なくなかった。準備性のなさ，波状的な状況悪化，情報の錯そう，そういった因子が重なって，被災者には強い外傷性記憶が植えつけられることになった。

　また，当時の混乱した状況のなかで，ようやく逃避できた住民も，避難地になかなか落ち着くことができなかった。後にくわしく紹介する福島県立医科大学が行った県民健康調査によると，発災後約1年の時点で，避難者の65.7％が3回以上の転居を経験しており，約4割が家族の別離を経験していた[7]。なかには10回以上転居を繰り返した被災者もおり，発災後，安全な地を求めて福島県内外を逃げまどい，彷徨した避難者の苦難がうかがわれる。

2）外傷性反応の痕跡

　ところで，こうした原発災害後の恐怖体験は，精神医学的にどのような影響を避難住民にもたらしたのであろうか。福島県立医科大学では，国・県の委託を受け，発災後から放射線医学県民健康管理センターを学内に立ち上げ，県民健康調査を現在に至るまで毎年実施している。外部被ばく線量を推計する基本調査，甲状腺検査，妊産婦調査，健康診査などが行われているが，住民のメンタルヘルス問題や生活習慣関連障害といった原発事故の二次的な健康被害に関しても，「こころの健康度・生活習慣調査」として毎年定期的に調査を行っている[8]。調査は質問紙を用いて行われ，避難指示によって強制的な避難を余儀なくされた，13市町村に居住していた約21万人に対して郵送している。

　これらの住民を，16歳以上の一般成人とそれ未満の若年者とに分け，若年者はさらに細かく四つの年代集団に分けられている。質問紙の内容は多岐にわたり，毎年必要に応じて少しずつ変えている。そのうち，メンタルヘルスに関しては，ケスラー6項目版（K6）によって成人の抑うつや不安障害に関連した状況を把握し，PTSDチェックリスト（PCL）を用いて外傷後ストレス反応の程度を把握している。また4歳以上の若年者に対しては，養育者が記載するストレングス・

困難質問紙（SDQ）を用いて，支援の必要な若年者をスクリーニングしている。その他，睡眠状況や飲酒状況，食行動など，生活全般に関しても尋ねているほか，放射線に対する健康リスク認知に関しても毎回尋ねている。

　この調査の大きな特徴は，返信者のデータを極力早く解析し，上記尺度に基づいてハイリスク者を特定し，電話や文書郵送による介入支援を実施していることである[9]。とくに電話支援を非常に重視しており，約15名程度の看護師，保健師，臨床心理士などからなる電話支援チームを部内に擁している。ただし，電話支援を行うハイリスク者だけでも年間3,000〜4,000名に上るため，介入が一通り終了するまで数カ月を要してしまう。日本において，災害後にこれだけの規模で系統的かつ経年的に調査・支援を行ったことは過去に例がなく，試行錯誤の取り組みでもある（詳細は第11章参照）。

　さて，本調査におけるPCL結果によると，調査初年度（発災後10カ月後）では，約21%がPTSDのリスクを負っていると考えられた[7]。これは，大規模災害における他の住民調査に比しても，きわめて高い値と考えられる。残念ながら日本にはPCLを用いた被災地調査はほとんどないが，海外ではしばしばPCLを用いた大規模な疫学調査がある。たとえば，DiGrandeら[10]が行った，9.11テロ後のニューヨーク・マンハッタンの世界貿易センタービル近くに居住する住民調査によれば，約2年後の調査で12.6%がPTSDの高リスク群であった。この結果と比較しても，福島県被災者のトラウマ反応はかなり強いと見なければならない。

　その後，福島の被災地におけるPTSDハイリスク者は少しずつ減少したとはいえ，3年後調査でも男性の17.8%，女性の23.3%が，PTSDハイリスク者に該当している[11]。このような被災者に見られる強いPTSD症状は，災害復興において大きな問題となる。なぜならば，こうした被災者には，回避症状を伴うことが多いからである。除染などによって放射線の空間線量が十分下がったとしても，あるいはまたインフラが整ったとしても，第一原発の側に行けば行くほど外傷記憶が喚起され，回避症状が強くなり，生活に必要な安心感がなかなか得られないということは十分にありうる。さらには，外傷性記憶が，放射線に対するリスク認知にも大きな影響を与えている可能性がある。また，PTSD症状の存在は抑うつ状態や飲酒の問題とも深く関わるだけに，今後も注意深いケアが必要となる。

3．うつと自殺

1）抑うつ症状の発生

　大規模災害では，メンタルヘルス上で問題となるのはPTSDばかりではない。うつ病の発生や，過量飲酒，自殺といった精神医学上の問題もまた，考えなければならない。三浦ら[12]は，発災後3カ月以内に福島県内の精神科病院等を受診した新患を，後方視的に調査した。これらの新患のうち，13.9％がPTSDや適応障害を示していたが，うつ病の患者はさらに多く17.2％に上っており，しかもその多くが原発事故と関連して引き起こされた症状と報告した。さらに，先に紹介した県民健康調査でも，初年度調査では，K6の結果から14.6％の対象被災者がうつ病のリスクが高いと考えられた[7]。これは，同じK6を用いた日本の一般人口調査の結果（約3％）に比べても著しく高い。

　こうしたうつ病や抑うつ状態の発生には，いくつかの原因が考えられる。たとえば，頻回の転居，不透明な将来，職業の不安定さ，家族やコミュニティの分断等々である。Oeら[13]は，上述の県民健康調査の3年間のK6スコアの結果の軌跡解析を試みた。その結果，K6スコアで18点前後ときわめて高い状態で推移する群を見出した。この群に関して，その関連する因子をロジスティック回帰分析で検討したところ，睡眠障害，放射線の遺伝影響に関する否定的リスク認知，ソーシャルサポートの乏しさ，問題飲酒，高齢（65歳以上）などが要因としてあがった。意外なことに，死別体験や発災時の家屋被害などは，あまり関連がなかった。

　この軌跡分析の結果から見出せることは何であろうか。睡眠障害や飲酒問題が抑うつなどの精神的健康度を悪化させることについては，多くの先行研究からもよく理解できることである。また，ソーシャルサポートが乏しいことが被災者の孤立を引き起こし，抑うつをもたらすだろうことも理解しやすい。むしろ注目すべきは，放射線の否定的リスク認知，とくに遺伝に関する否定的認知が与える抑うつ症状への強い影響である。オッズ比は3.91（95％信頼区間：3.17-4.87）ときわめて高く，他の関連因子のなかでも睡眠障害（オッズ比：3.86）と並んで最も高い[13]。放射線の遺伝的影響を心配するから抑うつがもたらされるのか，あるいは逆に，抑うつになるから，すなわち悲観的な認知傾向が強まるために放射線の遺伝的影響が否定的になるのか，その因果関係は明白でない。いずれにせよ，この結果を見れば，抑うつのケア・治療とリスク・コミュニケーションは切って

第1章　原発災害と被災者のメンタルヘルス　　*15*

も切り離せない関係にあることがわかる。この問題に関しては，後により詳細に述べる。

2）症例提示——トラウマと罪責感情

　ここで，筆者が主治医として経験した被災者を紹介する。本例を見れば，原発災害がいかにトラウマ反応を引き起こし，放射線のリスク認知の変化をもたらし，ひいてはうつ病の発症を招いたかがよく理解できる（本例の紹介は患者の許可を得たが，個人情報に関わる箇所については大幅に改変している）。

　　40代の女性。発災前は福島第一原子力発電所の30km圏内で，夫と小学生の2人の子ども，夫の両親と生活していた。事故後，中通りと呼ばれる福島県中央部に避難を余儀なくされた。彼女は他の被災者の例に漏れず，夫，子どもとともに転々と避難場所を変えた。一度は関東まで避難するが，最終的には現在の中通りに避難先を落ち着かせることとなった。避難生活を転々としているときは「生きることに必死」であったが，いったん避難先が借り上げ住宅に落ち着いてからは，将来のことがとても不安になった。夫は仕事を失い，毎日家でごろごろするようになり，これだったらパチンコにでも行ってほしいと思い，実際そう促した。子どもたちはとりあえず避難先の学校に編入することになったが，3カ月くらい勉強はほとんどできていなかったので，その点がひどく心配だった。

　　ようやく夫も除染関係のアルバイトに行きはじめ，多少とも避難先の環境に慣れ出した頃，故郷の町の避難指示が解除されることとなった。夫の両親はすぐに帰宅を決めたし，夫も帰宅したがった。ただ彼女は，子どもたちもやっと学校に慣れ始めた頃で，また，帰還先の学校の状況もよくわからないことから，帰還には強く反対した。信頼できる小児科医の話を聞いたこともあって，現在の帰還先の放射線レベルに対しての不安はそれほどなかった。ただ，連絡を取っていた他の母親のなかには猛反対する人もいて，ここで帰還すればひどい母親と責められるのではないかと不安であった。だが，夫の両親は高齢で，治療中の慢性疾患もある。姑との関係は元来とても良かったことから，やっぱり済まないと思い，ともかくいったん帰還先の家に帰ることにした。

　　ところが，車が故郷に近づくにつれ，次第に発災時の記憶が強く思い出され，ひどく不安になった。手に汗をかき，また動悸もひどかった。家に戻った最初

の夜は、ほとんど眠れなかった。原発が爆発したというニュースを聞いたときの驚きと、その後の混乱、とくに子どもを守れないのではないかという恐怖の記憶が、頭から離れない。夫や夫の両親は一見平気そうだし、戻れたことを素直に喜んでいた。そうした姿を見れば、自分は情けない、なんて自分は弱いんだと責めるばかりとなった。自信をすっかり失い、結局3日で子どもとともに避難先の借り上げ住宅に帰っていった。

　こうして、子どもと3人の生活が始まったが、夫も1カ月くらいで結局避難先に戻ってきたため、家族4人の避難生活が再び始まった。彼女はほっとしたが、夫はいつもいらいらするようになった。夫は、両親と彼女との板挟みになっていたのかもしれない。将来の話をすれば喧嘩となり、やがて夫との会話もなくなってしまい、夫もしばしば実家に帰ってしまうようになった。下の子も不登校気味となったこともまた、彼女の自責感を強めた。

　やがて食欲も落ち、睡眠もとれなくなった。食事の献立も立てられなくなり、子どもが学校から帰ってきてもひどく面倒と思うようになった。そういう自分を責めては、またまた落ち込むという悪循環にはまってしまった。夫に相談することもできず、落ち込みといらいらは募るばかりとなった。もう自分一人でどこかに逃げるか、あるいはもう死んだほうがましじゃないか、そうすれば夫や両親、子どもさえも幸せになるんじゃないかとさえ思った。

　そんなとき、たまたま訪問に来た保健師にその気持ちを伝えてみた。保健師はよく話を聞いてくれ、知り合いの精神科クリニックを受診するように勧めてくれた。夫も反対しなかったのですぐに受診。うつ状態が強く、希死念慮もあるということで入院を勧められたが、それは拒否した。薬物療法やカウンセリングを受けたが状態の改善が見られないため、間もなく筆者を紹介された。

3）トラウマ反応と放射線リスク認知，そして抑うつ

　提示した症例は、被災、そして転々とした避難生活、家族の分断など、多くの被災者が経験したストレスフルな歩みの後、うつ病が発症した。しかし、こうした発症の大きな契機となったのは、皮肉にも故郷に帰れることが決まったこと、すなわち待望久しかった故郷の避難指示解除であった。避難生活が続くことは大変なストレスであるし、頻回に居を替えるということであればなおさらである。実際に、彼女は当時のことを「毎日が地獄のようなものでした」と語っていた。ところが本例の場合、念願叶って故郷に戻れることが判明して、その後から非常

に強い不安・葛藤状況に追い込まれたのである。

　本例においては，線量に関する不安はあったにせよ，それが彼女の帰還を妨げることはなかった。ただ，彼女にとって非常に苦痛であったのは，故郷に戻ることでよみがえってくる，発災初期の「地獄のような」毎日の記憶であった。前医ではPTSDに関する査定が行われていなかったこともあって，紹介受診後すぐにPTSD査定の面接（Clinician Administered PTSD Scales：CAPS）を実施した。結果はfull PTSDで，得点も100点近くと重症であった。彼女を苦しめた発災時の記憶は次のようなものだった。

　　原発が爆発したとか，あるいはメルトダウンするぞとか聞いて，最初はそれが何を意味するのかよくわかりませんでした。ただ突然，たくさんの全身真っ白な防護服の人に出会ったときには，もうこれは大変なことが起こったと思いました……。その頃のことはくわしく思い出せないこともあるのですが，私の頭によぎったのは，広島の原爆ドーム（原爆資料館のこと）で見た，皮膚がただれてさまよっている人々のこと。どうしてもその記憶が頭を離れないのです……。

　放射線はもちろん不可視である。しかしながら，このように急性被ばく，しかも原爆被爆者の悲惨な姿とイメージを重ね合わせた被災者は多かったようである。県民健康調査でも，高齢者のほうが急性被ばくに関する不安が強い[14]というのも，原爆の悲惨さ，あるいは第五福竜丸事件のように東西冷戦下で盛んに行われた核実験に関わる記憶が強いせいかもしれない。

　また，本患者は，中通りに避難している間は浜通りにある彼女の故郷のほうがむしろ線量が低いこともあって，帰郷にあたっての放射線不安は少なかった。しかしながら，抑うつ状態が強まるにつれ，自分の子どもは結婚できないのではないか，あるいは妊娠ができないのではないかという，非合理な不安を持つようになった。筆者から見ると，このような遅発して出現した放射線不安は，リスク・コミュニケーションの問題というよりもトラウマ反応から引き出された認知の変容，あるいは抑うつからもたらされた否定的認知傾向の影響が強いと考えられた。ありていに言えば，心気傾向の一つのようにも思えた。

　いずれにせよ，彼女は帰還しないという選択肢をとり，やがて葛藤的な状況に追い込まれた。以後彼女を苦しめたのは，「私の決断のせいで夫や両親に迷惑を

かけている」という強い罪責感であった。このように，多くの母親は放射線にまつわる不安だけではなく，自らの行動に対する強い罪責感情に苦しんでいた。たとえば，幼少の子どもを持っているある母親は，夫とともに避難指示が解除された故郷に帰ることに決めた。発災後，地域で保育園・幼稚園の休園が相次いだこともあり，その再開を促すために関係者との会合など，草の根的活動を盛んに行っていた。彼女は涙ながらに次のように筆者に訴えた。

　　私は何か悪いことをしているのでしょうか……。幼稚園や保育園が再開することはここに住んでいる私の夢でもあるのですが，一方で，避難している子どもたちに帰ってこいというメッセージを送っているように思ってしまう……。私は悪いこと，とんでもないことをしていると思ってしまうのです……。

　この母親は提示した症例の母親と違い，被災地に留まることを決めた。彼女もまた，専門家からの意見を十分に聞いて，少なくともこの地では放射線リスクは考慮しなくてもよいと判断したのである。しかし，そう判断してもなお，上記のように自分のとっている行動に対して，強い罪責感情に苦しむことになった。一般に罪責感情は，個人のというよりもむしろ，関係性において出現するものである。これらの例においても，放射線の健康リスク不安という個人の認知レベルを超えて，夫婦間，親子間，あるいはコミュニティ内のさまざまなレベルで，強い葛藤とそれに伴う罪責感情を引き起こしたのである。こうした強い罪責感情の存在が，PTSD等の不安レベルの問題から，より強い抑うつという問題が生じた一つの理由かもしれない。とくに，提示した症例のような若い母親には，こうした傾向は強いと考えられる。

　ちなみに，提示した症例は，薬物療法や休息の促しなどの典型的なうつ病治療と同時に，PTSDやうつ病の心理教育，あるいは認知行動療法を行い，トラウマ記憶と過度の罪責感をもたらす認知スキーマを取り扱った。さらには家族へのアプローチも行い，半年以上の時間をかけて症状は徐々に改善していった。現在では，本例の抑うつ症状はほぼ消失した。故郷への帰還はまだ果たせないままであるが，毎月のように実家に帰ることができるようにはなった。

4）自殺とその関連問題

　上述したような被災者の強い抑うつ感情を勘案すると，我々が非常に心配する

ことは自殺の発生である。実際に，阪神淡路大震災のときには，神戸市の自殺率は震災3年後から急上昇したし[15]，日本の自然災害後の自殺に関してレビューした松林ら[16]によれば，一定程度以上の規模の災害においては，基本的に自殺は増加すると考える必要があるとされている。福島県においても，震災関連自殺と認められた自死数は，岩手県や宮城県のそれと比べてもはるかに多い（警察庁調べ）。さらには，年齢を標準化し，日本の自殺トレンドの影響を排除した標準化自殺死亡比（Standardized Suicide Mortality Rate：SMR）を見れば，震災後に自殺数，自殺率ともに低下したように見える自殺統計でも，実際には増加に転じている可能性が示唆されている[17]。

　ただし，ここで指摘しておきたいのは，自殺といった破局的な結末に至る事例の増加が，福島のメンタルヘルスの現状をすべて表しているわけではないということである。上述した県民健康調査のなかで，K6を用いたハイリスク者の割合の経年推移を見ると，年々少しずつ減少していることがわかる[11]。たとえば，14％もあったハイリスク群は，（一般人口サンプルのそれと比すると，今なお倍以上高いとはいうものの）最近では7％台まで減少している[18]。回復に向かう被災者も少なくない一方で，そうした回復から取り残されて，あるいは新たな課題を抱えて，より深刻な事態に陥ってしまう被災者がいるということである。阪神淡路大震災でよく言われていた，回復者とそうでない人々の両極が生じてしまう「鋏状格差」[19]，あるいは極性化（polarization）と言えるかもしれない。

　上記症例のように，帰還できるようになったという，本来であれば非常に喜ばしいことを契機に抑うつ状態が悪化し，希死念慮が生じることもある。たとえば，筆者が経験したある症例は，長い避難生活の後，自宅を新築し移住を決めた後，縊首自殺を図った。避難生活を続けている間は，ある種のモラトリアム的な期間であるとも言える。これはまさしく「あいまいな喪失」状況であるが，逆に言えば，この間，不透明ながらも希望を持つこともできる。そうしたなかで，新しい再起や決断が新たな希望となる場合もあれば，強い喪失状況となる場合もあるということだろう。

　また，このような自殺の発生を考えると，被災者の飲酒問題もまた気になる。なぜならば，飲酒と自殺の問題は切っても切り離せない問題であるし，もともと福島県では，他の東北各県と同様，自殺も飲酒量も全国平均よりも多い[20]。実際，県民健康調査においても，被災者のなかで男性の約2割，女性の約1割が問題飲酒のハイリスク者と考えられている[8]。さらには，県民健康調査結果から，被災

者のメンタルヘルス健康度と飲酒量の関係をくわしく検討してみると，飲酒量の増加と健康度が単純に相関しているわけではなく，むしろ飲酒パターンの変化（たとえば，飲酒していなかった人が大量に飲酒を始めるなど）が，メンタルヘルスの健康度と関連があった[21]。

　さて，福島県においては発災後の自殺例の増加も受けて，自殺対策の一環を兼ねてアルコール対応力強化事業を行っている。これはふくしま心のケアセンターの事業の一つとして，県から委託されている事業である。九州にある肥前精神医療センターの熱心な支援を受け，とくに飲酒問題のアプローチとして，節酒といったより一次予防モデルに焦点を絞り，その普及を目指している。断酒モデルではなかなか一般の被災者には受け入れられないということがあるが，被災者の自殺予防という観点からも，こうした取り組みは効果的ではないかと考えられる。

4．複雑な心理社会的反応

1）さまざまなレベルでの分断

　本来災害においては，被災者は周囲から共感され，また配慮されるものである。福島の被災者に関しても，温かいまなざしや共感をもって他県の人々からの支援を受けてきた。筆者はそれを疑うものではないが，一方で原発災害特有の，自然災害ではあまり見られない複雑な心理社会的反応も，一般国民や被災者に見られた。その一つが，言うまでもなく放射線のリスク認知に関する意見の分裂と，それがもたらした広範囲な影響である。インターネットも含め，さまざまなメディア上で放射線の健康リスクに関する意見が飛び交い，住民もまたそうした意見の違いに振り回されることとなった。

　そして，このような放射線リスクに関する意見や考えの相違は，さまざまなシステムレベルでの分断や葛藤をもたらした。たとえば，上述した症例のように，夫が帰還を決めたにもかかわらず妻はそれに同意しなかったという，家族システム内の分断。あるいは，災害前は仲が良かったにもかかわらず，ある家族は避難を決め，ある家族は残留を決めるといった，家族間の分断。これらはコミュニティの凝集性を揺るがせ，ひいてはコミュニティ・レジリエンスの低下を招いた恐れがある。本来であれば，災害となれば結束しやすいはずの専門家集団さえも意見が分かれ，深刻な分断が起こってしまった。こうした現象を見ると，相違している意見の内容よりも，意見の相違そのものの影響のほうが深刻かもしれない。そ

う思わざるを得ないような，さまざまなレベルでの深刻な分断が引き起こされてしまった。

　自然災害においては，平時意見の相違があったとしても一時的に棚上げされ，あるいは克服され，それがレジリエンスとなって住民の凝集性や結束をもたらす。そして，そのレジリエンスこそが，自然災害における PTSD 発症率が，犯罪や事故など他のトラウマ性イベントに比べかなり低い[22]要因にもなっていると考えられる。このような災害が有する，（逆説的ではあるが）ある種のコミュニティ再生能力が，福島ではかなり毀損されているのではないだろうか。

　また，不透明な状況での被災生活が長く続くにつれ，被災者と彼らを受け入れているコミュニティの間で，軋轢も目立つようになった。すなわち，避難先住民が抱く，「一時的な避難のつもりで受け入れたのに，いつまで避難生活を送るのか」という複雑な心境である。避難生活が想像以上に長引いてしまい，またその数が多いと，避難先自治体の不動産価格にも影響が及ぶし，場合によっては学校の偏差値にも影響を与えるかもしれない。もちろんこれは被災者のせいではないにせよ，受け入れ先の住民からすると，温かく好意的に受け入れることができない心境になる。こうした現象は，従来の自然災害ではあまり聞くことがなかった。むしろ，難民などの研究でしばしば言われるような現象である。

　被災者の立場を考えると，たとえば二重の住民登録といった考え[23]は，的を射た解決策の一つのように思える。しかしその一方で，受け入れ先のコミュニティの住民感情は，より複雑なものになるかもしれない。また，難民ではよく見られるように，被災者がさまざまなコミュニティの問題のスケープゴートにされる可能性も捨てきれない。原発災害をめぐっては，こうした複雑な社会学的課題が大きく横たわっていて，それが被災者のメンタルヘルスにも影響を与えている。我々は社会学者と連携しつつ，これから述べるような複雑な反応に対応していかなければならない。

2）スティグマとセルフ・スティグマ

　原発災害は，単に放射線リスクに対する認知の違いを生んだだけではない。それであれば，根本的にはリスク・コミュニケーションを丁寧に行えば，克服できるのかもしれない。ただ，より難しいのが，原発災害は「放射線に汚染された」土地と人に対して，抜き去りがたいイメージの変容，スティグマを与えていることである。いわゆる風評被害もまた，こうしたスティグマの一つかもしれない。

放射線スティグマ（radiation stigma）と称されることもあるが，実はこうした問題に関する文献はほとんど見られない。むしろ，原爆の被爆者において広く見られた現象で，それが多くの被爆者を長期にわたって苦しめた[24]。こうしたスティグマは，自然災害ではまず認められないことである。どれほど家屋や土地が破壊されたとしても，それは「汚染された」こと，すなわち「イメージの汚染」にはならないからである。

　問題は，こうしたスティグマ，一般大衆の有する特有な認知が，どのような影響を被災者にもたらすかである。一般にスティグマは，対象者が身内の世界，すなわち in-group にいるときにはあまり影響を及ぼさないものである。ところが，その対象者がいったん身内を離れ，外部の人々，すなわち out-group の人々と接することによって，その対象者は葛藤的状況に置かれ，多くの場合自らの情報を隠匿しようとする。これが，Goffman の言う隠匿的通過（passing）である[25]。

　原爆被爆者の多くに見られたごとく，福島においても，とくに県外に避難した人にはこうした現象，passing は少なからず認められていた。たとえば，筆者が相談を受けた避難住民の多くは，原発事故時に福島にいたことで結婚に影響が生じるのではないか，あるいはいじめられるのではないかという強い不安を覚えていた。そのような不安のため，自らが福島の被災者であることを口外しない避難者も多いようで，実際に上記県民健康調査においても，そうした passing について記載している人も少なくない。もちろん，賠償に関するやっかみもまた，スティグマの一因となりうる。最近では，横浜市であった避難児童に対する陰湿ないじめ事件も，その背景にはそうしたスティグマの存在があるのだと思う。そして，こうした一般大衆のスティグマの存在は，上述したような被災者の複雑な心理状態を引き起こす。それがセルフ・スティグマである。すなわちセルフ・スティグマは，一般大衆のスティグマに直接的，間接的に接することによって，対象者に引き起こされるのである。

　また，このようなセルフ・スティグマの存在を考えると，放射線が及ぼす健康リスク不安のなかでも，とりわけ遺伝傾向に対する被災者の根強い不安は懸念されるところである。上述したように，県民健康調査ではこのような健康リスク不安について，発災後2年目（2回目調査）より毎年調査している。調査内容は大きく二つの設問に分けられる。一つは，放射線の晩発性影響について，たとえば甲状腺がんや白血病である。もう一つは，放射線のもたらす（子どもや孫など）後の世代への影響である。こうした2種類の影響について，それらの可能性の強

さについて尋ねた。

調査初年（発災後2年目）には，この二つの設問に対して，半数以上の被災者がそうした影響が生じる可能性が高い，すなわちこれらの影響について不安に感じていた[14]。このように不安に思う被災者は年々減少しているものの，直近の調査（2016年）[18]でも，3割を超える被災者が不安に思っていた。問題と考えられるのは，どの年度をとっても，甲状腺がんなどの慢性の身体影響を不安に思う人の割合より，遺伝に関する問題を心配する人の割合のほうが多いことである。図1-2は，遺伝的問題が起こる可能性が高いと答えた人の割合の年次推移を示している[18]。調査を開始した当初は，実に6割の被災者が不安と答えていたが，その後年々徐々に割合を下げた。しかしながら，いまだ4割近い人が不安を覚えていて，しかも直近2年ではほとんど変化がないのである。

甲状腺の問題に関してはメディアでもよく取り上げられていることから，これを不安に思うことは，一般的な大衆心理として理解できることである。しかしながら，さすがに声高に遺伝の問題を取り上げるような専門家はごくごく少数であるし，メディアに関してもそうである。それでもなぜか遺伝に関する被災者の不

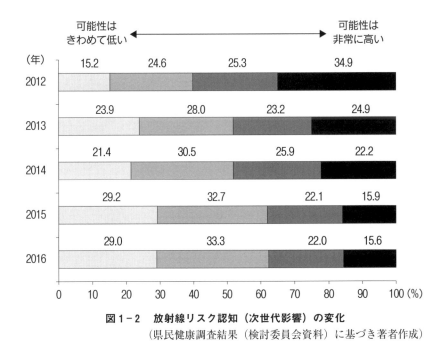

図1-2　放射線リスク認知（次世代影響）の変化
（県民健康調査結果（検討委員会資料）に基づき著者作成）

安はいまだに強い。考えなければならないのは，そもそも自らの甲状腺がんなど慢性身体疾患罹患への不安と遺伝に関する不安とは，その性質がかなり異なるということである。自らの身体疾患に関することは，その人に限られる不安であるけれど，遺伝への不安となると結婚や妊娠出産といった世代をまたぐ不安となり，容易にスティグマやセルフ・スティグマを生み出してしまう。すなわち，その人自身に帰属するイメージを大きく損なってしまうのである。

このようなセルフ・スティグマは，当事者にどのような影響を与えるのだろうか。統合失調症などの精神障がい者のセルフ・スティグマを研究したCorriganら[26]は，対象者がスティグマを帯びる(外)集団に帰属しようとすればするほど，二つの極端な反応が生じると考えた。他の人々のそうしたスティグマについて不合理であると考えたならば，その対象者は真っ当な怒り（righteous anger）を覚えるであろう。一方で，周囲の見方，すなわちスティグマのほうが正しいのではないかと思えば，自己効力感の低下や自己評価の低下がもたらされる。そして現実的には，後者のほうが圧倒的によく認められることだろう。こうしたセルフ・スティグマの存在は，その人の同一性を揺るがし，さらには精神症状の増悪さえも引き起こしかねない。

このようなCorriganらの考えは，他のタイプのスティグマについても当てはまるだろう。福島の人が誇るべき自分の故郷を隠さなければならないようなとき，それはまさにpassingを試みるときであるが，その人はセルフ・スティグマによって他の場合と同様に自己評価や自己効力感を傷つけ，自信を喪失させるかもしれない。そして，その人の人生に無視できない影響を与えかねないのである。実際に県民健康調査の解析でも，放射線リスク認知の問題が，単なるリスク・コミュニケーションの問題にとどまらず，抑うつなどの精神保健上の問題と深く関連していることがわかっている[13,14]。

ここで，以上述べてきた放射線リスク認知，とくに遺伝に関する悲観的リスク認知と抑うつ症状，セルフ・スティグマとの関連についてまとめてみる。図1-3にあるように，遺伝に関する悲観的なリスク認知と抑うつ症状は，それ自体がストレス因となって，あるいは抑うつ状態における否定的認知傾向による影響というかたちで関連している。また，悲観的なリスク認知とセルフ・スティグマについては，（たとえば，結婚や出産ができないのではといった）ラベリングやステレオタイプというかたちで関連するだろう。さらには，セルフ・スティグマと抑うつ症状は，Corriganの指摘したごとく，自己評価や自己効力感の低下とい

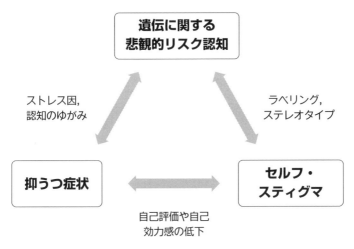

図 1-3　リスク認知と抑うつ，スティグマとの関係

うかたちで関連する[26]。このようなパスによって，この三者は非常に強く関連しており，それぞれがコインの表裏の関係にあると言える。

　こうした三者の関係，とりわけセルフ・スティグマの存在を考えると，被災者に対する放射線に関するリスク・コミュニケーションを重視するのみでは，明らかに限界があるだろう。一般大衆に対して放射線に関する正しい理解を促すとともに，最も重要なことは，どのような考えを大衆が持っていたとしても，被災者はそうした一般の人々のささいな言葉にとても敏感で傷つきやすいことを，一般の人々自身が認識することである。そのために，メディアを巻き込んだアンチ・スティグマ・キャンペーンもまた，精神保健対策の一環として必要と考えられる。

　さて，以上，放射線リスク認知をめぐるさまざまな心理社会的問題について述べたが，最後に強調しておきたいことがある。たしかに放射線が及ぼす健康リスク認知は人によってさまざまであるし，精神保健上の問題とも強く結びついている。しかしながら，放射線の及ぼす影響について不安になること自体は，病的でもなければ異常なことでもない。不安になって当たり前なのである。このことは，福島に住む人々を考えるうえでの大前提である。ただ福島では，今まであまりにもこの放射線の直接的リスクの問題にのみ焦点化されていたと思う。換言すれば，開沼の言う「福島問題の科学化」[27]にさらされていたのである。

　甲状腺がんのような放射線の直接的影響を軸に置くと，本章で述べたさまざま

な精神医学的問題はすべて間接的影響，すなわち二次的な問題である。そして，こうした"間接的な"影響を強調することによって，「それは放射線の影響から目をそらすこと，ごまかしである」という批判を受けることもあった。さらに，原発推進か反対かといった政治的文脈や論争に，無理やり落とし込まれることもしばしばであった。これは非常に残念なことである。福島における震災関連自殺者が100名に迫り，他被災県のそれを大きく超えていること，この一つをとっても精神保健上の問題は甲状腺がん発生問題と比しても小さくないし，それどころか凌駕しているのかもしれない。

　率直なところ，福島被災者の精神医学的問題とその解決を考えていると，はたして原発災害の一次的影響と二次的影響とを厳密に区別することに意味があるのかさえ，考えてしまう。人の QOL や well-being を考えれば，何が原因でそうなったかということよりも，いったい何がもたらされたかのほうが，はるかに重要である。直接的な影響かそうでないか，そこに本質的な問題があるわけではないし，この両者を厳密に分類し，どちらが本質的問題かを問うアプローチにこそ，陥穽があるように思うのである。

III　復興期支援者の問題

1．震災と復興期支援者

　東日本大震災のような大規模な災害が発生したとき，被災住民のメンタルヘルスに関する問題と同時に，支援者の疲弊やトラウマが問題となることは少なくない。とくに消防隊員や自衛隊員のような，急性期に災害対応で被災地に赴かなければならない支援者のメンタルヘルス上の問題は大きい。これは，しばしば「惨事ストレス」というような専門用語で表せられる。ただ同時に，震災後数カ月以上経過した場合を想定すると，最も精神的な負担が大きくなるのは，被災自治体で日常的に復興業務に携わっているさまざまなタイプの従事者，とりわけ自治体職員である。しかしながら，消防隊員や自衛隊員などの急性期支援者と違い，こうした復興期の支援者の問題は，今まで焦点が当てられることがなかった。ありていに言えば，同じ公務員，同じ支援者とは言っても，前者はヒーローになりうるが，後者は批判されることはあっても賞賛されることは滅多になかった。

　ここではさまざまな復興期支援者のうち，とくに自治体職員について考えてみ

る。なぜならば，彼らこそが復興期のいわば先兵であり，彼らの存在なくしては復興の進展もまた，望めないからである。

　そもそも，なぜ復興期の被災自治体職員は，精神保健上の問題となるような疲弊に陥りやすいのだろうか。第一に，急性期支援とは異なり，復興期は長く，終わりが見えづらい。第二に，もともと地方自治体では人的余力もなく，ローテーションの余裕もない。とりわけ震災の影響を受けやすいのは小規模自治体であるため，継続的支援も受けづらく，こうした人的資源の乏しさは後々まで尾を引く。第三に，地方自治体のほうが地域被災住民との関係が濃厚なため，住民の不安，苦情や不満，怒りにさらされやすい。つまり，賞賛どころか非難されることのほうが多い。第四に，これは自治体職員に限ったことではないが，いったん支援者の役割を担うと，なかなか助けを求められなくなる。「住民も頑張っているのにつらいなどとは言えない」などと，弱音を吐けない。平時における公務員批判が，このような復興期においても見られることもある。さらには，休みを取りたくても地元住民の目があるため，休息も取りづらい。

　最後に，忘れてはならないことがある。そもそも，自治体職員自身が被災者であることが少なくないということだ。しかし多くの場合，職員は自らの被災者性は忘れなければならない。職務を果たすことと被災者として振る舞うこと，これはしばしば対立し，葛藤を生む。しかし，そこから逃げるわけにはいかない。なぜなら，それは住民を見放すことを意味するからである。こうして，退職するか病気休職するまで，この葛藤は続くのである。

　筆者が働いているこの福島でも，多くの自治体職員が疲弊し，病を得，場合によっては退職したり自殺に追い込まれたりしている。実際に我々が行った福島県の被災自治体職員（168名）の面接調査でも，うつ病罹患職員は実に約18％に及んでいる[28]。これは医師による診断面接調査の結果であるため信頼性は高いが，医学的にはとんでもない数字である。また，こうした結果は福島に限ったことではない。東北大学が行った宮城県の被災自治体職員に対する質問紙調査でも，精神保健上の問題を抱えた職員の割合は，仮設住宅等に避難している被災住民よりも倍近く高かった[29]。こうした復興期の自治体職員へのメンタルヘルス調査は現在までごく少数で，今般の東日本大震災でようやく系統的に行われるようになり，医学的にも着目されるようになったのである。

2．復興期支援者の声

　ここで，筆者が出会った自治体職員の声を紹介する。とくに福島では，発災後の混乱と恐怖のなかで，数多くの職員は避難すべきか留まって職務を遂行するかの決断を迫られた。多くの職員が，いわば「踏み絵的」状況に追い込まれたのである。

1）役割葛藤と踏み絵的状況

● 私の家は津波で流されてしまった。家族も行方不明となって……。他県のA避難所に避難して，そこで辞令を受けたんです……。そこで避難住民のケアを頑張りました。数カ月たって保健所に戻ったのですが，皆の視線がつらいんです……。結局，私は原発事故のとき，あそこにいなかった。あの最も大変なときに逃げ出してしまった。それで，もうすべてなんです。津波や家のことなどは，本当にたいしたことではないんです。爆発事故のとき逃げたこと，それが問題なんです。〔保健師〕

　これは，文字通り津波で家ごと流されてしまったある保健師が，涙ながらに語った言葉である。彼女はすべてを失ったにもかかわらず，避難先の体育館で新たな辞令を受け，同じく避難してきた住民のケアに当たった。これはまさに英雄的な行為である。褒め称えられてしかるべきである。しかしながら彼女は，「避難した」のではなく「逃げ出した」と感じていた。そして自分の行動を，（他に取るべき方法はなかったにもかかわらず）ひどく責めていた。この自責感情はまったく不合理であることは明白である。しかし，避難した多くの自治体職員は，「避難」を「逃げ出してしまった」と感じているのである。通常の被災住民ではあまり見られない自責感情であり，支援者特有の心理機制である。

● 住民の人たちと最後までいるつもりでした。ただ，自分にも家族がいるので，もう限界だと思います。いつまでこのような状況が続くのか，それもわかりません……。ただ，自分がもし辞めれば，チームやほかのスタッフにとても大きな迷惑をかけてしまう。それはわかっていますが，子どもの将来も考えるんです。〔保健師〕

第1章　原発災害と被災者のメンタルヘルス　　29

- 本当に，私はもっと福島に留まって頑張るつもりだったんです。でも，妻は限界でした。子どもも小さいし。自分自身は線量の問題は心配ないと考えている。ただ，妻や妻の実家は理解してくれなかった。家族を守ることも私の責任なので，福島を離れることにしました。〔医師〕
- 私はやはり仕事を選びました。ここ福島に留まることを決めました。家族には申し訳ないのですが，やはり自分はここに留まるべきです。家族とはしばらく別居になるかもしれませんが，それはやむを得ません。〔事務職〕

　このように多くの職員は，職場に留まっても離れても，自責感に苦しむことになった。職場の一員として，すなわち就労者としての役割を優先するか，自分や家族の身を守る役割を優先するか，その役割葛藤に苦しんだのである。

2）怒りへの暴露

- 毎日，毎日，窓口で住民の苦情を受け付けていました。あるとき住民の方が刃物を持って来ました。それは大変でしたが，その後から警察が来てくれるようになりました。ただ，もう私は限界でした……。そう，毎日が刃物を突きつけられているようでした。〔受付業務〕
- なぜこれほど母親（住民）から責められるのか，いくら説明しても納得してもらえません。お母さんたちの不安は，同じ母親としてはわかるし，私も耳を傾けることが仕事とは思うのですが……。私がなぜ責められなければならないのか……。いくら責められても，私ではどうにもなりません。苦しいばかりです。〔母子担当保健師〕

　多くの住民は発災後長い間，毎日不安におびえ，いらいらや不満も募っていた。住民の怒りや不満の多くは東京電力や政府に向けられていたが，その不満を直接ぶつけることはできない。おのずと身近にいる自治体職員に向けられた。しかも住民の不満の多くは，情報が不足していること，事態が不透明なことに起因していた。そして，自治体職員ならばよく知っているはずだ，という気持ちも強かった。しかし実際には，自治体職員でさえ，何が起こっているのか今後どうなるのかはわかっておらず，有している情報量も住民とさして変わらなかった。
　先に紹介した被災自治体職員面接調査では，ほとんどの職員が激しい住民の怒りや非難にさらされていた。ほとんどの職員が窓口で，電話で，幾度となく怒鳴

り散らされていた。面接では，彼らの多くは，地震や津波，あるいは原発事故で
さえ怖くなかったと答えた。正確に言えば，災害対応，住民対応に忙殺され，恐
怖感を感じる余裕すらなかったようである。彼らは，しょっちゅう外傷性の記憶
に悩まされ，悪夢を見ていた。しかし，それは（トラウマ症状を有する被災住民
のように）地震や津波，原発の爆発などではなく，繰り返された住民からの怒り
や陰性感情への暴露に関する記憶であった。

3）無力感と自信喪失，職業同一性の喪失

- 何が人のためになっているかわかりません。（これだけ責められると）まるで
  私が悪いことをしているように思ってしまいます。人の役に立てず，申し訳な
  いと思います。いったい自分は，何年間もここで何をしていたのでしょうか
  ……。もう，自信はありません。〔福祉担当ワーカー〕
- （住民から）責められるのは我慢しなければならない。ただ一番苦しいのは，
  いつまでこのような状況が続くのかが見えてこないことです。それがわかれば
  頑張れるのですが，それが見えてこない……。〔保健師〕

　これらの言葉にあるように，サービスを提供すべき住民から非難を受け続ける
と，すなわち陰性のフィードバックがかかり続けると，次第に無力感を覚えるよ
うになる。「何をやってもだめではないか」という学習性無力である。さらに，
終わりが見えないような状況が続くと，こうした無力感はやがて燃え尽きを招く
だろう。ひいては我々の調査で見られたように，うつ病の多発あるいは自死といっ
た最悪の事態も招来されるかもしれない。実際に自治労の調査では，2016（平成
28）年度だけで，福島県内の市町村職員7名，県職員2名が自殺している[30]。
　自治体職員は，公僕として住民に適切なサービスを提供することが，その職業
同一性の基盤にある。公務員としての矜持とも言える。しかも小さな地方自治
体の場合，上述したように住民とのつながりも強く，場合によっては孫の代まで
知っているということもあるだろう。このような，長年にわたって築かれてきた
信頼関係の基盤は，今般の災害で大きく傷ついてしまった。これは復興を進める
にあたり，住民にとっても公務員にとっても非常に不幸なことである。
　また，彼らとて被災住民である。とくに最近になって帰還した市町村職員は，
避難先に家族が居住したままのことが多い。したがって，長時間かけて通勤した
り，場合によっては単身赴任ということさえある。一般の被災住民は，帰還する

かどうかは，まがりなりにも自分の判断で決めることができる。しかし自治体職員の場合，退職しない限りは自治体の決定に従わなければならない。そこから回避はできないのである。

● 避難生活が長引いたので，私の家族もその生活に慣れてしまっています。今さら家族そろって戻るというわけにはいかないのです。でも，私たちは役割として，他の住民の方々に帰ってきてと言わなければならない。でも，それは仕事とはいえ，自分たちにはできません。それは，やっぱりなかなか言えないのです……。〔最近帰還した自治体の保健師〕

この言葉は，帰還によって生まれた，新たな役割葛藤を現している。

3．復興期における支援者へのケア

　さて，では復興期における自治体職員のメンタルヘルスケアはどうしたらよいのだろうか。平時であれば，こうした問題はまずは職員自身でケアをする，あるいはラインでケアをするのが常套である。しかしながら，被災自治体においては，とりわけ福島のように復興過程が長期化している被災自治体においては，セルフケアやラインケアのみで対応することは難しい。平時であればこうした役割を担う保健師が，震災後には被災住民の対応に追われ，疲弊の極みにある。しかしながら，自治体は（税金で運営されていることもあって）宿命的に自らの支援を外部に要請しづらい。その結果，自治体自体がレジリエンスや柔軟性を失い，問題を抱えたまま復興への困難な歩みを進めることになる。

　一方で，外部支援，ここにも問題がある。多くの支援組織は被災住民のケアに追われ，あるいは予算上の制約もあって，支援者支援に振り向ける余力がない。復興期における支援者支援を考える場合，この点が最も重要な課題である。筆者はこうした復興期の問題を考えると，一定規模以上の災害の場合，住民支援の一環として支援者支援を行うのではなく，支援者支援のための専従的な組織が必要と考える。ただ，残念ながらそうした組織，被災地に根ざした支援者支援組織は，筆者が知る限り日本では作られたことがない。こうした組織をいかに作るかが，今後の復興期支援の大きな課題である。

　被災地住民へのトラウマケアは，「こころのケア」として，試行錯誤ながらも

一定の評価を得，国民の意識に定着した感がある。その一方で，復興期の自治体職員支援は，いまだ国民の理解を得ているとは言いがたい。被災自治体職員へのケアを考えた場合，何よりも必要なのは，被災地住民の理解はもとより国民の理解である。先に紹介したSakumaらの調査[29]では，被災地の消防隊員は，意外にも避難住民よりもむしろ精神保健状況は良かった。ケアのあり方もさることながら，彼らの労苦に対して住民の理解が得られたことが大きいのではないかと類推する。しかしながら，忘れてはならないのは，消防隊員や自衛隊員でさえ，ほんの20年前はまったくこうした理解や認識の対象外であったことだ。たとえば，御巣鷹山のジャンボ機墜落事故の際，救助や遺体回収に赴いた自衛隊員や消防隊員は，およそこの世のものとは思えない凄惨な現場を体験した。しかし，彼らのメンタルヘルスに関しては，調査されることも，そのケアの重要性が着目されることもなかったのである。

　最後に，現在被災地で働く自治体職員に伝えたい。うまくいかないことも，ままならないことも，また自分を責めることも多いと思う。しかし，災害からの復興はまだ先が長い。自分の身体に気を遣い，きちんと休んでほしい。自治体職員の精神保健を維持することは，職員自身の問題にとどまらない。自治体職員が倒れては，復興は始まらない。自分自身のためにはもちろん，被災地の住民のためにも，きちんと休んでほしいと思う。

IV　おわりに

　震災から7年を過ぎようとする今，まだ復興への道のりは険しく，上述したように精神保健上の課題も多い。それらをまとめてみると，下記のようになる。

- ●原発事故は多大な心理社会的，精神医学的影響を住民に与えている。
- ●それらは多次元的で，かつ長期的である。
- ●回復している避難住民がいる一方で，自殺等の深刻な問題も発生していることから，2極化の傾向が見られる。
- ●住民に見られる精神医学的問題には，うつや不安症状，アルコール問題などがあるが，とくに自殺の発生は最も深刻な帰結である。
- ●こうした精神症状発生の背景には，復興の見通しの不透明性，さまざまなレベルでの分断と凝集性の低下，あいまいな喪失状況等から生じる，コミュ

ニティ・レジリエンスの低下が考えられる。

● 放射線リスク認知，とくに遺伝に関する悲観的なリスク認知は，抑うつ症状やセルフ・スティグマなどとも密接に関連しており，リスク・コミュニケーションのみならず，包括的なアプローチが必要となる。

● 福島における支援者の疲弊も強く，支援者に対する長期的ケアが必要である。

　上記で紹介したようないくつかのメンタルヘルスの指標では，確実に改善の兆しが見られているし，他のさまざまな統計学的指標を見ても，それは感じられる[27, 31]。したがって，過度に復興の行方を悲観することは戒めなければならない。これほどの規模の原発災害であるので，開沼が述べたように現在の復興ペースは遅すぎるのではなく，早過ぎているのかもしれない[27]。なにより，原発災害自体，我々にはまったく馴染みがなく，数多くの大規模自然災害を乗り越えてきた我々日本人の経験や，そこから生まれた知恵が活かされづらい。すなわち，歴史から学び現在に投射することが，難しいのである。結果として復興プロセスも試行錯誤となってしまうのは，やむを得ないことである。

　さて，福島における被災者支援をめぐる現状と課題については，他著者によって述べられることと思う。ただ次のことは，どの著者にとっても，あるいは実際に支援活動を展開している組織や人にも，共通した思いではないだろうか。それは，原発事故のもたらす複雑かつ慢性的な心理社会的影響を勘案すれば，支援は自然災害よりもさらにずっと長期的な視点を持って行わなければならないということである。過度に焦ることなく，また息切れしないように取り組まなければならない，長い課題なのである。

【文献】

1）佐藤彰彦（2012）全村避難をめぐって——飯舘村の苦悩と選択. 山下祐介・開沼博編. 原発避難論. 明石書店，pp.91-137.

2）Boss, P.（2006）*Loss, trauma, and resilience : Therapeutic work with ambiguous loss.* New York： W. W. Norton.（中島聡美・石井千賀子監訳〈2015〉あいまいな喪失とトラウマからの回復——家族とコミュニティのレジリエンス. 誠信書房）

3）Maeda, M. & Oe, M.（2015）The Great East Japan Earthquake： Tsunami and nuclear disaster. In K. E Cherry（Ed.），*Traumatic stress and long-term recovery coping with disasters and other negative life events.* New York： Springer International Publishing. pp.71-90.

4）山下祐介（2013）「不理解」のなかの復興．山下祐介・市村高志・佐藤彰彦．人間なき復興──原発避難と国民の「不理解」をめぐって．明石書店，pp.23-75.

5）前田正治・緑川早苗・後藤紗織（2017）福島第一原発事故とその心理社会的影響．公衆衛生，**81**，315-319.

6）前田正治（2012）原発事故に立ち向かう──南相馬市．雲雀ヶ丘病院の苦闘．臨床精神医学，**41**，1182-1191.

7）Yabe, H., Suzuki, Y., Mashiko, H., Nakayama, Y., Hisata, M., & Niwa, S. (2014) Psychological distress after the Great East Japan Earthquake and Fukushima Daiichi Nuclear Power Plant Accident : Results of a mental health and lifestyle survey through the Fukushima Health Management Survey in FY 2011 and FY 2012. *Fukushima J Med Sci.*, **60**, 57-67.

8）Yasumura, S., Hosoya, M., Yamashita, S., Kamiya, K., Abe, M., & Akashi, M. (2012) Study protocol for the Fukushima Health Management Survey. *J Epidemiol*, **22**, 375-383.

9）柏﨑佑哉・前田正治・八木亜紀子ほか（2016）福島県被災住民に対する架電型電話支援の試み──福島県「県民健康調査」．精神医学，**58**，433-442.

10）DiGrande, L., Perrin, M. A., Thorpe, L. E., et al. (2008) Posttraumatic stress symptoms, PTSD, and risk factors among lower Manhattan residents 2-3 years after the September 11, 2001 terrorist attacks. *J Trauma Stress*, **21**, 264-273.

11）Oe, M., Fujii, S., Maeda, M., et al. (2016) Three-year trend survey of psychological distress, posttraumatic stress, and problem drinking among residents in the evacuation zone after the Fukushima Daiichi Nuclear Power Plant accident［The Fukushima Health Management Survey］. *Psychiatry Clin Neurosci*, doi：10.1111/pcn. 12387.

12）三浦至・和田明・板垣俊太郎ほか（2012）福島県における震災ストレスと不安・抑うつ──精神科外来における新患調査から．臨床精神医学，**41**，1137-1142.

13）Oe, M., Maeda, M., Nagai, M., et al. (2016) Predictors of severe psychological distress trajectory after nuclear disaster : Evidence from the Fukushima Health Management Survey. *BMJ Open*, **6**, e013400. doi：10.1136/bmjopen-2016-013400

14）Suzuki, Y., Yabe, H., Yasumura, S., Ohira, T., Niwa, S., & Ohtsuru, A. (2015) Psychological distress and the perception of radiation risks : The Fukushima Health Management Survey. *Bull World Health Organ*, **93**, 598-605. doi：10.2471/BLT. 14. 146498.

15）Nishio, A., Akazawa, K., Shibuya, F., et al. (2009) Influence on the suicide rate two years after a devastating disaster : A report from the 1995 Great Hanshin-Awaji Earthquake. *Psychiatry Clin Neurosci*, **63**, 247-250.

16）Matsubayashi, T., Sawada, Y., & Ueda, M. (2013) Natural disasters and suicide : evidence from Japan. *Soc Sci Med*, **82**, 126-33.

17）Ohto, H., Maeda, M., Yabe, H., Yasumura, S., & Bromet, E. E. (2015) Suicide rates in the aftermath of the 2011 earthquake in Japan. *Lancet*, **38**, 1727.

18）福島県第27回検討委員会資料．県民健康調査『こころの健康度・生活習慣に関する調査』

実施状況〔http://fukushima-mimamori.jp/mental-survey/result/〕

19) 中井久夫（2011）災害がほんとうに襲った時――阪神淡路大震災50日間の記録．みすず書房

20) 福島県 HP〔www.pref.fukushima.lg.jp/uploaded/attachment/47543.doc〕

21) Ueda, Y., Yabe, H., Maeda, M., Ohira, T., Fujii, S., & Niwa, S. (2016) Drinking behavior and mental illness among evacuees in Fukushima following the Great East Japan Earthquake : The Fukushima Health Management Survey. *Alcohol Clin Exp Res*, **40**, 623-630. doi：10.1111/acer. 12984.

22) Kessler, R. C., Sonneg, A., Bromet, E., Hughes, M., & Nelson, C. B. (1995) Posttraumatic stress disorder in the National Comorbidity Survey. *Arch Gen Psychiatry*, **52**, 1048-1060.

23) 今井照（2014）自治体再建――原発避難と「移動する村」．筑摩書房

24) 久保博司（2014）苦悩する原爆被爆者．ベルデ，pp.1053-1345.

25) Goffman, E. (1963) *Stigma : Notes on the management of spoiled identity.* Prentice-Hall.（石黒毅訳〈2001〉スティグマの社会学――烙印を押されたアイデンティティ〔改訂版〕．せりか書房）

26) Corrigan, P. W., Watson, A. C., & Barr, L. (2006) The self-stigma of mental illness : Implications for self-esteem and self-efficacy. *J Soc Clin Psychol*, **25**, 875-884.

27) 開沼博（2015）はじめての福島学．イースト・プレス

28) Maeda, M., Ueda, Y., Nagai, M., et al. (2016) Diagnostic interview study of the prevalence of depression among public employees engaged in long-term relief work in Fukushima. *Psychiatry and Clinical Neurosciences*, **70**(9), 413-420.

29) Sakuma, A., Takahashi, Y., Ueda, I., et al. (2015) Post-traumatic stress disorder and depression prevalence and associated risk factors among local disaster relief and reconstruction workers fourteen months after the Great East Japan Earthquake : A cross-sectional study. *BMC Psychiatry*, **24**, 15：58. doi：10.1186/s12888-015-0440-y.

30) 毎日新聞（2017）3月8日朝刊

31) Ohto, H., Yasumura, S., Maeda, M. et al. (2017) From devastation to recovery and revival in the aftermath of Fukushima's Nuclear Power Plants Accident. *Asia Pac J Public Health*, **29**(2_suppl), 10S-17S.

第2章 子どものメンタルヘルスへの影響

【内山登紀夫・川島慶子・鈴木さとみ・柄谷友香】

I 原発事故，避難，そして帰還

　筆者らは発災直後から現在まで継続して，福島県の子どもの直接支援[1]と，支援活動で得た情報を今後の支援に役立てるための調査・研究を行ってきた[2,3,4,5,6,7,8,9]。子どものメンタルヘルスを語る際に，親を無視して語ることはできない。とりわけ，原発事故後の福島県では，親のストレスが子どもに強い影響を与えることが指摘されてきた[10]。本章では，親子をセットにして評価する立場から，大人の状況についても触れていく。

II 原発事故の子どもへの影響——初期（2014年頃まで）

1. メルトダウンの心理的影響

　福島第一原子力発電所（以下，第一原発）のメルトダウン事故は，低線量放射能被ばくへの不安をどう対処するかという問題を引き起こした[11,12,13]。そもそも，「原発は絶対安全」と政府も電力会社も PR していたし，津波の被害に遭った後も，「放射能が外部に漏れることはない」と多くの専門家がメディアで語っていた。テレビで原子力の権威が「爆発などは起きない」と言っていた矢先に，水素爆発が生じた。市民は専門家や行政に不信感を持ち，その後，政治家や中央官僚のみならず，現場の行政職員である県や市町村の事務員や保健師，教師，医師などにも，不満を訴える人が増えた。

　行政は避難指示区域を指定したが，避難区域外でも福島から避難する家族が続出した。特に子どもを持つ家族は，避難する傾向が強かった。2011年4月の新学期開始，あるいは8月の夏休みを契機に，避難地区には指定されていない原発の近くから県内外に疎開させる家族が多くいた。彼らは自主避難を選択したと見なされ，強制避難の対象となった家族とは，補償などで格差があった。

一部の医師や看護師などを含む専門家が家族連れで県外に避難することがあり，住民の不安はさらに高まった。葛藤しつつ職場から避難した医療や福祉の専門家には，いまだに自責感で苦しんでいる人も少なくない[14]。

　福島県全体と近隣の地域では，低線量の放射線被ばくについての不安が広がった。多くの医学者，原子力の専門家がさまざまな意見を述べた。ある者は「まったく安全だ」と言い，ある者は「県内の子どもは県外に避難すべきだ」と言った。

２．初期避難の概要

　2011年3月11日に東日本大震災が発生し，第一原発から10km圏内（大熊町，双葉町，浪江町，富岡町）は12日早朝に10km圏外への避難，同日夕方には20km圏内，25日には20〜30km圏内の住民に避難指示が出された。

　この急性期に避難した人たちの多くは，「明日にでも帰れると思ったが，実際には長期かつ複数回の避難の始まりだった」と異口同音に語る。子どもを持つ家族も，何の準備もなく避難した人たちが多い。4月11日には，20km圏外にある5市町村（飯舘村，浪江町，葛尾村，川俣町と南相馬市の一部）が，計画的避難地域に指定された。その後，伊達市，南相馬市，川内村の一部の地域が，特定避難勧奨地点（警戒区域や計画的避難区域外で，事故発生後1年間の積算線量が20ミリシーベルトを超えると推定される場所として，原子力災害対策本部が指定した区域）に指定された。これらの特定避難勧奨地点では，一律的な避難指示や産業活動の規制は行わず，放射線の影響を受けやすい妊婦や子どものいる家庭に対して特に避難を促すといったあいまいな対応がとられ，2014年12月までに順次解除された。

　福島の子どもに原発事故が与えた影響を考察するときに，これらの強制避難や避難勧奨を抜きにしては考えられない。18歳以下の子どもの避難者は，県内・県外避難を合わせて30,968人（2012年10月）をピークに減少しつつあるが，2017年10月現在，県内避難者は10,080人，県外避難者は7,974人であり，子どもの避難者数は調査を始めた2012年4月1日時点の30,109人と比べると，12,055人減少した。避難者数の減少した理由は，自主避難者への仮設住宅・借り上げ住宅の無償提供が2017年3月末で終了したことや，避難指示の解除が進んだことなどが考えられる[15]。

38 第Ⅰ部 メンタルヘルスの諸問題

3．子どものメンタルヘルス

　原発事故は子どもの生活のさまざまな面に変化をもたらした。その影響は2017年現在も続いている。

1）子ども全般

　文部科学省が2012年5月に，被災3県を中心に東日本大震災の影響のある地域の学校を対象に行った調査[16]では，福島県の子どもは岩手県・宮城県の子どもと比較しても，メンタルヘルス上の問題が著しいことが示された。たとえば「元気がなくなり，意欲が低下した」子どもの割合は，宮城県2.2％，岩手県1.2％に対して，福島県では5.4％。「物音に敏感になったり，イライラするようになった」子どもは，それぞれ，6.9，11.3，16.5％であり，福島県の子どものメンタルヘルスの状況は被災した他県より明らかに深刻であった。

　福島県内では警戒区域・計画的避難地区に限らず，県内全体で引っ越しや転校，親の転職・失業，転居などが継続し，地区によっては子どもたちは屋外やプールで遊べない状態が続いた。現在もプールを拒否する保護者はいる。避難した人たちは何度も転居を繰り返した人が多い。とりわけ妊婦や子どもを持つ家族が，避難指示のあるなしにかかわらず，避難するかどうかを選択する葛藤状況にさらされた。警戒区域・計画的避難地域では人が定住できない状態が続き，町並みや家屋が緩慢に破壊されていった。このように，福島県では子どものストレス要因が強い状態が続き，将来の抑うつ状態につながりやすいさまざまな喪失体験の積み重ねが継続して生じてきた。特に，発達障害特性を持つ子どもは，このようなストレス状況下で障害特性が顕在化し，支援ニーズが増大した。

2）県民調査

　県民調査では，子どもを対象にSDQ（Strengths and Difficulties Questionnaire）を実施した。2011年度は22.0％（7,450名を対象）が，中学生は16.2％（対象3,332名）が，支援が必要とされるカットオフポイントである16点以上であった。その後，16点以上の子どもは徐々に減少しているが，2015年度ではそれぞれ13.7％，11.6％である。一般人口では16点以上の割合は9.5％であり，現在もやや高値の状態が続いている。

3）支援機関への影響

　沿岸部の発達障害や知的障害の支援機関，精神科病院やクリニック，学校や幼稚園は，津波や倒壊により施設が破壊されたり，カルテや記録が流された施設が多数あった。たとえば，第一原発から30km圏内の精神科病床を持つ五つの病院や知的障害者施設，富岡養護学校は閉鎖された。30km圏内に所在した知的障害等を対象にした11施設が県外へ避難し，富岡養護学校の生徒は県内の養護学校へ分散した。

　特に，震災直後から4月頃までは，原発事故のために福島県沿岸部の流通が遮断され，避難地域内の病院や薬局が閉鎖となり，服薬を中断せざるを得ない人が大勢いた。筆者は2011年4月1日から救援活動に加わったが，震災から20日間過ぎた当時でも，抗てんかん薬や抗精神病薬が切れたままになっている子どもに薬物を届ける作業が必要だった。

4）支援内容

　震災後，子どものメンタルヘルスに関連したさまざまな支援活動がなされた。そのすべてを紹介することは困難であるので，現在，福島大学が主となって行っている，福島での子どものメンタルヘルス支援について紹介する[17]。

　きっかけは，浜松医科大学が2011年の震災後に，①心の教育プログラム，②巡回相談の実施などを行ったことである。2014年度より新規開設された福島大学子どものメンタルヘルス支援事業推進室が主体となり，支援を継続しているが，現在も支援要請が多くある。「心の教育プログラム」は，ストレスマネジメントの方法や感情コントロール方法の習得などについて，クラス単位で県内の小・中学校を対象に行っている。②の巡回相談は，学校から学校適応で懸念がある子どもについて，臨床心理学の専門家が学校に出向いて相談にのる方法である。相談対象の約半数が，自閉症スペクトラムやADHDなどの発達障害のある子どもであった。発達障害の子どもたちは，震災や原発事故後のいろいろなストレスに対して反応しやすく，障害特性が顕在化する傾向がある。

5）外部の支援者の影響

　震災直後から現在に至るまで，県外からのメンタルヘルス専門家による多くの支援活動がなされた。県内の専門家や住民は，それまで経験したことのないよう

な多種多様なメンタルヘルス支援の方法を経験した。震災後の混乱期に始まった支援は多くの人を救ってきたのも事実であるが，県内のメンタルヘルスの専門家と県外の専門家の間で十分な調整をすることが不可能であったこともあり，さまざまな支援者の間で支援方針や支援方略などで葛藤状況が生じた。

6）子どものメンタルヘルスに影響する要因

a）親の不安

　幼い子どもを持つ親は特に不安を強く感じ，放射能不安をめぐる家族間や保護者と教師を含む行政機関との葛藤が現在に至るまで継続して生じている。典型的な家族間の葛藤は，放射能の影響を親の一方が大丈夫と考え，もう一方の親が不安と感じ，両親間で食べ物の選択や避難する／しないで意見が食い違うことである。親の放射能への懸念による外遊びの減少，食事の変化も見られた。

　行政が飲食可能と判断したものについても，不安を感じる人が増えた。特に幼い子どもを持つ母親は，母乳を与えることに不安を感じ，粉ミルクをペットボトルの水で溶いたり，お茶や水の代わりにジュースを与えたりした。学校給食の食材や，校庭での体育，プール指導などについて不安を訴える保護者がいて，その対応に忙殺される教師もいた。

　放射線被ばくに対する不安が強いのは比較的若年の子どもを持つ母親であり，母親たちをどのように支援するかが課題である。後述するように，避難指示が解除された地域でも帰還するのは高齢者が多く，子どもや若年者の帰還は少ないことも親の不安を反映している。

b）いじめ

　福島県から県外へ転校した子どもたちのなかには，「放射能がうつる」などのいじめを受けた子どももいた。

　文部科学省は2017年4月11日，福島県から県内外に避難した小中高校生らに対するいじめが，2016年度に129件，2015年度以前に70件の計196件あったとする初の調査結果を公表した[18]。このうち，東日本大震災や原発事故に加害者側が言及するなど，関連があると認められたいじめは13件だった。もちろん，この数字はあまりにも少なく，とうてい実態を反映しているとは思えない。福島から転校してきたことを言わない親子も多いし，たとえば，いわき市や南相馬市でインタビューした教師からは，「（県内の）どこから転校してきか」とか，「どこから避難したか」などといったことを話題にはできない，という声が多数聞かれた。

県民の3割が差別を感じるとする調査もある[19]。浜通りにおいては，さらに多くの人が差別を感じている可能性がある。福島県の被害は，地震被害・津波被害の東日本大震災の被災地共通の被害に加え，原子力災害，風評被害が加わった。原子力災害は放射線が身体機能に与える直接の影響だけでなく，子どもにとって必要な安定した家庭環境，屋外での遊び，食べ物の選択，学校環境の変化など多様な影響を与え，現在に至っている。

C）避難の影響

県内の子どもたちは転居，狭い仮設住宅での生活体験，ホテル・旅館住まいの体験，度重なる転園・転校などを経験した。福島県の沿岸部はもともと祖父母も同居するような大家族が多かったが，避難に伴い家族構成が変化し，核家族が増えた。子育てに祖父母の支援が得られない家庭が増えたことが，子育てのあり方に影響を与えていることが推測される。

一部の子ども，特に女児は，自身のこと，将来の妊娠や出産に関する不安を感じている。これには，多くの大人が原発事故の晩発影響，遺伝的影響が高いと考えている[20]ことが背景にあるだろう。

III　帰還をめぐる問題の顕在化――2013年以降

2013年，避難区域見直しにより，双葉8町村や南相馬市などの避難地区の親子が，元の住所地あるいはいわき市などに帰還する事例が増加した。震災直後から1，2年は，避難先や被災地で被災した子どもの診療をすることが主であったが，震災後6年を経た現在では，避難先から元の居住地やいわき市などに帰還した子どもの相談に対応することが増えてきた。

強制避難地区に指定されていなくても，南相馬市などを中心に自主避難をしている家族は多い。避難先は県内外の多くの地区にわたるが，第一原発の南に位置するいわき市は原発事故の避難者を多く受け入れており，居住する避難者は約24,000人と推定された（2015年9月現在）。

支援活動の臨床経験から，避難地区の親子は帰還の決定に際して，強いストレスを感じているようだ。成人を対象とした調査でも，いわき市に避難し在住するB町民に抑うつ傾向や不眠，運動減少などの変化があり，それまで持っていた人的ネットワークが崩れたために，相談する相手もいないことが報告されている[21]。

強制避難，自主避難を問わず避難により転居を繰り返し，その後，地元の避難

地区やいわき市や南相馬市など元の居住地の近くに帰還するという現象は，原発事故がなければあり得なかったことである。現在も子どもを持つ親は，子どもの放射線被ばくが子どもの心身に与える影響について関心が高い。

避難先から「帰還」した家族は，慣れ親しんだ「ふるさと」に帰るのではない。たとえ，元住んでいた地域に帰っても，そこは元の環境ではない。親しい友人や親戚もいないし，なじみの美容院もスーパーもない。変容した故郷への「帰還」が，親にとってもストレスであることは容易に想像がつく。実際，抑うつ傾向やアルコール依存の親が増えている。このような環境の変化のなかで子どもたちが暮らしていることを考えれば，子どもに環境因性の行動変化が生じたり，アタッチメントの問題が生じても不思議はない。

現在の福島県沿岸部のような状況は，既存の精神医学や臨床心理学の教科書にはない事態である。発達とアタッチメント，環境の問題が複雑に絡み合う状況で親子を支援するのは，地元の支援者と緊密な協力体制を維持し，即断を避け，慎重に長期間見守っていく必要がある。

1．現在も続く放射能不安

2017年9月1日，日本学術会議は，「子どもの放射線被ばくの影響と今後の課題——現在の科学的知見を福島で生かすために」をウェブ上で公表した。将来，被ばく影響によるがんの増加が予測されず，そして被ばくによる先天性異常も遺伝的影響も考えられないと結論づけた。震災後6年を経た科学界の結論と言ってよいだろう。しかしながら，この報告は，福島県外のメディアではあまり報道されなかった。

一方，2018年になっても「福島」「子ども」のキーワードで検索すると，「福島では奇形児が多い」などのデマ情報が多く見つかる。震災直後と比較して放射能に関する不安を聞くことは少なくなり，全体としては甲状腺がんなどの身体的健康に関する不安は沈静化しつつある。しかし，自主避難者や帰還者などの特定の集団の不安は継続している。

東京電力や関連会社の社員は，被災者であっても罪の意識を持っている人も多い。震災後5年目になって，はじめて東電で仕事をしていたことを打ち明けた方もいた。それまでの相談のなかでは「無職」と言っていた。なんの利害関係もない支援者にも，職場を言えないでいたのだ。

第2章　子どものメンタルヘルスへの影響　*43*

2．三つのタイプの帰還

　帰還をどのように定義するかは難しい。自主避難した人たちは，数日から数年の単位で元の居住地に戻った。後述するA市の乳幼児健診の受診者数を見ると，2011年度は半減したが，その後徐々に数が増えているのがわかる。

　一方，強制避難地区の解除は，双葉郡では原発から遠い地区より2014年10月（川内村）から始まり，2017年3月31日に浪江町，飯舘村，川俣町の一部，翌4月1日に富岡町で解除された。2014年8月末・9月1日の帰還・転入者は，住民登録者3万人余の4.3％の1,323人にとどまる[22]。富岡，浪江両町はわずか2％台であり，帰還したのは高齢者が目立つ。2018年1月現在も，大熊町などは避難指示が解除されていない。

　帰還の様相は，帰還先によって三つのタイプに大別できる。元の居住地（Uターン），元の居住地の近隣の地域（Jターン：居住地よりは原発から遠い），そして役所機能の移転先（Iターン：原発から遠い）に移住するケースである。

1）Uターン型

　避難指示解除早期に発災前の居住地に帰還するUターン型では，そもそも居住地の子どもの数が発災前より激減しており，学校が少人数であるため，教師の手厚い対応が可能である。たとえば，2017年度学校基本調査結果速報によると，浪江町立の生徒は3クラス（うち一つは特別支援クラス）で5人，葛尾村立の学校は2クラスで9人である)。しかし，子どもが発達障害や情緒面の問題がある場合には，地域の専門家が少ないために専門的支援は乏しい。

2）Jターン型

　双葉郡内の元の居住地には戻らないが，いわき市や南相馬市など，近隣の比較的都市部に帰還するJターンの子どもも多い。この場合，発達障害を対象にしたサービスはあるが，元々の居住者が主な対象であるため，希望者が多く容易には利用できない。また，文化差や補償の格差もあるため，出身地を隠すなどメンタル面ではストレスを感じている親が多い傾向がある。同じ双葉郡のC町にJターンした子どもが，そこでC町の子どもとは異った対応をされて，より原発に近い元の町に帰還することを主張して親と葛藤状況になるような事例も経験した。

3) I ターン型

　いまだ強制避難区域に該当する自治体は，学校を含むガバナンス機能を，遠方の低放射能区域に移転している。大熊町は会津若松市に，双葉町はいわき市に町機能や学校を移転し，富岡町立小中学校は三春町に移転している。避難先における避難元自治体立の生徒は震災後激減しており，I ターンで避難先に定住した家族の子どもは，避難先自治体立の学校を選択することが多い。その場合，文化差や学校の規模の違いなどのために，適応が困難な場合がある。自治体に紐付く学校を選択した場合は，少人数の指導が得られるなどのメリットもあるが，クラブ活動などの集団が成立しづらい，地元の子ども集団から孤立しやすいなどの問題もある。

＊　　　＊　　　＊

　実際には多くの家族が複数回の転居を繰り返しているため，上記の累計の組み合わせ（いったんは J ターンしたが，その後 U ターンしたり，東京などに転居するなど）もある。単なる転居や帰還の問題というより，転居，転校に伴う「異文化」への適応が，親子ともに課題である。また，住民票と現住所が異なるときに，在住する自治体のサービスが得られにくいという事態も生じやすい。特に，自閉症スペクトラム（Autism Spectrum Disorder：ASD）などの発達障害や，知的障害の特性を親あるいは子どもが持っている場合には，適応に密な支援が必要である。

　我々の調査では，ASD 児を持つ家族の帰還についても三つのパターンがあること，家族における ASD 児の存在は，原発事故後の避難や転居，就学パターンに影響を与えていることがわかった。ASD 児を持つ家族は，見知らぬ避難先や転居先で ASD への支援が得られにくく，生活適応度が低い傾向がある。定型発達児を持つ家族は，放射能リスクが低く，教育水準が高い避難先の自治体や学校に適応していくが，ASD 児は文化差などのために適応は容易ではない。

Ⅳ　A 市の乳幼児健診の結果を用いた調査について

　福島県沿岸部に位置する A 市は，東日本大震災による激震とそれに伴う津波被害に加え，福島第一原子力発電所事故の影響を大きく受けた地域である。市の一部は原発20〜30km 圏内に位置し，避難指示区域に含まれる地域もあった。震

災後の乳幼児健康診査が再開されると，子どもたちに落ち着きがなく震災前と異なる印象を受けると，福島大学（2011年震災当時，研究代表者が在籍）に報告があった。そこで筆者らは，実態を把握し支援ニーズを明らかにするため，健診データを用いた悉皆調査を実施し，並行して健診後のフォローのために医療支援を行うこととした。

調査と支援は現在も継続されているが，本章では2009〜2013年度までの震災前後の分析からわかったことについて，概観していきたい。

調査の対象は，A市が実施した2009〜2012年度に1歳半健診を受診，もしくは2010〜2013年度に3歳半健診を受診した子どもとその保護者である。筆者らは，震災前後における1歳半および3歳半の幼児の発育・発達や生活習慣，子育て状況などを年度ごとに比較検討するため，当該健診において，保護者および保健師，心理士，小児科・歯科医師などが記載した乳幼児健診の問診・観察・診察・判定の記録を分析した。

健診項目は，妊娠期・新生児期の健康状況，現在の発育・発達・生活習慣・子育て状況，支援等の必要性の判定等からなり，それらのうち，1歳半健診では個人情報を除く183項目，3歳半健診では222項目を解析の対象とした。主として χ^2 検定を用い，一部のデータについては Kruskai-Wallis 検定，もしくはフィッシャーの直接法を用いて検討した。解析には SPSS statistics23を用いた。調査期間は2012年4月から2015年9月までであった。

1．1歳半健診の結果

1歳半健診の受診者数と受診率は以下のとおりである。2009年度は601名・98.5%，2010年度は550名・98.7%，震災後の2011年度は159名・97.5%，2012年度は174名・97.2%で，受診者数は約半数に減少したものの，受診率に大きな変化は見られなかった。欠損値のあるデータを除外した580名，539名，158名，162名の各年度を対象に解析を行った。

各年度の現在の発育・発達・生活習慣・子育て状況などの項目を比較検討したところ[*1]，「落ち着きがない・少しもじっとしていられない」「おとなしすぎる」

───────────────

＊1　各項目は，質問文の後ろに PHN と記載がある場合は保健師評価を，D と記載がある場合は歯科医，記載のない質問文は保護者評価を示している。

「指しゃぶり」などの多動や情緒面と関連する行動や，「むし歯の数D」などの歯科衛生項目や，「よくイライラする」「家族間の育児方針の違いに悩む」などの項目は，年度間で有意差は見られなかった。

一方，震災直後の2011年度の健診受診群で有意に増加し，翌年の受診群において震災前の水準に戻った項目は，「スプーンやフォークを使って自分で食べようとする（いいえ）」と，「よく与える飲み物：ジュース等」であった。また有意差は見られなかったものの，2011年度群では，夜間の育児担当が母親に集中する傾向にあった。

震災後に有意に増加あるいは悪化し，2年後の2012年度受診群においても高止まりしている項目は，「有意語が確認できないPHN」という発達に関連する項目や，「夜泣き」「心理相談の希望」といった養育や発達，情緒の問題が相互に関連している項目であった。また，「食事を3回決まった時間に食べない」「食事について困っていることがある」「甘いお菓子をほぼ毎日食べる」など，食事場面に関する項目も高止まりしていた。母親の昼間の育児負担は震災以降大きくなり，震災2年後には保育所の利用が増加したものの，母親への負担は震災前に比べると有意に高いままであった。「負担は増えたが育児は楽しい（いいえ）」「育児について相談できる人がいない」という保護者のメンタルヘルスや子育て状況に関する問題，保健師の「助言指導実施PHN」や「継続観察の必要性PHN」の判定も，継続して高いままであった。

2．3歳半健診の結果

3歳半健診の受診者数と受診率は，2010年度は562名・95.9％，震災後の2011年度は209名・93.3％，2012年度は238名・97.9％，2013年度は215名・95.6％であった。1歳半健診の受診状況と同様に，3歳半健診でも受診者数は約半数に減少したものの，受診率に大きな変化は見られなかった。これらのうち，欠損値のあるデータを除き解析を行った。

各年度の現在の発育・発達・生活習慣・子育て状況などの項目を比較したところ，「親から離れて遊ばない」「指しゃぶり」「睡眠時間」や，「ごっこ遊び（しない）」「ことばの相談の希望」などの項目において，年度間で有意差は見られなかった。

一方，震災直後の2010年度群で有意に高くなり，翌年もしくは翌々年の受診群

において震災前の水準に戻った項目は，「おやつの回数」「日中のオムツがとれていない」といった項目や，「育児で心配・相談したいことがある」という項目であった。震災後の2011年度受診群では，昼間の育児を担当するのは母親が有意に高かったが，震災2年後以降は保育所の利用が震災以前よりも高くなり，昼間の母親のみの育児は減少していた。「視線が合わないPHN」という発達に関する項目では，2010年度群で有意に高くなっていたが，震災2年後以降の群では震災前の水準であった。

　震災後に有意に増加あるいは悪化し，3年後の2013年度受診群においても高止まりしている項目は，「自分の名前（言えない）PHN」「多動・衝動性（あり）PHN」「落ち着きがない・少しもじっとしていられない」「食事について困っていることがある」「友だちと遊びたがる（いいえ）」「夜泣き」といった，養育や発達，情緒の問題が相互に関連する項目において見られた。「不注意・集中短い（あり）PHN」では有意差は見られなかったが，震災前の健診群と比べて震災後では割合が高かった。また，「母親：からだや気持ちの状態（よくない）」や「毎日が楽しい（いいえ）」といった保護者のメンタルヘルス状況の問題は，震災以降の受診群において有意に高いままであった。

3．震災後の幼児の情動・行動の変化と保護者のメンタルヘルス状況について

　健診結果を検討した結果，1歳半健診では自分で食事を食べようとする意欲や，3歳半健診では日中のオムツの使用などの自立面において，一時的な退行と見られる変化があったが，震災後1～2年を経て受診した群では震災以前の水準であった。

　一方で，1歳半健診と3歳半健診ともに震災2～3年後の受診群においても，夜泣きなど睡眠の問題や食事場面での困り感，保護者による子どもの心理相談のニーズが，震災前と比較して有意に高いままであった。また，1歳半健診では「有意語が確認できない」，3歳半健診では「自分の名前（言えない）」など，専門家の直接観察において言語発達上の遅れと考えられる変化が見られた。また，3歳半健診では，友だちと遊びたがらないといった行動をとる児が震災前よりも増加していた。養育環境や発達特性，情緒の問題が相互に関連して出現する行動が，中期的に高止まりしていると推察される。

保護者，特に母親については，震災と原発事故の直後に，育児負担が母親に集中していた。1歳半健診では育児への負担感や相談できる人の不在が，3歳半健診ではからだや気持ちの状態，毎日が楽しいといった設問への否定的な回答が有意に高いままであり，母親のメンタルヘルス状況を改善するための対応が急がれる。

震災後に落ち着きのない子どもが増えたという市の担当者らの報告については，筆者らが健診結果を統計的に検討した結果において，3歳半健診のデータから「多動」が有意に高く，震災3年後の受診群でも高止まりしていることが確認された。一方，1歳半健診のデータでは，「落ち着きがない・少しもじっとしていられない」「おとなしすぎる」の両者とも有意差はなかった。子どもの多動については安易にADHDと診断すべきではなく，経過を追いつつ慎重に検討する必要がある。特に，健診を受診した子どもを対象とした調査であり，震災後に多くの子どもが避難したことを考慮しなければならない。母集団は同一の子どもではなく，子ども全体が変化したのか，多動や言葉の発達に問題がある子どもがA市に留まる傾向があったのかは不明であり，今後も調査を進める予定である。

本報告は短期的なフォローによるものである。大規模自然災害と原発事故による被災経験が，乳幼児母集団に与える影響を中長期的にフォローした調査はこれまでにないことから，今後も彼らへの支援を継続するとともにデータを蓄積し，経過を明らかにすることが必要である。

V 学校における発達の遅れや偏りのある子どもの 実態調査から[23]

前述のように福島県沿岸部の地域では，原発事故の影響による長期的な避難生活の後の「帰還」あるいは，避難先での定着の選択を迫られている状況にある。ところが，震災後に避難先で生まれた子どもは，避難先での生活（家，公園，近所の友だちなど）が日常であり，震災前の生活を知っているのは両親や祖父母だけといった家族もある。また，発災時に乳幼児期であった子どもは，避難先で小学校入学を迎え，友人関係を構築して学校生活を送っており，避難元の小学校生活や子ども集団での経験はない。こうした子どもたちにとって，帰還による生活環境の変化はどのような影響を与えるのだろうか，またどのような支援が必要となるのか，いずれも新たな課題である。

そのような課題に答えるためには，学校における子どもたちの状況を把握することが一助になるはずである。そこで我々は，福島県沿岸部のＢ市において，「小・中学生における発達の遅れや偏りのある子どもの実態調査」を，4年間（2013〜2016年度）にわたり実施した。まず，2013年度当時の小学1年生と小学6年生を対象に，学校における子どもの発達や行動面の問題とその支援について，学校現場の先生方に協力をお願いし，アンケートに回答いただいた。本章ではその一部について報告する。

　Ｂ市は転入転出など，避難による人口変動が大きく見られた地域であり，被災した地区であると同時に被災者を受け入れる地域でもある。震災後，元の居住者のＵターンによる帰還に加えて，双葉郡を中心に近隣の他地区の人々がＪターンによって新たに定着を図る地域でもあるといった，特殊性が際立つ地域である。

1. 発達に遅れや偏りのある子どもの実態とその支援に関する アンケート調査

1）調査方法

　調査期間は2013〜2016年度，対象学年は2013年度（当時の）小学1年生，小学校6年生であり，この2学年の児童を追跡して調査を行った。調査方法は，対象地域（市町村）のすべての公立の小・中学校にアンケートを配布し，子どもの状態を把握されているご担当の先生に回答いただいた。アンケートの内容は，①発達の遅れや偏り（下記a〜f参照）があると思われる子どもの数，②学校における特別支援を必要とする子どもの数とその内訳，③東日本大震災後のストレスから心のケアが必要と思われる子どもの数とその支援について，などの質問から構成した。

　　a．対人関係やこだわりなどの問題（「自閉症」「アスペルガー症候群」「広汎性発達障害」「自閉症スペクトラム」などの障害が疑われる子ども）のある子どもの数。

　　b．aに含まれていない子どもで，落ち着きがない，そそっかしいなどの問題（「ADHD」「多動性障害」などが疑われる）のある子どもの数。

　　c．aにもbにも含まれていない子どもで，言葉を理解することや話すことの問題（「構音障害」「発達性言語障害」などが疑われる）のある子ども

の数。

d. a〜cのいずれにも含まれていない子どもで，発達全体の遅れでは説明のつかない学力の問題（「学習障害」「LD」などが疑われる）のある子どもの数。

e. a〜dのいずれにも含まれていない子どもで，発達全体の遅れ（「精神遅滞」「知的障害」などが疑われる）のある子どもの数。

f. a〜eのいずれにも含まれていない子どもで，なんらかの精神科などの専門的なケアを要すると思われる問題（吃音，場面緘黙，チックなどが主たる問題の場合，ここに含める）のある子どもの数。

2）調査結果

アンケートの回収率は概ね80〜100％であったが，一部回収率が低かった年度・学年があったため，分析から除外した。①2013（H25）年度小学1年生，2014年度（H26）小学2年生，2015（H27）年度小学3年生，2016（H28）年度小学4年生，②2013（H25）年度小学6年生，2016（H28）年度中学3年生についてのデータが得られたので，以下に要点を述べる。

a）2013年度（H25）小学1年生の追跡結果

図2-1は，医療機関の受診の有無にかかわらず未診断例（疑い）も含めた，a〜fの発達の遅れや偏りのある子どもの人数の割合を示している。a〜fの子どもの合計の割合は，2013年度（小学1年）では約18％であったが，2014年度（小学2年）になると約10％に下がる。しかしながら，2015年度（小学3年），2016年度（小学4年）と徐々に増加傾向が見られた。特に，2016（H28）年度（小学4年）では，「b. 落ち着きがない，そそっかしいなどの問題のある子ども」の増加が見られる。

b）2013年度（H25）小学6年生の追跡結果

追跡調査の結果については，図2-2のとおりである。2013（小学6年）では，a〜fの合計の割合は約9％であり，2016（中学3年）では，約6％と減少している。特に，「b. 落ち着かない，そそっかしい等の問題（ADHD等）」の割合の減少が目立つ。一方，医療機関を受診していると把握している子どものa〜fの合計の割合は，2013年（小学6年）では約5％であり，2016年（中学3年）も大きな変化は見られていない。また，図2-2と同様に「b. 落ち着きがない，そそっかしい等の問題（ADHD等）」が減少し，「c. 発達全体の遅れ（精神遅滞等）」

第2章　子どものメンタルヘルスへの影響　　*51*

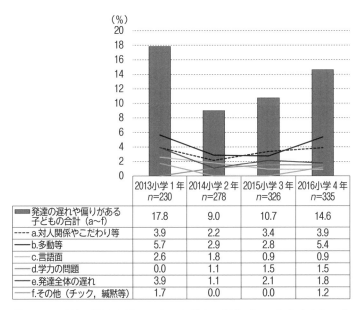

図2-1　発達の遅れや偏りのある子どもの割合（2006年度生まれ，主たる問題別）

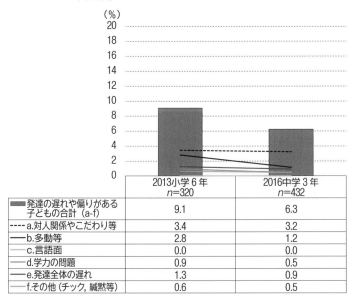

図2-2　発達の遅れや偏りのある子どもの割合（2001年度生まれ，主たる問題別）

の子どもがやや増加した。

　ｃ）支援を必要とする子どもの割合とその支援内容について

　学校で支援を必要とする発達の問題や特性のある子どもの割合と，その支援内容の内訳については，いずれの年度・学年においても，特別支援学級や通級指導教室などを活用している子どもの割合よりも，「学級担任による配慮のみ」が最も高い割合を示しており，通常の学級において配慮を要する子どもが多く存在することが明らかとなった。

　ｄ）震災後の子どものメンタル面の問題に関する把握

　震災後のストレスから心のケアが必要な子どもの実態については，2016年度では各学年において１％に満たない割合を示しており，全体的に減少傾向が見られた。

３）まとめ

　Ｂ市は，震災後に避難などの影響から転出による人口減少が大きかった地域だが，現在は震災前までは達しないものの人口は増加しており，学校に通う子どもの数も増加傾向が見られる。したがって，今回の調査の対象者数（2013年度の小学１年生，６年生）にも変動がある。

　2013年度当時の小学１年生と小学６年生の結果を比較すると，発達に遅れや偏りのある子どもの合計の割合については，小学１年生のほうが高い割合を示しているが，他県においても同様の結果が得られている。それに対し，2013年度の小学１年生の追跡結果における３年目以降の増加傾向は，他地区ではこのような増加はなく，この地域の特徴的な結果である。特に，医療機関を受診していない未診断例（疑い含む）における落ち着きのない子どもの割合の増加が見られたことが，特徴的である。避難先から帰還した子どもが，生活環境の変化により落ち着きのなさを示しているのか，「落ち着きのない子」がそうでない子どもよりも早期に帰還するのか，あるいは別の説明が可能なのか，現時点では判断できない。いずれにしても，今後も子どもの発達面における長期的支援が必要となることが示唆される。今回の結果から，こうした発達の心配のある子どもの支援について，通常学級における担任による配慮のみの割合が，最も高いことが明らかとなった。担任をサポートする人材とその質の確保が課題である。

　Ｂ市は，震災前から行政の取り組みにおいて，子どもの発達的な特性の発見や支援に積極的に取り組んできた地域であった。丁寧に見ているからこそ，子ども

の実態と支援ニーズが明らかになったのかもしれない。今回は学校における調査であったが，家庭での子どもの実態は確認していない。今後は，子どもの実態把握と合わせて，保護者から見た子どもの状況や，保護者自身の支援ニーズも確認する必要がある。

【付記】

　本研究の一部は，H25-28厚生労働科学研究費補助金（障害者対策総合研究事業（身体・知的等障害分野））『発達障害児とその家族に対する地域特性に応じた継続的な支援の実態と評価』および，研究代表：本田秀夫Banyu Foundation Research Grant震災研究支援による援助を得た。なお，本研究は福島大学倫理委員会または大正大学倫理委員会の承認を得て実施された。

【文献】
1）前田正治・枡屋二郎・植田由紀子・内山登紀夫（2016）福島における母子の相互作用
　　──二つの支援現場から．発達，37（145），75-79.
2）内山登紀夫（2015）被災時の知的・発達障害のある人の支援──医療関係者にできること　災害時における知的・発達障害を中心とした障害者の福祉サービス・障害者福祉施設等の活用と役割に関する研究．厚生労働科学研究費補助金障害者対策総合研究事業
3）内山登紀夫（2016）5年目の福島震災後の親子支援．日本発達障害連盟編．発達障害白書〔2017年版〕．明石書店，pp.64-65.
4）内山登紀夫・川島慶子（2017）困難事態・緊急時支援に関する研究──発達障害者とその保護者へのインタビュー調査．平成28年度厚生労働科学研究費補助金障害者対策総合研究事業（身体・知的障害分野）　発達障害者への支援を緊急時（犯罪の被害や加害，災害など）に関係機関が連携して適切な対応を行うためのモデル開発に関する研究
5）内山登紀夫・川島慶子・鈴木さとみ・行廣隆次・筒井雄二（2014）厚生労働科学研究費補助金障害者対策総合研究事業精神神経分野．青年期・成人期発達がいの対応困難ケースへの危機介入と治療・支援に関する研究．平成25年度総括・分担研究報告書
6）内山登紀夫・川島慶子・鈴木さとみほか（2016）東日本大震災後の福島県における乳幼児と保護者に関するメンタルヘルスの現状調査と支援ニーズの把握に関する研究．Banyu Foundation Research Grant震災研究支援研究最終報告会．ステーションコンファレンス東京
7）内山登紀夫・川島慶子・鈴木さとみ（2017）福島県浜通り地区における，子どもたちの諸問題．シンポジウム　こども・若者支援を通して考える災害復興期．第16回日本トラウマティック・ストレス学会大会抄録集.
8）桝屋次郎・内山登紀夫・生島浩・黒田美保・野村昂樹・中村志津佳・中村和彦（2015）福島の子どものメンタルヘルス支援報告．精神神経学雑誌（2015特別），S371.
9）鈴木さとみ・内山登紀夫・川島慶子・神尾陽子（2015）福島県沿岸部における東日本大震災後の自閉症スペクトラム障害児の心理社会的影響に関する検討．第56回日本児童青年

精神医学会総会抄録集，P.02-03.

10）筒井雄二（2015）福島における原子力災害が引き起こした心理学的問題．発達障害医学の進歩，**27**，37-44.

11）高谷理恵子・筒井雄二・内山登紀夫・根ヶ山光一・氏家達夫（2013）低線量被ばく環境下の福島での生活と県外避難に関わる心理的健康問題——福島の親子と長期的ストレスに関する問題．第77回日本心理学会大会発表論文集，SS15.

12）丹羽真一（2014）東日本大震災からの復興に向けて——災害精神医学・医療の課題と展望．福島第一原子力発電所事故の影響　避難者のメンタルヘルス．精神神経学雑誌，**116**（3），219-223.

13）堀有伸・円谷邦泰・金森良・前田正治・矢部博興・丹羽真一（2014）東日本大震災からの復興に向けて——災害精神医学・医療の課題と展望　原子力発電所事故後の精神的負担の多様性について　福島県南相馬市からの報告．精神神経学雑誌，**116**(3)，212-218.

14）内山登紀夫・川島啓子・鈴木さとみ（2015）震災と子どものメンタルヘルス　福島の乳幼児のメンタルヘルス．発達障害医学の進歩，**4**（27），1-8.

15）福島民報（2017）11月23日朝刊

16）文部科学省（2013）平成24年度非常災害時の子どもの心のケアに関する調査報告書［http：//www.mext.go.jp/a_menu/kenko/hoken/1337762.htm］（2018年2月8日確認）

17）中村志寿佳・生島浩（2016）東日本大震災支援——活動のまとめとして．福島大学「子どものメンタルヘルス支援事業推進室」の実践活動から．家族療法研究，**33**(3)，307-310.

18）文部科学省初等中等教育局児童生徒課生徒指導室（2017）原子力発電所事故等により福島県から避難している児童生徒に対するいじめの状況等の確認に係るフォローアップ結果について（平成29年4月11日現在）［http://www.mext.go.jp/b_menu/houdou/29/04/__icsFiles/afieldfile/2017/04/11/1384371_2_2.pdf］（2018年2月8日確認）

19）朝日新聞（2017）「差別感じる」県民3割．朝日新聞社・福島放送共同世論調査／福島県（2017年3月3日朝刊）

20）Suzuki, Y., Yabe, H., Yasumura, S., Ohira, T., Niwa, S., Ohtsuru, A., et al., & Abe, M.（2015）Psychological distress and the perception of radiation risks： The Fukushima health management survey. *Bull World Health Organ.,* **93**（9），598-605.

21）内木美奈・守田美奈子・高田早苗（2015）原発災害復興期における借り上げ住宅居住者の健康と生活　福島第一原発事故により行政指示で避難生活を送る被災b町民の実態より．日本災害看護学会誌，**17**（2），34-44.

22）川北新報（2017）10月12日朝刊

23）内山登紀夫・川島慶子（2017）福島県浜通りにおける発達障害の気づきと支援に関する研究（南相馬市）．厚生労働科学研究費補助金障害者政策総合研究事業（身体・知的等障害分野）「発達障害児者等の地域特性に応じた支援ニーズとサービス利用の実態の把握と支援内容に関する研究」（研究代表者：本田秀夫）平成28年度総括・分担研究報告書．pp.193-207

第3章	# 福島とフクシマ
	——社会学的考察

【開沼　博】

I　はじめに——社会的リアリティ

　本章では，「原発事故がもたらしたもの」の社会学的考察として，福島の「現実」と「社会的リアリティ」との溝に着目し検討する。

　「現実」という言葉は多くの人が聞いたことがあるだろう。客観的に観察可能な事実関係を指す。一方，それに対比される「社会的リアリティ」という概念は，社会学的には基本的な概念だが，広く一般に浸透しているとは言いがたい。

　社会的リアリティとは，有り体に言えば，「社会で共有される真実らしいもの」を指す。そう言われても，社会学研究者以外の人々にとっては，奇妙な概念に思えるかもしれない。それは客観的ないわゆる「現実」と何が違うんだ，ほとんど区別できないものなのではないか，と。たしかに，両者は多くの場合一致していて，多少のズレがあっても「現実」に合うように「社会的リアリティ」が補正されていく傾向がある。たとえば携帯電話のような，それまで存在した技術に比べて明らかに利便性の高い技術の開発＝「現実」が進めば，最初は「別に要らない」「固定電話で十分だ」という声もあって揺らいでいた「社会的リアリティ」も，多少の時間をおいて，「携帯電話がないと仕事にならない」「子どももみんな持っているんだから，持たせないと仲間はずれにされる」などと，「現実」に近づいていく。

　しかしまれに，これとは逆に「社会的リアリティ」に「現実」が引っ張り回されて，客観的事実が変異していくこともある。たとえばそれは，「予言の自己成就」と指摘される現象で，その説明としてしばしば用いられるのは「取り付け騒ぎ」だ。

　経営に特段の問題がない銀行Aがあるとする。知らぬ土地での銀行強盗のニュースを見た地域住民同士が，「このご時世，銀行も怖い」と一般的な金融問題について噂話をしているのを聞いた通りすがりの自営業者が，「銀行Aが危な

いとは知らなかった！　経営破綻する可能性があるとは大変なことだ」と勝手に誤解して，銀行Ａに預けている自分の貯金を引き出しに行くとともに，知り合いの業者にも親切心で「銀行Ａから現金を引き出せなくなるぞ」と次々に連絡を入れる。すると，瞬く間にそのパニックは口コミを通して連鎖し，銀行Ａに預金をしていた人が窓口に殺到。その結果，銀行Ａが保有していた現金の残高がなくなり，実際に経営危機に瀕する。

　いくら現実離れした「社会的リアリティ」でも，それが現実を改変し，時に危害をもたらしてしまう。ここで言う「予言」は，一般的な予言のように未来を見透かした言葉ではなく，この「予言」自体が未来を改変してしまう。「現実」と「社会的リアリティ」の間に溝が存在するとき，こんな意外なことが起こることもある。

　本章は「福島とフクシマ」をテーマとしている。福島第一原発事故発生以降，この福島／フクシマという言葉をめぐる問題の重要性はたびたび指摘されてきた。たとえば，「フクシマ」という語をマスメディアが用いることに強く反発を示す人がいて，彼らは「ヒロシマ・ナガサキと重ねるな」とか，「福島差別をしてきた人間がフクシマという語をたびたび用いてきた」と言う。要は，「フクシマ」という言葉には，ネガティブな意味が付され用いられてきた強いスティグマがある，と感じる人が一部にいる。

　この点について，筆者はすでに「福島の裏側　序論──メディアが生み出した「福島劇場」の功罪」[1]などで既出の議論を整理してきた。その結果わかったことには，ヒロシマでの被爆被害と重ねる意図でフクシマが用いられるようになったこと，たとえば，大手新聞での「フクシマ」という語が登場する回数を分析すると，2011年8月にそのピークがある。つまり，原爆投下以降の身体への影響にからめて福島のことを論じ，なかには同様の健康被害が出ると連想させるような“ほのめかし”があった。また，福島にゆかりがある複数の有識者が「フクシマ」という語にたびたび不快感を示してきたこと，反原発運動のなかで福島の健康被害を過剰に煽り立てるような文脈でフクシマが用いられてきたこと，などがあった。ここにあったのは，「フクシマ」という語が，現実の福島とは似て非なるものと結びつけられたり，政治的・経済的作為のもとで歪められて，「現実」から乖離していく様だ。

　ここであらためて，福島／フクシマの差異を整理するならば，「福島」は客観的に観察可能な現実の福島，「フクシマ」は社会的にイメージされている「社会

的リアリティ」ととらえられるだろう。そのうえで，本章はその現状について考察する。

　「社会」というとらえどころのない，しかし私たち自身が生きている空間をそう名指すしかないものの背景にある，見えにくいメカニズムを解き明かす役割が，社会学にはある。とりわけ，近代化のなかで発達してきた政治や経済，科学，メディア，あるいは私たちの意識のなかにある不安，信頼，承認感等々が複雑に絡み合いながらつくり出されている社会の，一つの普遍的な側面を見続けてきた。福島とフクシマの二重性をとらえることはきわめて社会学的な問いであり，それを見ることは，現代社会が抱える問題のとらえ方，その解決に向けた議論の材料となるだろう。

II　福島第一原発事故がもたらしたもの

1. 福島を語る「個別の大きなテーマ」の限界

　福島第一原発事故は私たちに何をもたらしたのか。それは，私たち個々人の生活や心理に影響を与えたのみならず，政治・行政への衝撃はさまざまな社会制度の再設定を迫り，社会における科学技術のあり方を根底から問い直す契機となった。経済・産業，医療・福祉，メディア，国際関係，文化・風俗，地域社会等々，さまざまな領域において生じた影響は計り知れない。

　そのようななかで，具体的に「この事故がもたらしたもの」を語ろうとすれば，「復興行政」や「エネルギー政策上の原発問題」といった個別の大きなテーマに託けられることも多い。たとえば，毎年3月11日近くには「復興行政」の現場として，原発再稼働などエネルギー行政・産業に動きがあれば，「原発問題」の象徴として福島が言及される。

　しかし，それら「個別の大きなテーマ」で福島の問題を語ろうとすると，必ずズレやモレが生じる。たとえば，福島の問題＝復興の問題なのかというと，そうとは言い切れない。いま福島に存在する課題は，3.11によって生じたものと同時に，3.11があろうがなかろうが存在したもの，たとえば，高齢化・人口減少，既存産業の衰退，医療福祉システムの逼迫，地域コミュニティの崩壊などが渾然一体となった問題であり，いわゆる「3.11の被害からの復興」という文脈だけではとらえきれないものになっている。あるいは，行政が設定した期限や予算で区切

られる「復興」による「公助」で回復するものと，そうではなく「共助」「自助」で回復するものとの区別がなされないゆえの混乱も，起こっている。

　福島の問題を原発の問題と拙速に結びつける言説も，大きな歪みを生み出している。エネルギー政策上の原発問題と福島を結びつけ「脱原発の聖地」としようとする言動のなかには，福島が悲劇の地であり続けてくれたほうが都合が良いかのように，福島の住民を脱原発・反政府活動の尖兵に仕立て上げようとするかのように，福島における放射線等の被害についてデマ・差別的言辞が流布され，福島にスティグマをもたらし続ける事例があった*1。

2．福島とフクシマの溝が生む二次被害

　これらの例にとどまらず，「福島」と「フクシマ」の溝は常に深まる力学のなかに置かれている。原発事故後のさまざまな課題の語り方は，既存の個別テーマに託（かこつ）けられるかたちである部分・ある要素について触れられても，それが全体のなかでどの程度重要で，本当の意味でそこで苦しむ人々のニーズに応えるものとして適切なのかといった内省が，効きづらい構造のなかにあった。その結果，自分の関心に合うかと思って耳を傾けてみても，「やたら専門的・個別的な話に立ち入ってよくわからない福島の話」や，「2011年の時点での福島のイメージに軸足を留めたままの福島の話」は溢れるが，そこからこぼれ落ちる残余を語る術がなかなか見出されずにきた。今もそれは続いていると言ってよいだろう。

　ここに，先に整理した「福島／フクシマ」の乖離・ズレがある。「復興政策」「エネルギー政策上の原発問題」，あるいは他の問題を通して福島を語ろうとしてしまうと，そこには現実離れしたフクシマが立ち現れてしまう。そしてこのフクシマは往々にしてスティグマ化されていて，「予言の自己成就」のように，福島を実際に，必要以上にネガティブな方向に引っ張っていってしまう作用も持っている。具体的に言えば，本書の他章でも触れられているように，福島に生きる人々へのセルフスティグマを与えること，あるいは福島という特殊な経験をした社会に対して，いわゆる「風評被害」と呼ばれる経済的損失や差別問題，原発事故そのものによる放射性物質や避難による直接的・一次的な危害とは別の，間接的・

＊1　たとえば，3.11後に福島に移住した作家・柳美里は，自身が移住したことや福島で生活する人々が不当に誹謗中傷されてきたことを指摘した[2]。

二次的な被害を生み出してしまっている。

3．福島差別の事例と忌避の文脈

　大きな傾向としては，福島における個別の社会的課題は，時間の経過のなかで回復したり，回復しないまでも痛みが弱まり忘却されたりしていく傾向にある[*2]。一方，この「フクシマ」の「社会的リアリティ」は固定化し，時には肥大化して，福島に被害を生み出し続けているようにも見える。たとえばここ数年でも，福島の外部から，その外部者が持つ「社会的リアリティ」に基づいて「差別的な行動」がなされた事例として，新聞等マスメディアで報じられたものでは，以下のものが挙げられる。

> 2015年10月――双葉郡のNPOが取り組む清掃イベントに，「人殺し」などと誹謗中傷・脅迫が1000件超。
> 2016年2月――韓国での東北の物産展示会に地元環境団体が抗議をして中止。主催者に「福島のものを並べたことへの謝罪」も要求。
> 2016年3月――福島大学の教員や立命館大学の学生による米国での講演に，地元反原発団体から「安全をPRしに来た」と誹謗中傷。
> 2016年6月――グリーンコープが「東北5県」と表示。組織内では「福島はレントゲン室」などと書いた会報誌も。
> 2016年7月――マレーシア人写真家が，避難地域の住宅等に不法侵入して撮影。

　これらはマスメディアで報じられたものだが，そうではないレベルでもこの7年間，福島で暮らし続ける農家・漁師・母親たちなどへの嫌がらせも常にあったことは，現場をフィールドワークし続けるなかで頻繁に聞く。
　そのような事例につながるような極端な人は，全体から見ればごく一部かもしれない。しかし，残念ながらそこにつながるような「社会的リアリティ」は，少なからぬ人々に共有されたものだと言わざるを得ない。そのことは，いくつかの

＊2　福島が抱える社会課題の解決に向けた道筋において，何が進み，何が進まないのかという点については，拙著『はじめての福島学』[3]，『福島第一原発廃炉図鑑』[4]を参照いただきたい。

実証的な研究が明らかにしている。

たとえば，2017年11月に公表された三菱総合研究所が行った調査[5]において，東京在住者へのアンケートで，家族，子どもに福島県産の食品を食べるのを勧めるかという問いには，35.0％が「放射線が気になるのでためらう」と答えた。同様に，福島県への旅行を家族，子どもに勧めるかという問いでも，36.9％が「放射線が気になるのでためらう」という回答があった。むろん，この調査結果をより広い視点で見ることも重要だ。たとえば，前者については「気にしない」という人が53.1％，「積極的に食べる・勧める」という人が11.9％いる。そう見れば，もう多くの人は“気にしない”し，むしろ1割程度であるとしても積極的な福島ファンが存在する現状が見えてくる。

しかしながら，重要なのは，事故直後ではなく，すでにそれなりの時間が経過した今において，3～4割の人が「福島のものを食べたら，福島に行ったり生活をしたりしたら，病気になりうる。そうではないとしても，穢れているから触れたくない」という感覚，明らかに「福島忌避」の文脈を共有しているということだ。この「福島忌避」は，この調査に限らず，同様のテーマを持った意識調査でたびたび指摘されてきたことだ。

もし，ある国籍・民族・人種や土地，そこで生まれ育った人や作物に科学的正当性なき忌避意識が数％でも，ごく一部であるとしても，存在する限りそれは解消が目指される必要があるし，実際に多くのマイノリティ・社会的排除の対象となった人々に関する議論・現実政治は，そのように進んでいたり，それを目指す声が生じたりしている。しかし，福島忌避については，そもそも，この「社会問題の社会問題化」自体が途上にあると言わざるを得ない。

社会学には，「社会問題の社会学」と呼ばれる分野がある。そこでは，「私たちが『社会問題』として認識できているものは，世の中に溢れる『社会問題とされる可能性を持つものの総体』から見ればごくごく一部，氷山の一角にすぎず，それが社会問題として認識されるには誰かが声をあげて（クレーム申し立て），社会問題として社会的に構築される必要がある」という見方をする。明確に言語を通して，「これは社会問題だ」と認識される必要がある。その点で社会問題化が十分ではない，途上にあると言わざるを得ない。

この感覚は長期化し，たとえば福島には行きたくない，食べたくない，という家庭で育った子どもが将来，配偶者に福島出身者を選ぼうとしたときに，家庭内の議論で結婚差別が起こるかもしれない。あるいは，海外においてはなおさら複

雑で，変わりがたい「フクシマ」が固定化している現実もある。時間，空間を越えて福島／フクシマの分離は危害を及ぼしているし，これからも及ぼし続ける構図がある。

Ⅲ　福島に残る課題

1．いわゆる「放射線教育」で良いのか

　いかに，この構図から抜け出すのか，その糸口を探る必要がある。その処方箋として，「放射線教育」というキーワードが出てくることがある。たとえば，2016年度にニュースになった，福島から横浜市に避難した子どもへのいじめ事件の影響もあり，福島での「放射線教育」の必要性が地元メディア等で触れられることも多い。

　たしかに，「放射線教育」が必要なのは当然だ。しかし，そこで想定されているのが物理学や生物学的な，つまり「桐箱実験での放射線の可視化」「放射線の度合いによる生物へのリスク比較」のような科学者の言葉のレベルにとどまっていては，一面的だと言わざるを得ない。

　事故直後も「リスクコミュニケーションが必要だ」と言われ，実際に住民向けにそういった説明が試みられた。しかし，それが人々の不安・不満への受け皿として十分に成果を上げたとは言いがたい[3]。成果を上げた部分もあった一方で，その限界があったがゆえに，いま「放射線教育」の必要性が言われている。そこには「放射線なのか壊れた原発なのか，3.11後に生じたさまざまな漠然とした不安のタネについて，結局，自分にどんな悪影響があるのか，これからどうなるのか，わかる言葉で教えてくれ」「デマや差別を解消し，スティグマを取り除いて

＊3　筆者は当時，福島にやってきた放射線の専門家たちが，地域で強い反発を受けたことを多く耳にした。住民からすれば「結局安全なのか危険なのか」「もしリスクがあるならば，どうすれば安全を確保できるのか」と，「生活者にとってここで生きるうえでの基礎」を専門家に聞きに来ている。それにもかかわらず少なからぬ専門家は，「ベクレルとシーベルトの定義，違い」など，「専門家にとっての基礎」を解説することに終始して生活者から失望されたり，そうではなくても，たとえば「現状のリスクはタバコの害より低い」という物言いをして，「私は子どもを守りたくてここに話を聞きに来ている。子どもがタバコを吸うわけないだろう」などと怒らせたりといったかたちでのすれ違いを生み出していた。

くれ」という住民の言葉に呼応するかたちでの知見の共有や，課題解決へのニーズがある。「放射線教育」という，すでに長い時間のなかで手垢がついてきてしまった概念をアップデートする必要があり，そのためには，福島に残る社会的な課題を把握する必要がある。

2. アジェンダ・セッティングの重要性

　2018年の3月時点で，原発事故によって福島に残る課題とは何だろうか。当然，個別の課題はさまざまに存在する[*4]。ここ1年ほどの報道で語られてきた福島の問題を振り返れば，いくつかのパターンが見られる。たとえば，避難指示解除や自主避難者の家賃補助の打ち切りなどの「避難の問題」，原発事故関連予算の増額や助成金詐取や賠償の終了などの「カネの問題」，事故を起こした福島第一原発の建屋内部における調査過程でのトラブルや作業の進捗などの「廃炉の問題」などに，焦点が当てられてきた。

　ただ，全国的かつ定期的に福島のニュースは報じられ続ける一方で，それがかつてのように多くの人の関心を得続けているとは言いがたい。むしろ目立つのは，その無関心の隙をついて出てくるように，日常よりも非日常を，正常より異常を伝える傾向にある報道の姿だ。そこには，福島のネガティブな部分を伝えることに執着し，事実を歪曲せんとするようにしか見えないものもある[*5]。そういったセンセーショナリズムがいまだに続く責任は，一義的には情報の送り手の側にあるが，無関心になってきた情報の受け手の側にも，それを望み・放置してもきたメンタリティがあることは，同時に指摘すべきだろう。

　それは原発事故による被災者のトラウマを固定化したり，原発事故によって壊れた人々の間の信頼や承認感が回復しようとする力を阻害したりすることはあっても，改善することにつながる可能性は見出しにくい。いま必要なのは，適切なアジェンダ・セッティング（議題設定）のもとで福島に残る課題を炙り出し，そ

＊4　福島が抱える社会課題の解決に向けた道筋において，何が進み，何が進まないのかという点については，拙著『はじめての福島学』[3)]，『福島第一原発廃炉図鑑』[4)]を参照いただきたい。

＊5　たとえば，2017年8月6日に，テレビ朝日がビキニ環礁での核実験をめぐる番組を放送するにあたり，あたかも福島が今も健康に害があるレベルで汚染され，今後健康被害が出るかのようにほのめかす告知をし，その告知が批判されると，何の説明もなくそれが消されたという事例がある。この経緯は，林智裕[6)]などにくわしい。

の解決に向けて必要な方策を模索することだ。これについて，以下に2点触れる。

3.「一定の結論が出た状態」の社会的共有

　1点目は，福島において当初懸念された放射線に関する問題の多くが，「一定の結論が出た状態」になっていることの社会的共有だ。福島県内において，原発事故による放射線の影響は，多くの面で「一定の結論が出た状態」になっている。つまり，原発事故による被害が起こりうると想定されたものについては，2018年の3月時点までに一定程度克服できた，あるいはその事実を示すデータが揃った。にもかかわらず，その結論が社会的に共有されているとは言いがたい。

1）農作物について

　具体的な話をしよう。福島でとれた食べ物の安全性はどうなっているか。たとえば，私たちが日々消費する農作物であるコメについて，福島県では「全量全袋検査」をしている。全量全袋検査とは，福島県産のコメすべてについて，袋詰めにして放射性セシウム濃度を測定する検査だ。2012年度より毎年1,000万袋ほどもの検査を続けてきたが，法定基準値である1キログラムあたり100ベクレルを超えるコメ（新米）は，2014年度産で2袋出た後は存在しない[7]。この1キログラムあたり100ベクレルという「法定基準値」は，野菜・肉・魚などの一般的な食品に広く適用される基準だが，その基準が厳しいのか緩いのかを相対化するには，他国の基準値を見ればよい。たとえば，EU域内の流通品については1キロあたり1,250ベクレル，米国では1キロあたり1,200ベクレルと定められており[8]，12倍ほど厳しい値になっている。いわば，他国では120kmを超えたらスピード違反という道路で，日本では10kmで取り締まりをしている状態でも，基準値を超えていない状況になって久しいということになる。

　背景には，「徹底した検査」「特効薬的対応策」の2点を，早期に確立したことがある。「徹底した検査」とは，コメの全量全袋検査のみならず，さまざまな一次産品について徹底して作物の放射線を検査する体制を整え，どこにどんなリスクがあるのか炙り出したこと，「特効薬的対応策」とは，事故時に福島第一原発から放出された放射性セシウムが，作物に吸収されるのを防ぐカリウム散布など，放射性物質の作物への移行を統制する策をとるようになったことを指す。その結果，特異に放射性物質が検出される農作物を見つけるほうが困難になった現状

がある。

2）海産物・野生種について

　海産物についても同様の結果が出ている。福島県沖で取れる海産魚介類につい
て，福島第一原発周辺を含めて場所・魚種を分けてサンプルをとり，放射性セシ
ウムの濃度について検査を行っているが，2015年3月以来，法定基準値を超える
魚は出ていない[9]。この状態になる前から，年間8,500あまりのサンプルをとっ
ているなかでの結果だ。コメをはじめとする農作物と比べれば，3.11後の魚介類
への原発事故の影響は大きく，悲観した人がいたのも事実だった。同じサンプル
調査において，最初の1年ではサンプル全体の4割ほどが法定基準値を超えた。
にもかかわらず，状況が急速に改善した背景にある最大の要因は，「魚の世代交
代」だ。

　これを把握するには，魚についてのみならず，福島第一原発と海の状況とを併
せて考える必要がある。福島第一原発について，原発構内の空間中や港湾の海水
中の放射線の状況は詳細に数値として公開されているが，現在までに原発構内の
海の最も放射線量が高いところの放射線量は，1リットルあたり数ベクレル程度
だ。その点では，福島第一原発構内の港湾は，きわめて低い放射線量に抑えられ
ていると言える。それが，港湾の外に出るまでに大量の海水で希釈され，検出し
ようにも微量すぎて検出できないほどになっている[10]。

　しかし，「では，なぜ2015年3月までは，法定基準値を超える魚がいたのか」
という疑問も残るだろう。答えはシンプルだ。3.11直後の福島第一原発周辺の海
はきわめて深刻な汚染状況にあり，そのなかを泳いだ魚，あるいはその餌となる
海藻等が生き残っていたからだ。3.11直後は，ベクレル換算で言えば，現状の100
万倍ほどの水準で汚染があった[11]。その当時，福島県沖を泳ぐ魚は，海水や餌か
ら高濃度の放射性セシウムを体内に取り込んだ。しかし，2011年春先の「きわめ
て深刻な汚染状況」に持続性はなく，数カ月単位で桁違いに汚染が減っていった。
すると，「汚染が減っていった」後に生まれた魚は，生まれてこのかた「きわめ
て深刻な汚染状況」のなかで生きたことがなく，高濃度の放射性セシウムを体内
に取り込む機会自体がなかった。それゆえ，多くの魚が世代交代を果たして，2015
年3月以降は基準値を超える魚は出てこなくなった[*6]。

　このように，原発構内港湾の汚染状況の変化と時間経過のなかで「魚の世代交
代」が進み，海産物についての安全性が十分に確保できる状況になった。

避難指示がかかった地域やその周辺でとれるイノシシや天然のキノコ・山菜，川魚の一部などの一次産品のなかには，今も法定基準値を超えるものもある[12]。また，再度何か福島第一原発で大きなトラブルがあれば，この状態が崩れる可能性もゼロではない。とはいえ，現時点で大きく状況は改善傾向にあることは確かだ。

3）健康への影響について

「一定の結論が出た状態」は，健康への影響という点についても同様だ。3.11後の福島において，「妊婦の流産や中絶は福島第一原発事故の前後で増減していない」「死産，早産，低出生時体重及び先天性異常の発生率に事故の影響が見られない」「科学的には決着がついた」と述べたのは，日本学術会議臨床医学委員会放射線防護・リスクマネジメント分科会が2017年9月1日に発表した報告書，「子どもの放射線被ばくの影響と今後の課題——現在の科学的知見を福島で生かすために」[13]だ。この報告書は，現在まで発表された多数の学術論文・報告書を俯瞰して編まれたものでもある。

ここでは，しばしば原発事故の影響によって「激増」しているかのように報じられてきた甲状腺がんの発見についても，「地域差や外部被ばく線量の違いによる発見頻度に有意差は無く，今まで検査が施行されたことがない対象者・地域に，初めて精度管理された超音波画像診断が導入されたことによるいわゆる"スクリーニング効果"であると考えられている。事実，UNSCEAR や IAEA の福島報告書からも被ばく線量の低さから，放射線の影響は想定されていない」とまとめられている。

4）検査・調査のリスクとコスト

放射線・被ばくへの不安・不信が残るなかで，自然環境，食べ物，人体それぞれについての放射性物質等の検査は今も続く。ただ，今後もデータを蓄積していくことが必要である一方，そこに，いわば「副作用・合併症」とも言えるリスク・

＊6　2015年に基準値を超えた魚にキツネメバルという魚がいるが，これは魚全般のなかでも長寿で，メバル類のなかには100年ほど生きる魚すらいると言われる。つまり，おそらくこのキツネメバルは，3.11直後に福島第一原発周辺の海を泳いでいて，体内に相当な濃度の放射性セシウムを取り込んだ可能性が高く，それでも，時間の経過のなかでそれが体内から減っていったことが想定される。

コストが存在することを踏まえて，検査・調査等の縮小が表立って，あるいは現場レベルで議論され始めてもいる*7。

　しかし，「一定の結論が出た」うえに，放射性物質や被ばく影響の検査についてのリスク・コストがあぶり出されているなかでも，それをやめられない現実がある。それは，煎じ詰めれば「一定の結論が出た」ということが，7年たった現在でも社会的に合意を得ていない，「社会的リアリティ」を持つに至っていないからだ。仮に，社会が「福島における放射線の問題は結論が出た状態になったんだ」と共有できていない現状のなかで，さまざまなデータの監視をやめれば，「危険か安全か判断できないではないか」「根拠もなく福島の安全性を言うのか」と，不信を呼ぶ可能性は高い。まさに，「フクシマ」（社会的リアリティ）と「福島」（現実）との溝がここにある。ここを埋める作業がこれから重要だ。

IV　廃炉への非専門家の向き合い方の確立

　2点目は，廃炉の問題だ。いかに廃炉への非専門家の向き合い方を確立できるのかが，重要になってきている。福島における放射線に関する問題の多くが「結論が出た状態」になってきているなかで，明らかにリスクが残り，さらに高まる可能性もある部分が存在する。それは，福島第一原発の廃炉作業だ。この廃炉作業はこれから，燃料デブリの取り出しなど，その全工程のなかで最も困難な作業に入っていく。そのなかで，今まで存在しなかったトラブルが起こるリスクも生まれてくる。

　廃炉の作業は大きく三つのフェーズに分けてとらえられる。①汚染水対策，②使用済み・デブリ燃料の取り出し，③解体・片付けだ。分かりやすくするため，これを事故や重病の治療に例えるならば，こう整理できるだろう。まず，衛生状態を確保して止血などの目の前で見える問題への対処をする（①）。その後，複雑骨折や内臓の損傷なのか，腫瘍の取り出しなのか手術をして，病巣を除き，根

＊7　たとえば，以下のような議論がある。
　　・〈福島県産米〉全量全袋検査　生産現場「再考を」　出荷遅れ負担も大きく［http://www.kahoku.co.jp/tohokunews/201712/20171224_63009.html］
　　・福島の甲状腺検査「必要以上に手術の可能性も」［http://www.yomiuri.co.jp/feature/TO000303/20180112-OYT1T50029.html］
　　・甲状腺検査『説明と同意』手法検証へ　情報提供・自由意思原則［http://www.minyu-net.com/news/news/FM20180127-238883.php］

治を目指す（②）。手術後，安静にしつつもリハビリや社会復帰に向けた取り組みを始める（③）。

　現時点の進捗状況がどう位置づけられるかと言うと，これまで7年間かけて汚染水対策＝止血をしていたが（①）が，その作業が落ち着き，いよいよ使用済み・デブリ燃料の取り出し＝手術（②）を本格的に始めようとしている。ただ，手術をする前に，体温・血圧・心電図のデータをとり，あるいは体内の状況を内視鏡で見て，その成功の確率を極限まで上げようとするのと同様に，福島第一原発のなかでも，まさに温度・放射線量・汚染された水の量，実際のデブリの位置などを，ロボットなどを入れながら見ている，というのが現状だ。

　こういった現在の福島第一原発の状況もまた，社会では共有されているとは言いがたい。たとえば2017年，原子炉内の調査を進めるなかで650Svという高線量のポイントがあることが見つかった。たしかにこの線量は，通常はあり得ない高線量だ。しかし，これはいま新たに発生したものではない。事故時から原子炉内に存在していた「病巣」に，作業の進捗のなかでようやくアクセス可能になり，その実態をつかんだ，というのが実情だ。「病巣」を取り除き，合併症・後遺症などがない状態になるまで安心できないのも確かだが，事故以来続いてきた事態の把握・改善が一歩進んだと解釈されるべきことだ。

　しかし，社会の反応は違った。たとえば，韓国・仁川空港から福島空港に来る予定だったチャーター便を運航する韓国の航空会社が，福島行きを拒否し，仙台空港を利用するよう要求するなど混乱。日本政府が抗議したが，結局，運航会社が日本航空に変更された。福島で放射線が急に"上昇"したという社会的リアリティは，政府等が入っても覆らなかった。

　残念ながら，廃炉の作業が続く限り，このような「社会的リアリティが現実を凌駕する事態」は今後も続くだろう。そのなかで，いかに非専門家が廃炉の問題に向き合うか，具体的な対策が検討されるべきだ。

V　いま何が必要か

　ここまで触れてきた，福島において当初懸念された放射線に関する問題の多くが「一定の結論が出た状態」であることや，廃炉への非専門家の向き合い方の確立が必要であることは，福島とフクシマを取り巻く問題のごく一部にすぎない。福島とフクシマの溝は，たとえば各種経済指標のように，公的に定量化され記録

が残りやすいものではなく，多くの場合，私的経験として定性的なかたちで発生し続けるものであり，その全体像をとらえることは容易ではない。

そのうえで必要なのは，まずはこの溝のなかで発生する危害をとらえ，可視化することだ。それは，「風評」や差別・偏見と呼ばれてきたことなのかもしれない[8]し，そう名指すには不完全なものかもしれない。危害の当事者となった人にとっても，意識できていないものもあるかもしれない。いずれにせよ，先に述べたとおり，その危害が存在していること自体が社会問題化される途上に現在はある。その点を具体化し続ける，持続可能な仕組みをつくる必要がある。

たとえば，2017年，筆者も関わった Web サイト「Fact Check 福島」(http://fukushima.factcheck.site/) をオープンした。これは，福島に関するデマや差別に関する事例を収集し，科学的に正確な知見とともに整理するサイトだ。デマが繰り返し発信されることを予防するとともに，誰でも参照できて，専門家ではなくても理解して自分自身の言葉で再発信できるように情報を整理することで，現実離れしたデマなどが流れた際に，福島とフクシマの溝を埋めるきっかけをつくることを目指している。

さらに，既存の社会的リアリティに対する，「オルタナティブな社会的リアリティ」を提示することも重要だ。たとえば，廃炉の問題について筆者は，一般向けに廃炉に関する技術的・社会的論点を整理した『福島第一原発廃炉図鑑』[4]を刊行したり，住民自身が廃炉を知り，資源エネルギー庁や東京電力など，廃炉主体の責任者と制約なく対話する場として，2017年より原子力損害賠償・廃炉等支援機構が主催する「福島第一廃炉国際フォーラム」[14]の，住民向けセッションの設計・ファシリテーションをしたりしてきた。

そのなかで意識するようになってきたのは，ネガティブなままに固定化した社会的リアリティの強固さと，それをただ否定するだけではなく，ポジティブな社会的リアリティで置き換えていく作業の必要性だ。具体的に言えば，廃炉についての「これを知っておくべき」という知識の共有を目指すと同時に，「廃炉が結局自分たちにとってどうあってほしいか」「廃炉を進めるなかで自分たちの地域をこうしたい」といった希望の共有も目指す，ということだ。

＊8　風評については，2017年12月に政府が定めた，「風評払拭・リスクコミュニケーション強化戦略」のような新しい動きもある。これは，省庁間の壁を越えて，これまでの対策の不備を「反省」したうえで策定されたもので，今後の具体的成果が期待される [http://www.reconstruction.go.jp/topics/main-cat1/sub-cat1-4/20171211162232.html]。

専門的な知識がない状態では，「（現実の）福島」をとらえる作業の負担に比べて，「（社会的リアリティとしての）フクシマ」に自分の認識を合わせていくのは難しいことではない。つまり，細々とした専門的な知識を身につけるよりも，わかりやすくひとまとまりになっているデマ混じりの物語を信じるほうが楽だ。それゆえ，ネガティブな社会的リアリティは多くの人に広く定着する。

　その点，ネガティブな社会的リアリティを現実で更新する作業よりも，ネガティブな社会的リアリティをポジティブな社会的リアリティで更新する作業のほうが，事態の打開には近づく。つまり，廃炉の話ならば，科学的に正確な情報（＝現実）を伝え，広めることを目指すだけではなく，それと同時に，そこで働く人の思いや，廃炉の進展によってありうる生活や地域の将来の選択肢（＝ポジティブな社会的リアリティ）を提示することで，ネガティブな社会的リアリティが更新されやすくなる。別な物語を提示することで，狭まりがちな視野を再度拡げて，議論の膠着を解くやり方と言ってもよいだろう。

　以上，福島の「現実」と「社会的リアリティ」に着目し，原発事故がもたらし，現在まで社会的危害を生み出し続けている問題，その対応策の方向性について論じてきた。繰り返しになるが，「社会問題」として中途半端な状態にあるこの問題自体を，より明確に社会問題として共有し，その解決に向けた意識を醸成することが重要だ。その先に個々の被災者にも及ぶこの危害の解決の道があるだろう。

【文献】
1 ）開沼博（2016）福島の裏側（第 1 回）序論——メディアが生み出した「福島劇場」の功罪. TBS メディア総合研究所編. 調査情報第 3 期，**530**，44-51.
2 ）柳美里(2016)柳美里氏が反原発派を批判「福島に対する差別や偏見を助長しています」. ［http://news.livedoor.com/article/detail/12405707/］
3 ）開沼博（2015）はじめての福島学. イースト・プレス
4 ）開沼博編（2016）福島第一原発廃炉図鑑. 太田出版
5 ）義澤宣明ほか（2017）東京五輪を迎えるにあたり，福島県の復興状況や放射線の健康影響に対する認識をあらためて確かにすることが必要（その 1）. 三菱総合研究所［http://www.mri.co.jp/opinion/column/trend/trend_20171114.html］
6 ）林智裕（2017）大炎上したテレビ朝日「ビキニ事件とフクシマ」番組を冷静に検証する——悲劇を報道に「利用」するのではなく. ［http://gendai.ismedia.jp/articles/-/52558］
7 ）http://www.new-fukushima.jp/
8 ）厚生労働省. 海外における食品中の放射性物質に関する指標［http://www.mhlw.go.jp/stf/shingi/2r9852000001ip01-att/2r9852000001ip63.pdf］
9 ）福島県. 表　放射性セシウム濃度が100Bq/kg 超の検体数・割合と不検出の検体数・割

合［http : //www.pref.fukushima.lg.jp/uploaded/attachment/251809.pdf］

10）東京電力ホールディングス（2018）福島第一原子力発電所周辺の放射性物質の分析結果
［http : //www.tepco.co.jp/decommision/planaction/monitoring/index-j.html］

11）東京電力ホールディングス（2011）プレスリリース――福島第一原子力発電所付近の海
水からの放射性物質の検出について（第十一報）［http : //www.tepco.co.jp/cc/press/
11033101-j.html］

12）http : //www.new-fukushima.jp/

13）日本学術会議臨床医学委員会放射線防護・リスクマネジメント分科会（2017）報告　子
どもの放射線被ばくの影響と今後――現在の科学的知見を福島で生かすために［http : //
www.scj.go.jp/ja/info/kohyo/pdf/kohyo-23-h170901.pdf］

14）原子力損害賠償・廃炉等支援機構（2017）福島第一廃炉国際フォーラム［http : //ndf-
forum.com/］

|第4章| 福島第一・第二原子力発電所員へのメンタルヘルス・サポート

【重村　淳】

I　はじめに

　2011年3月11日に発生した東日本大震災は，福島第一原子力発電所（以下，第一原発）に甚大な被害を与えた。発電所は激しい損傷を受け，全電源が喪失したなか，発電所員たちは被害状況の確認，電源の復旧作業，冷却作業などで，文字通り不眠不休の対応に追われた。地震・津波による被害を受けたのは第一原発だけではなかった。第一原発の南12km に隣接する福島第二原子力発電所（以下，第二原発）にも，大きな被害を与えた。第二原発では懸命の復旧活動によって全電源喪失を免れ，第一原発のような事態は回避された。

　筆者は，この事故を受けて，第一・第二原発に勤務する電力会社社員のメンタルヘルス・サポートに携わることになった。この支援活動を Fukushima NEWS Project（NEWS：Nuclear Energy Workers' Support）と名付け，一連の研究成果を公表してきた。本章では，その支援活動の知見をまとめるとともに，生じてきた課題について考察していく。

II　支援活動の経緯

　筆者はかねてより災害精神医学，なかでも災害救援者・支援者のメンタルヘルスに関心を寄せていた。東日本大震災が起きて真っ先に気にかけた就労者集団が，遺体関連業務従事者，そして原子力発電所（以下，原発）復旧作業従事者のメンタルヘルスであった。

　原発復旧作業従事者のメンタルヘルスについては，1979年のスリーマイル島，1986年のチェルノブイリ事故の作業員に関する論文群が公表されていた。前者については，事故が比較的小規模であったことも影響し，復旧作業従事者にメンタルヘルスの大きな変化は見られなかった[1,2]。後者ではより明確に，かつ長期的

に，メンタルヘルスへの影響が報告されてきた[3,4]。しかし，事故発生当時のデータはソビエト連邦から一切公表されなかった関係で，その発表は事故から10年近く経過してからであった。

このように，過去の知見がほとんどないなかでは，福島第一・第二原発の復旧作業従事者が急性期でどうなっているのかは，推測をめぐらせるしかなかった。しかし，報道されている状況を追うだけでも，とてつもない体験をしていることは明白であった。加えて，CBRNE災害（化学〈chemical〉・生物〈biological〉・放射性物質〈radiological〉・原子力〈nuclear〉・爆発物〈explosives〉）としての特殊性が加わり，複雑なものとなっていることが予測できた[5]。

原発事故の復旧活動従事者のメンタルヘルスがメディアに取り上げられたのは，筆者の知る限り，2011年4月16日の谷川武教授（当時，愛媛大学大学院公衆衛生・健康医学講座教授 兼 福島第二原発非常勤産業医。現，順天堂大学医学部公衆衛生学講座教授）による現地訪問記事が最初である[6]。それらの記事では，「うつ病や過労死のリスクがいっそう高まる」「『危険な作業』『被災者』『肉親や友人の死』『加害者』の四重のストレスを感じている人もおり，早急に精神的ケアが必要」など，現地労働者の著しいストレス体験が伝えられた。

その報道を受けて，筆者は同年4月下旬から谷川教授とやり取りを開始し，そのご縁で同年5月6日，第二原発を初訪問した。当時は，第二原発の体育館に，第一原発社員たちが寝泊まりしていた。その多くは自宅を失ったり，強制避難の対象となったり，不眠不休の交代業務のためにそこに滞在していたのである。第一・第二原発所員からの聞き取りを開始したが，一同のストレス体験はあまりにも膨大かつ複雑なものであった。彼らは，フラッシュバック，発電所の回避，余震時の過剰な警戒，放射線への強い恐怖，解離など，多彩なトラウマ反応を呈していた。亡くなった同僚・身内への猛烈な悲嘆と罪責感も表していた。加えて，所員たちはひどい差別を受けていた。ある人は，「このアパートから出ていけ」という張り紙を扉に貼られたと語っていて，まるで彼が災害の加害者であり，責任を取らなくてはいけないように感じていた[7]。

当時の第二原発健康管理室看護師は，発災直後の第一・第二原発所員たちの様子を，「不眠不休でビスケットと水のみで働いていた」「2日間眠っていないという作業員が，全面マスクをして身支度中に倒れた」「いまだ行方不明の母親やお子さんを捜している」と報告したほか，「爆発の翌日から，東電の制服を着ているだけで誹謗中傷を受け，借りたいアパートも契約を断られた」「子どもがいじ

めに遭った」ことを併せて語った[8]。

　原発事故の復旧作業従事者のメンタルヘルス対策は，一日も早い復旧復興につながる喫緊の課題であった。しかしながら，当時は地域精神医療が甚大な被害を受けているうえに，所員たちのメンタルヘルスに特化した医師の支援体制がなかった。数十年と推定される復旧作業に向けて，継続的な支援が必要であることは明白だったが，それを一個人の努力のみで賄うことはとうていできなかった。そのため，谷川教授，筆者の所属先関係者，政府関係者をはじめ各方面と折衝を重ねた結果，首相官邸から防衛省への協力依頼というかたちを取ることで，同年7月から組織的かつ継続的な支援が可能となった。以降，総勢12名による現地活動を実施，翌年の2012年4月からは，厚生労働省の労働安全衛生研究事業の枠組みを持つことができた。この活動を2015年3月まで継続した後，地元の精神科医師に継承することになった。

Ⅲ　福島第一・第二原発所員のメンタルヘルスデータ ─────

　震災2～3カ月後（2011年5～6月），震災時に第一・第二原発所員だった電力会社社員1,495名（第一原発885名，第二原発610名）を対象として，自記式調査（回収率85％）を実施した[9]。大半の対象者が自宅避難を経験（全体：999名，66.8％）し，自分の命に危険が迫る体験（理由は問わず）したのは第一原発対象者の過半数（470名，53.1％），第二原発対象者の四分の一（153名，25.1％）に上った（図4-1）。いずれの群とも，強い心理的苦悩（K6尺度日本語版13点以上），強い心的外傷後ストレス症状（posttraumatic stress responses〈PTSR〉：改訂版出来事インパクト尺度〈Impact of Events Scale-Revised：IES-R〉日本語版25点以上）に関連する項目として，「差別・中傷の体験」が挙げられた。差別・中傷体験を報告した者はそうでない者と比べて，第一原発で2.06倍（95％信頼区間[95％CI]：1.34-3.16，$p < 0.001$），第二原発で2.90倍（95％CI：1.63-5.17，$p < 0.001$），強い心理的苦悩をきたしやすかった。心的外傷後ストレス症状との関連は第一原発で2.17倍（95％CI：1.43-3.30，$p < 0.001$），第二原発で2.70倍（95％CI：1.45-4.96，$p = 0.001$）だった。

　震災2～3カ月後の時点において，ストレス曝露要因・周トラウマ期苦悩（peritraumatic distress：PD）・PTSRとの関連をパス解析で探索したところ，ストレス要因の大半はPDに直接関連していた。しかし，差別・中傷においては，

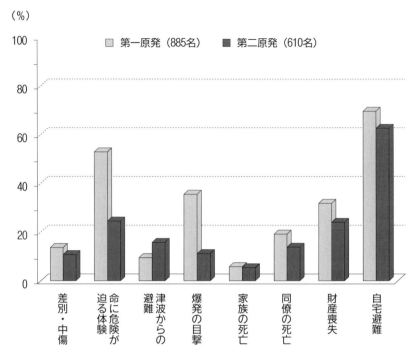

図4-1 福島第一・第二原子力発電所員の体験（震災2～3ヵ月後，計1,495名）
(Shigemura et al., 2012[9])を元に著者作成)

PD・PTSRの両者に直接関連していた。このことから，差別・中傷体験は，一時的な苦悩にも，PTSDにも直接関連しうることが明らかになった[10]。同時点において，第一原発社員885名のデータをサブ解析し，職場での支えに関連する項目を調べた[11]。職場での支えを自覚した人は全体の約3分の1（307名，34.7％）だった。自覚した人はそうでない人と比べて，若年齢（28歳以下。調整オッズ比〈adjusted odds ratio：aOR〉3.25, 95％CI：1.99-5.32），管理職であること（aOR 2.30, 95％CI：1.35-3.92），差別・中傷の体験（aOR 1.65, 95％CI：1.08-2.53）という要因が関連していた（$p<0.05$）。

震災2～3カ月後の第一・第二原発社員データを，震災14～15カ月後（2012年5～6月）のデータと連結した調査[12]では，計968名（第一原発571名，第二原発397名）が参加し，心理的苦悩および心的外傷後ストレス症状の予測因子を調べた。震災14～15カ月の心理的苦悩高得点の予測因子は，震災2～3カ月後の心理

的苦悩高得点および差別・中傷体験だった。一方，震災14〜15カ月の心的外傷後ストレス症状高得点の予測因子は，高年齢，震災2〜3カ月後の心的外傷後ストレス症状高得点，差別・中傷体験であった（$p<0.05$）。

さらに，2011〜2014年までの4カ年の第一・第二原発社員データ（のべ4,160名分）を統合して検証した論文[13]では，震災時の災害曝露体験が心的外傷後ストレス症状に与える影響は，時間とともに低下した。体験のうち，瀕死体験，差別・中傷体験，発電所爆発の目撃，同僚の死亡，自宅の避難については，4カ年にわたって関連が見られた（$p<0.05$）。

Ⅳ　発電所員への差別・中傷が生じた背景

電力会社職員の受けたストレスは多大かつ多様であったが，そのなかで大きく影響を及ぼしたのが，職員に対する差別・中傷であった。この社会現象が生じた背景には，何よりも原発事故が，被災者そして社会全体に及ぼした打撃が甚大であったことに尽きる[14]。その前提として，事故前から存在していた原発の政治・経済・社会的要因[15]も大きく影響していたであろう。

推測にとどまるが，日本特有の文化も関与していたかもしれない。日本人は勤勉であると言われて久しい。しかし，働くことが当たり前だととらえられ，その美徳が軽視されると，「働くことは当たり前」という風潮になり，命をかける仕事であっても社会的敬意が十分に払われなかったり，寛容されない風潮が生じたりする。対照的に欧米文化圏では，災害や事故が発生すると，軍人や救援者に対する社会的敬意を，最優先で言語化する傾向がある。

あるいは，集団主義が重視される日本において，「公」と「私」の境界線があいまいとなり，組織の責任と個人の責任が一体化する傾向があったかもしれない。すなわち，住民は，電力会社の幹部たちに向けるレベルの批判を，現場社員に向けていた可能性がある。また，現場社員は，幹部たちと同等の責任や加害者意識を自覚していた可能性がある[7]。

しかし，それだけでこの一連の差別・中傷を説明できるのであろうか。他者や社会集団によって個人に負の烙印（スティグマ〈stigma〉）を与えることは，福島第一原発事故に限ったことではない。以下に，この社会現象を，過去の原子力災害および他の「目に見えない」災害事例も含めて検証する。

V 「目に見えない」災害とリスク・コミュニケーション ──

　原子力災害の被害者・被災者に対する差別・中傷は，これまで繰り返されてきた。広島・長崎の原爆被害者は「被爆者」と称され，長年にわたる社会的差別につながった[16]。チェルノブイリ事故においては，被災者がスティグマの対象となること，健康影響が長年にわたることが特異的だと挙げられてきた[17]。しかし，被害者・被災者へのスティグマが問題となってきたのは，原子力災害に限られたことではない。目に見えなくて危険度が客観的に評価しづらい他の事例でも，同様の現象が見られてきた。

　たとえば，感染症関連では，21世紀に入ってからのみでも，2001年の炭疽菌テロ（米国）や，2003年のSARS（severe acute respiratory syndrome〈重症急性呼吸器症候群〉）[18]，2009年のH1N1インフルエンザ[19]，2014～2015年のエボラ出血熱[20]などにおいて，感染者や地域を差別する現象が起きてきた。これらの出来事は，いずれも社会に強い不安・不確実感・混乱をもたらした。防護のために何が必要なのか情報が錯綜し，根拠のない噂が蔓延し，いわゆる風評被害が生じた。感染者および関連機関が差別・中傷・忌避の対象となり，感染者は身体治療から回復しても精神的な不調が持続した。

　2009年のH1N1 A型インフルエンザ（当時は「新型インフルエンザ」と呼ばれていた）の世界的流行の際には，ウィルスの毒性が十分に知られないままパンデミックとなり，世界各地で公衆衛生上の混乱が生じた。発生当初，北米で感染が広まりつつあるなか，日本においては，同年4月28日の主要国際空港での検疫が開始された。しかしその後，日本社会は大きく混乱することとなった。5月中旬，関西地域の学校内感染が報告されて以降，学校幹部は対応に追われ，社会的批判の対象となった。研究者や会社員は，北米を出張しないよう命じられた。関西地域への修学旅行や学術会議などのキャンセルが相次ぎ，人々はマスクを買い求め，関西のみならず全国でマスク不足となった。ここでの問題点は，何の罪もない感染者およびその所属学校が，まるで加害者であるのかのように社会的な批判を受けた件である[19]。

　差別・中傷を規定する重要要因として，「個人・機関・社会の間で，目前の脅威に対する危険情報を共有することにより，危機を予防したり被害を最小限にしたりする双方向的な過程」，すなわちリスク・コミュニケーション（risk communication) が挙げられている[21]。リスク・コミュニケーションは，専門性が高かったり視覚的に評価しづらかったりする危機対策において重要視され，原子力災害を含めた CBRNE 災害対策においても強調されている[5]。

「目に見えない」災害において，人々は目前の脅威に対する危険性を，情報なしに判断できない。よって，政府関係者や専門家には，聞き手がその判断をできるような情報伝達が求められ，メディア発信の役割が重要となる。また，その際の情報には，正確性・迅速性・透明性・一貫性が求められる[21]。しかし，メディアは諸刃の剣となりうる。メディアは膨大な人々に一斉に情報を伝え，安心をもたらすメリットがある一方で，不正確・過剰・センセーショナルになりがちで，誤解を招くデメリットがある。

加えて，情報の発信方法によって人々の行動は変わりうる。たとえば，情報発信源が信頼できる機関や人物であるか否かによって，メッセージの説得力や信憑性は変化する。信頼性が担保されない情報に対して噂・陰謀・曲解・「最悪のシナリオ」の一般化などが横行し，風評被害という言葉が一人歩きしたり，伝えられるべき情報が伝えられなかったりして，当事者の差別・中傷につながりうる[18, 22]。我々は，2009年の H1N1 A 型インフルエンザ発生後，噂や排他行動を報じた国内新聞記事154本を検証した[23]。その結果，噂を報道した記事（キーワードとして「風評」「噂」「パニック」「デマ」を含む記事120本）では，そうでない記事と比べて，公衆衛生的に必要な情報（ウィルスの毒性，健康関連情報，過剰反応への注意）が併せて報道されなかった。

VI　まとめ

福島第一・第二発電所員たちは，東日本大震災において，とてつもないストレス体験を経た。勤める発電所が地震と津波で被害を受け，殉職者が発生した。第一原発にいたっては全電源喪失という危機的状況になり，発電所の爆発や放射線被ばくなどで自らの生命に危険が及んだ。職員たちは文字どおり決死の覚悟で，不眠不休で復旧作業に従事した。一方で，地元住民として自宅を失い，避難生活を余儀なくされ，身内や友人を失った。さらには，電力会社社員ということでスティグマ化され，住民からの激しい差別・中傷を受けることとなった。我々の一連の研究調査では，その差別・中傷体験が，横断的にも縦断的にもメンタルヘルスに影響を及ぼすことが明らかとなった。今後，第一原発では，数十年にわたっ

て廃炉に向けた作業が続く。過酷な現場で働いてきた人々に今一度敬意を払い，ねぎらい，支えることは社会的使命であろう。

スティグマの問題は電力会社社員に限ったことではない。本書では詳細を述べることが叶わなかったが，第一原発事故の被災者全般に生じている根深い課題である。さらには，福島第一原発事故，あるいは原子力災害全般に限ったことでもない。感染症や CBRNE 災害などの「目に見えない」災害において，感染者や被害者がスティグマ化されることは，歴史が証明してきた。そこには，将来の類似事例において，リスク・コミュニケーションをいかに的確に行うかという将来の課題が残されている。

【謝辞】
　福島第一・第二原発の復旧作業に携われたすべての皆様，特に福島第一・第二原発・本店の関係者の皆様に，心から敬意を表するとともに，深く感謝申し上げます。そして，本支援で協働いたしました以下の先生方に，深くお礼申し上げます。桑原達郎先生（現，国家公務員共済組合連合会立川病院），佐藤豊先生（防衛医科大学校精神科学講座），佐野信也先生（防衛医科大学校心理学学科目），高橋晶先生（筑波大学医学医療系臨床医学域災害・地域精神医学講座），立花正一先生（現，医療法人啓仁会平沢記念病院），立澤賢孝先生（防衛医科大学校精神科学講座），戸田裕之先生（防衛医科大学校精神科学講座），藤井千代先生（国立・精神神経医療研究センター精神保健研究所社会復帰研究部）。

　特に，野村総一郎先生（防衛医科大学校精神科学講座名誉教授，日本うつ病センター），吉野相英先生（防衛医科大学校精神科学講座教授），谷川武先生（順天堂大学医学部公衆衛生学講座教授）には，多大なご指導・ご尽力を賜りましたことを深謝申し上げます。

【免責事項】
　本文の内容は筆者の個人的見解に基づくものであり，日本国政府・防衛省・自衛隊・防衛医科大学校・東京電力ホールディングスその他関連機関の公式見解ではない。

【文献】
1 ）Kasl, S.V., Chisholm, R.F., & Eskenazi, B. (1981) The impact of the accident at Three Mile Island on the behavior and well-being of nuclear workers. *American Journal of Public Health,* **71**, 484–495.
2 ）Parkinson, D.K. & Bromet E.J. (1983) Correlates of mental health in nuclear and

coal-fired power plant workers. *Scandinavian Journal of Work, Environment & Health*, **9**, 341-345.

3）Loganovsky, K., Havenaar, J. M., Tintle, N., Tung, L., Kotov, R. I., & Bromet, E. J. (2008) The mental health of clean-up workers 18 years after the Chernobyl accident. *Psychological Medicine*, **38**, 481-488.

4）Rahu, K., Rahu, M., Tekkel, M., & Bromet, E. (2006) Suicide risk among Chernobyl cleanup workers in Estonia still increased : An updated cohort study. *Annals of Epidemiology*, **16**, 917-919.

5）重村淳（2013）CBRNE．トラウマティック・ストレス，**11**, 90-91.

6）谷川武（2011）原発作業員．積る心労──診察の医師「ケア早く」　毎日新聞（4月20日朝刊）

7）Shigemura, J., Tanigawa, T., & Nomura, S. (2012a) Launch of mental health support to the Fukushima Daiichi Nuclear Power Plant workers. *American Journal of Psychiatry*, **169**, 784.

8）重村淳・谷川武・野村総一郎（2011）東日本大震災における救援者・支援者──支援に向けた課題　トラウマティック・ストレス，**9**, 141-147.

9）Shigemura, J., Tanigawa, T., Saito, I., & Nomura, S. (2012b) Psychological distress in workers at the Fukushima nuclear power plants. *Journal of the American Medical Association*, **308**, 667-669.

10）Shigemura, J., Tanigawa, T., Nishi, D., Matsuoka, Y., Nomura, S., & Yoshino, A. (2014) Associations between disaster exposures, peritraumatic distress, and posttraumatic stress responses in Fukushima nuclear plant workers following the 2011 nuclear accident : The Fukushima NEWS Project study. *PLoS One*, **9**, e87516.

11）Takahashi, S., Shigemura, J., Takahashi, Y., Nomura, S., Yoshino, A., & Tanigawa, T. (2017) Perceived workplace interpersonal support among workers of the Fukushima Daiichi nuclear power plants following the 2011 accident : the Fukushima NEWS Project Study. *Disaster Medicine and Public Health Preparedness*, [Epub ahead of print], doi : 10.1017/dmp.2017.111.

12）Tanisho, Y., Shigemura, J., Kubota, K., Tanigawa, T., Bromet, E. J., Takahashi, S., Matsuoka, Y., Nishi, D., Nagamine, M., Harada, N., Tanichi, M., Smith, A.K., Takahashi, Y., Shimizu, K., Nomura, S., Yoshino, A., & Fukushima NEWS Project Collaborators (2016) The longitudinal mental health impact of Fukushima nuclear disaster exposures and public criticism among power plant workers : the Fukushima NEWS Project study. *Psychological Medicine*, **46**, 3117-3125.

13）Ikeda, A., Tanigawa, T., Charvat, H., Wada, H., Shigemura, J., & Kawachi, I. (2017) Longitudinal effects of disaster-related experiences on mental health among Fukushima nuclear plant workers : The Fukushima NEWS Project Study. *Psychological Medicine*, **47**, 1936-1946.

14）Hasegawa, A., Tanigawa, K., Ohtsuru, A., Yabe, H., Maeda, M., Shigemura, J., Ohira, T., Tominaga, T., Akashi, M., Hirohashi, N., Ishikawa, T., Kamiya, K., Shibuya, K., Yamashita, S., & Chhem, R. K. (2015) Health effects of radiation and other health problems in the aftermath of nuclear accidents, with an emphasis on Fukushima. *Lancet*, **386**, 479–488.

15) 開沼博 (2011)「フクシマ」論——原子力ムラはなぜ生まれたのか. 青土社

16) Sawada, A., Chaitin, J., & Bar-On, D. (2004) Surviving Hiroshima and Nagasaki : Experiences and psychosocial meanings. *Psychiatry : Interpersonal and Biological Processes*, **67**, 43–60.

17) Bromet, E. J. & Havenaar, J. M. (2007) Psychological and perceived health effects of the Chernobyl disaster : A 20-year review. *Health Physics*, **93**, 516–521.

18) Glik, D. C. (2007) Risk Communication for public health emergencies. *The Annual Review of Public Health*, **28**, 33–54.

19) Shigemura, J., Nakamoto, K., & Ursano, R. J. (2009) Responses to the outbreak of novel influenza A (H1N1) in Japan : Risk communication and shimaguni konjo. *American Journal of Disaster Medicine*, **4**, 133–134.

20) Shultz, J. M., Baingana, F., & Neria, Y. (2015) The 2014 Ebola outbreak and mental health : Current status and recommended response. *Journal of the American Medical Association*, **313**, 567–568.

21) 重村淳 (2010) リスクコミュニケーション. トラウマティック・ストレス, **8**, 92–93.

22) Sekiya, N. (2011) What is fuhyohigai? *Fukushima Journal of Medical Science*, **57**, 93–99.

23) Shigemura, J., Harada, N., Tanichi, M., Nagamine, M., Shimizu, K., Katsuda, Y., Tokuno, S., Tsumatori, G., & Yoshino, A. (2015) Rumor-related and exclusive behavior coverage in Internet news reports following the 2009 H1N1 influenza outbreak in Japan. *Disaster Medicine and Public Health Preparedness*, **9**, 459–463.

| 第5章 | 福島におけるあいまいな喪失 |

【中島聡美・山下和彦】

I　はじめに——福島とあいまいな喪失

　　大切な人はいなくなってしまった。昔からの土地はそこにある。しかし，
　それは，かつてあったものと同じではない。家族は今でも存在する。しかし，
　多くは離ればなれになり，かつてのように一つ屋根の下に暮らすことはでき
　なくなった。友人や隣近所は今でも存在する。しかし，以前のように近くに
　いて，支え合ったり，慰め合ったりすることはできなくなった。このような
　問題（現象）を「あいまいな喪失」と呼ぶ。

　これは，「あいまいな喪失」（ambiguous loss）理論の創設者であるミネソタ大
学名誉教授のポーリン・ボス（Pauline Boss）博士が，2012年に来日し，福島県
で研修を行った際の資料の一部を引用したものである。この文章は，福島の人々
が置かれているあいまいな状況を非常によく示している。ただ一度の来日でこの
状況を理解したボス博士の慧眼には，感服するほかはない。

　2011年3月11日に発生した東日本大震災で，福島県は地震と津波に加えて，福
島第一原発事故という三つの複合災害の被害を受けた。福島県では3,800人の方
が亡くなり（うち関連死2,195人），225人の方が今でも行方不明である*1。この
ように亡くなった方が多く，今も行方不明の方がいることは宮城県や岩手県も同
様であるが，福島県で特筆すべきは避難者の多さである。福島県の避難者は2012
（平成24）年5月のピーク時で164,865人であり*2，2018（平成30）年1月の時点
でも51,409人と，いまだ多くの方が避難をしている*1。特徴的なのは，県外避難
者の多さであろう。県外避難者は34,263人であり*1，避難者の約67％である。こ
れは，福島第一原発事故による放射能汚染から遠方へ避難し，今も帰還できてい

＊1　2018（平成30）年1月22日時点，福島県災害対策本部の「平成23年東北地方太平洋沖
　　　地震による被害状況即報（第1730報）」による。
＊2　福島復興ステーションの復興情報ポータルサイトより。

ない人が多いためであろうと考えられる。徐々に避難指示解除が行われてきているが，実際に帰還できる人は少ない現状である。完全に別の土地に根をおろしたと感じる人もいれば，この長い間，どこか仮住まいで，そこが自分の住むべき場所ではないと感じ続けていた人もいるであろう。帰還を望む気持ちはあったとしても，さまざまな理由から帰還をためらう人も多いと思われる。被災から7年という年月はあまりにも長く，インフラ整備の問題はもちろんのこと，かたちはあってもコミュニティ自体が大きく変化してしまっている。

　完全に失われてはいないが，決して元通りではない。そのような状況では，どのようなかたちを選択したとしても，どこかで喪失を感じずにはいられないであろう。このような状況に対して完全な回答や解決は存在しない。あいまいな喪失理論は，解決を見出せない状況への一つの方向性を示す理論である。

II　あいまいな喪失とは

1．あいまいな喪失の概念

　あいまいな喪失（ambiguous loss）*3とは，不確実な喪失である。それは，（喪失が）不明確のままであり，解決や終結が見出せず，いつそれが完結するのかがわからないものである。そこには，家族の行方不明のような物理的な喪失だけでなく，家族が認知症になった場合などの心理的な喪失も含まれる。このユニークなあいまいな喪失理論を体系化し，提唱したのは，ポーリン・ボスである。彼女はもともと家族心理学・社会学を専攻している研究者であるが，1970年代にベトナム戦争で行方不明になった兵士の家族の研究のなかで，あいまいな喪失の着想を得て，1975年に「あいまいな喪失」と名付けたと述べている[1]。

1）Type I——さよならのない別れ
　このあいまいな喪失には二つのタイプがある。一つは，物理的に（身体的に）

＊3　英語の ambiguous は，「あいまいな」「不明瞭な」あるいは「どちらともとれる」という意味である。その意味では ambiguous loss は，「喪っているとも，喪っていないともどちらとも言えない」状態と言うこともできるかもしれない。あいまいな喪失という訳語は，南山浩二氏が Boss 博士の著作 *Ambiguous loss : Learning to live with unresolved grief*（1999）を訳した際の訳語に準拠した。

は存在していないが，心理的には存在している場合である（Type I）。ボスは
これを「さよならのない別れ」と名付けた。ここには，戦争や災害などによる行
方不明，人質や誘拐，飛行機事故など，遺体が見つからない状況が含まれる。こ
のような状態は非常に暴力的で破滅的な出来事であるが，もっと一般的な状況も
存在する。故郷を離れなければならなかった移民，離婚，施設入所，家族の独立
などである。このような喪失では，その家族は現在存在していないが，亡くなっ
たと確証するものがない（あるいは別の場所に存在する）ことによって，心理的
には存在し続けている。

　その一例としてボスは，2001年に米国のニューヨーク市で起こった同時多発テ
ロ被害者の家族を挙げている[2]。この同時多発テロでは，ワールドトレードセン
タービルが完全に崩壊してしまったため，すべての犠牲者を見つけることができ
ず，自分の家族を確認することができないままの人々が多数存在した。残された
家族にとって，その人は亡くなったかもしれないが，身体を確認できなければ，
"本当に亡くなったのか"は不明のままである。もしかしたらそこにはいなかっ
たかもしれない，生きているのかもしれないという思いを，家族は捨てることは
できないであろう。亡くなったと認識できないので，実際にどこかでは生きてい
る人として，心の中に存在し続けるのである。

　東日本大震災の津波で家族が行方不明になった方は，まさにこの Type I に該
当する。このような喪失は，人だけでなく，土地や建物に対しても存在する。福
島第一原発事故で，故郷を離れなくてはならない人も，この Type I に該当する
と思われる。多くの人にとって，その土地は離れなければならず，いつまた住め
るかわからないが，心の中に故郷として存在し続けているからである。

2）Type II──別れのないさよなら

　もう一つのタイプのあいまいな喪失（Type II）は，物理的に存在しているの
に心理的には不在となっている状態であり，「別れのないさよなら」の喪失であ
る。このような状態は，認知症や薬物依存症など本来の人格が変化してしまうよ
うな疾患において見られるものであり，いわば情緒，認知のレベルで対象を失っ
ていると言える。たとえば，親が認知症になった場合，徐々に社会機能や記憶，
認知機能が低下していく。かつて自分を保護し，頼りになる存在だった親はもう
そこにはおらず，子どものほうが親を保護する立場に変化していることを，子ど
も自身が受け入れるのは難しいことである[3]。以前の親は失われていると認識す

ることも困難であるが，仮に子どもがそれを感じたとしても，現にその身体が存在している親を"失ってしまった"と周囲が認めることはないため，子どもは以前と変わりない親であるという立場を崩すことができず，強い葛藤を感じるようになる。家族が事故や病気で重度の脳機能障害を負ったり，意識障害になった場合も同様である。より日常的な場合では，父親がワーカホリックで子どもと過ごす時間がほとんどなく，親としての機能が果たせていないような場合も挙げられる。Type Ⅱの場合は，形や見た目と本質が異なっている場合とも言えよう。

3）喪失の複合

　興味深いのは，ある人が Type Ⅰ のあいまいな喪失を経験しているときに，周囲の人はその人に対して Type Ⅱ のあいまいな喪失を経験しうるということである。このことは，あいまいな喪失は単一ではなく，複合して見られることがあることを意味している。これは，実際に原発事故による避難者の家庭において見受けられる現象でもあった。帰還が非常に困難と思われる地域の被災者で，遠方に避難している家族にとって，もともとの故郷は帰りたくても帰れない場所となり，心の中であいまいに喪失されている（Type Ⅰ）。その家庭において，父親が被災地で仕事をしており，単身赴任であるような場合，残された家族にとって父親は Type Ⅱ の存在として認識されることがある。このように，喪失は多様に重なり合うことで，より深刻な影響を与えると考えられる。

2．あいまいな喪失の影響*4

　あいまいな喪失は精神疾患ではなく，一つの状態像である。あいまいな喪失という言葉は，特に日本語においては，完全な喪失よりもインパクトが弱いように感じられるかもしれない。しかし，あいまいな喪失の影響は，完全な喪失に比べて軽いものではない。ボスは，あいまいな喪失は深刻なストレス体験であり，それを経験した人の心に深い傷を与えるという点で，トラウマ的なものであると述べている[1]。ここで言うトラウマ的であるというのは，心的外傷後ストレス障害（posttraumatic stress disorder）とは異なる。PTSD は，死の恐怖をともなう

＊4　本節は，Boss 氏の来日公演の資料に準拠した。JDGS の HP からも入手可能である（http://al.jdgs.jp/4supporter/workshop_pepar.html）。

ような心的外傷体験によって引き起こされる，特定の症状を有する精神障害であるが，あいまいな喪失は精神障害ではなく，一つのストレス状態である。また，PTSD は個人の病理であるが，あいまいな喪失は家族やコミュニティの人などの関係性の障害である。そのため，あいまいな喪失の介入は，診察室における個人治療ではなく，家族やコミュニティを対象とした介入になる。

　あいまいな喪失が個人にもたらす影響として最も特異的なのは，さまざまな側面で「凍結」(freeze) を起こすことであろう。あいまいな喪失の状況にある人は，そのあいまいな喪失状況に対してはもちろんであるが，それ以外のことに対しても決断し，前へ進めなくなる。なぜならば，今そこにいない人は帰ってくるかもしれず，そうなると生活や他者との関係性を変化させてはいけないのではないかという葛藤に陥るからである。たとえば，行方不明の夫を持つ妻は，新たな仕事を得るためには別な都市に移住したほうがよいのではと考える一方で，夫が帰ってきたときに引っ越していたらわからないのではと考えるかもしれない。そのため，引っ越すべきと考えつつも，その場所から動けなくなってしまうのである。また，不在である大切な人が苦しんでいるかもしれない，あるいはその人を助けられなかったなどの罪悪感から，自分が幸せになってはいけないと考え，生活を変化させられなくなる場合もある。

　あいまいな喪失をどうすることもできないという無力感が，その問題だけでなく生活全般に広がり，人生を前向きに生きることを阻害してしまう。また，喪失を明確に認識できないことで悲嘆も凍結されてしまい，通常の悲嘆反応として現れないこともある。あいまいな状況を解決できない無力感や絶望感，その一方で，絶えずそれを解決する方法を探し求める緊張感が強いストレスとなり，抑うつや，不安，身体反応などが現れる。あいまいな喪失は終わりの見えないストレスであるため，それを紛らわそう，あるいは自分自身を終わらそうとして，薬物乱用や自傷行為・自殺行動など危険な対処行動をとる場合もあることを念頭に置く必要がある。

　さらに，あいまいな喪失は個人だけでなく，家族やコミュニティの関係性にも影響を与える。家族のなかで，今まで行っていた行事（クリスマスや正月，誕生日）などは，不在の人をどのように扱ってよいかわからないため，しばしば停止してしまう。たとえば，クリスマスの七面鳥を切り分けることが行方不明になった父親の役割であった場合，それを誰かが代わってよいものかどうか家族はためらい，クリスマスを祝うこと自体をやめてしまったりする。不在の人の役割を誰

かが担おうとすることによって、家族の役割やアイデンティティが揺らいできたり、家族の境界線が不明瞭になってくる。家族一人ひとりも、家庭や地域における役割を変えることができなくなり、現状から動けなくなってしまう。逆に、その状況に耐えられない場合には、家族が断絶し、離散することもある。あいまいな喪失を経験している家族は、自分たちが抱えている混乱を説明することもできないし、周囲から理解されていると感じることもできない。自分たちの家庭はどこか普通ではないと感じてしまうこともあり、結果的にコミュニティの人たちと距離ができ、孤立してしまうことがある。

3．あいまいな喪失への支援

　あいまいな喪失は終結の見えないストレスであり、自分たちの力で解決することができない問題でもある。そのような問題に対処するために、終結を求めたり一つの解決方法を見出そうとすると、無力感や罪悪感を感じてしまうかもしれない。この問題に対するアプローチで重要なことは、この終わりのない状況は耐えるしかないものであり、それに耐えうる力（レジリエンス）を高めることである。

1）「Aでもあり，Bでもある」という考え方

　その一つの方法が、「Aでもあり、Bでもある」（both /and thinking）という考え方を用いることである。人はあいまいな状況を非常なストレスと感じるので、このストレスから逃れるために、どちらか一つを選びたいと考えるものである。しばしば、当事者の家族ではなく、周囲の人がそのような考えを選ぶように勧めることもある。たとえば、「もう長いこと行方不明なのだから、もう亡くなったと考えて、前を向いて生活をしないといけない」などである。しかし家族は、生きているという可能性を捨てることはできないため、この選択は非常に過酷なものになる。重要なのは、そのような二者択一をしなくても、家族は前向きに生きることが可能だということである。家族が行方不明であっても、喜んだり楽しんだりすることは可能であり、すべての生活を止める必要はないと受け入れることである。たとえばそれは、「私はこの状況に終わりがないことに不安はあるが、同時に、新しい関係や興味のあることとともに、前を向いて進む機会がある」と考えるようなことである。

　ボス[1]は、あいまいな喪失にある人を支援するうえで支援者が念頭に置くべき

表5-1　あいまいな喪失に対する六つのガイドライン　（Boss, 2006をもとに著者作成）

- 意味を見つける
  ➤自分なりに喪失の意味をとらえる。
- 支配感を調整する
  ➤自分がすべてをコントロールすることはできないと認識する。
- アイデンティティを再構築する
  ➤今の私は誰なのかを考えてみる。
- 両価的な感情を正常なものと見なす
  ➤混在した感情を認める。
- 新しい愛着のかたちを見つける
  ➤過去の愛着の絆を手放しつつ心の中にとどめておく。
- 希望を見出す
  ➤スピリチュアリティや多様な選択肢，不条理に対するユーモアなどを動員する。

こととして，六つのガイドラインを挙げている（表5-1）。まず大切なことは，その人が抱えている問題が「あいまいな喪失」であり，この状況が問題なのであって，個人の病理性ではないということを支援者が理解していることである。クライエントには，「あいまいな喪失」という言葉を伝える必要はない。どうすることもできない問題に，名前があり，概念化されているということが，手に負えない問題に意味を見出すきっかけとなり，家族やコミュニティで問題を共有できるようになり，お互いの考え方や対処を話し合うことが可能になるだろう。その際に，「Aでもあり，Bでもある」という考え方が有用であることに気づいてもらう。

2）支配感を調整する

　あいまいな喪失に向き合うことを難しくしてしまう考えの一つが，「世界は公正である」という概念である。これは，「良い人には良い結果があり，悪い人にはその報いがくる」という考え方であるが，災害や事故にこのような考えを当てはめてしまうと，そのような結果を招いた自分を責めてしまうことになる。これに対しては，世界はいつも公正なわけではないことを認めることで，過剰な自責感を軽減することができる。この公正概念のもとになっているのは，悪いことが起きないためには，自分がすべてをコントロールしなければならないという考え方にある。それは自分自身だけでなく，大切な家族を守るためにコントロールしなければならないという言動に結びついたりする。しかし，あいまいな喪失はコ

ントロールのできないところで起こった問題であるから，過剰な支配感はストレスを生み出す。自分はすべてをコントロールできないわけではないというように，支配感を状況に合わせて調整することが，この問題に対応するうえでは有用である。

3）両価的感情を正常なものと見なす

あいまいな喪失を抱えている人は，罪悪感や恥や，怒りなど，さまざまな混在した感情を持つことが多い。それは，本来は愛情を持っている他の家族や，不在になっている家族に対して感じることもある。このような両価的な感情を持つことに困惑し，抑圧したり否定してしまうこともある。葛藤する感情を持つことは正常であると見なすと同時に，否定的な行動（暴力，自傷／自殺行動，薬物乱用など）ではなく，人と話したり，専門家に相談するなどの対処行動をとれるようにすることが重要である。音楽やダンスなど，さまざまなかたちで気持ちを表現することも有用である。

4）「心の家族」という考えを持つ

前述したように，あいまいな喪失は，家族やコミュニティにおける自分のアイデンティティを揺るがせる。アイデンティティが揺らいでいる状態は不安定であり，他者と関わることに対する不安を呼び起こすため，孤立しがちになってしまう。しかし，あいまいな喪失は一人で耐えられる以上のストレスであり，周囲の人と共有することが必要になる。ボス[1]はその場合，「心の家族」（psychological family）という概念が重要であると述べている。血縁によらず，自分が生きるうえで大切な存在を家族と見なすことで，自分が背負わなければならない役割について柔軟に考えることができるだろう。父親が不在の家庭において，母親が父親の役割までも引き受けようとすると大きなストレスになる。他の家族や親せき，あるいは教師やコミュニティの大人もまた，心の家族であると見なすことで，多くの人がさまざまな役割を担ってくれることになる。

5）愛着の絆を見直す

このようなプロセスは愛着の絆を見直すことにもつながる。行方不明の家族を持つ人は，前に進むためには不在になっている家族との絆を断ち切らなくてはいけないと考えてしまうが，その絆は保持しつつも，その人の心の中での位置づけ

を新たに構築し，現在いる大切な人との関係を深め，新たな人との絆を見つけられるようにする。失われている人や場所を悼み，追悼するとともに，まだ残っている部分を大切にすることが可能である。ボスは日本で行われた事例検討会で，帰還困難区域の家に心を残している被災者に対して，被災地に残された愛着のある木の写真を新たな家に飾ることなどが，愛着の絆をかたちを変えて保持することにつながるのではないかと助言している。

6）希望を見出す

　あいまいな喪失を抱える人が最も困難なのは，希望を見出すことであろう。答えのない問題を解決しようとするのではなく，もっと楽に受けとめることで，すべてが覆いつくされているわけではないことに気づくことができる。ユーモアやスピリチュアリティ，他者との関わりは，人生の意味を見出し，希望を見つけるために重要である。

　ボス[1]は，この六つの指針は，絶えず見直しながら進めていくものであると述べている。終結のない喪失とともに生きるためには，前に進んで違う次元が見えたらまた，新たな意味づけが必要になる。このガイドラインは，心理療法の技法として提示されているものではなく，支援者がこの要素を意識しつつクライエントと共有する中で，クライエントがこの状況を受けとめ，前へ進むのを手助けするものである。

Ⅲ　被災者のあいまいな喪失 ─────────────

　原発事故の被害を被った福島県では，7年以上経過した今も東日本大震災は終わっていない。2018（平成30）年2月の時点で，当初12の市町村に広がっていた帰還困難区域は，大熊町，双葉町，浪江町を中心とした一帯となり，他の市町村の多くの地域で避難指示は解除された。しかし，実際に帰還した人の数はまだ少ない。福島県避難地域復興局が2015（平成27）年に行った「避難者意向調査」[4]では，県内避難者の34.2％，県外避難者の15.4％は，「被災当時の居住地と同じ市町村に戻りたい」と回答していた。7年という年月のなかでは，すでに避難先に家を建てたり，そこで仕事を見つけ，子どもはその地域の学校に通うようになる。そのような状況では，帰りたいと思うことと実際に帰れるということは，ま

た異なる問題であろう。世代によってもその思いは異なる。長年被災地に住み，その土地で生涯を終えることを計画していた高齢者では，帰還の思いは深いものの，生活を共にしている世代までそこに連れていくことはできないと感じている。

本稿では，そのような葛藤を抱えている被災者の事例を通して，あいまいな喪失がどのような影響を与えたのか，あいまいな喪失という問題を支援者が意識するなかでどのような支援が行われたかについて紹介したい。

1．Ａさん[*5]のあいまいな喪失とケア

1）震災前のＡさんの状況

Ａさんは，福島県の沿岸部（Ｂ町）に生まれ育った60代の女性である。元来明るく社交的で，自宅にはよく近所の友人が集まり，お茶飲みをしながら話をするのをＡさんは楽しみにしていた。また，家族や友人とよく旅行にも出かけていた。

Ａさんの家は，Ａさん夫婦，長男夫婦と孫が同居しており，いつもにぎやかで明るい家庭であった。また，Ａさんの両親は近隣に住んでおり，嫁いでからの両親との交流も深かった。自宅は子どもが生まれて間もなく建てられたということもあり，子どもたちとの思い出が詰まっていた。Ａさんは自然の美しいＢ町にことのほか愛着が深く，お気に入りの自宅で近所の友人や孫と老後を過ごすという計画を楽しみにしており，実践しつつあった。

2）震災後から現在までの状況

2011年の東日本大震災で，Ａさんの自宅は地震による被害は少なかったが，Ｂ町が放射性物質汚染の被害を受け，避難指示区域に指定されたため，避難を余儀なくされた。Ａさん家族は他の被災者とともに避難所などでしばらく生活した後，福島県内のＣ市に住むようになった。震災から半年後にＡさんの両親は体調を崩し，立て続けに亡くなった。Ａさんは母親と非常に親密であったため，この別れをとてもつらく感じた。結局，震災から約１年後，Ｃ市に自宅を新築したが，息子夫婦は同じ市内の別の住居に住むことにしたため，Ａさん夫妻のみ

＊5　ここで記載している内容は，Ａさんのご了解を得たうえで，個人が特定されないよう若干の修正を行っている。

が新居に住むようになった。Ａさんはこ市に自宅を新築する前後より気分の落ち込みがひどくなり，腹痛に悩まされるようになった。内科等を受診し，特に腹痛の器質的要因はないと言われたが，いつ腹痛が出るかわからず不安なため，自宅に引きこもりがちになった。その後，Ｂ町住民を巡回訪問する支援者からの連絡で，県内の支援機関のスタッフが訪問することになった。

3）支援のなかで明らかになったＡさんの思い

　支援機関のスタッフが訪問すると，Ａさんは快く迎えてくれた。支援のなかで，Ａさんは震災やＢ町について，次のように話した。

● また３月11日が近づいてきて，テレビなどで震災のことを見たり聞いたりすると，パニックのようになる。思い出すことで一番つらいのは，両親が震災で亡くなったこと。震災で避難さえしなかったら，もっと良い治療を受けさせることができたと思う。それに，亡くなったとしても，もっと自分の心の準備もできただろうし，震災前に用意していた着物を着せて見送ることができたのではと思う。それがとても悔しい。震災からもう何年もたったけど，今が一番つらい。

● 大切にしていた自宅や庭は震災後にめちゃくちゃになってしまい，自宅を取り壊すことになった。大切なものが次々になくなってしまう……。

　自分の体調や，現在の交流関係については，以下のように話していた。

● 震災後に原因不明の腹痛に悩まされるようになった。さまざまな専門医に診てもらっても原因がわからない。胃腸には問題がなく，精神的なものだと言われた。

● 痛みが気になるため，孫と遊んでも楽しめない。以前は友人と食事に行くのを楽しみにしていたけれども，今はまた腹痛が出るのが怖くて行けない。

● 最近は少しでも前に進みたいと思って，サロンにも出ている。そこで，同じＢ町出身の人と話したり，運動するのが何よりも楽しい。

　生まれ育ったＢ町の避難指示解除がもうすぐであることについては，以下のように述べていた。

- 避難指示が解除になったら，自分としては生まれ育ったB町に帰りたい気持ちもある。でも，夫は福島県外出身者なので，B町にそこまで帰りたいとは思っていない。
- 帰ったとしても，近隣の住宅の多くは取り壊されていて更地になっている。近所の知人は帰還するつもりでいたが，そのような状況のため，自宅への帰還を諦めた。自分も実際帰って生活できるとは思えない。けれども……。
- 私たち夫婦は帰還することはできるかもしれないが，息子夫婦は子どもへの放射線の影響を気にして，C市で生活すると言っている。孫の面倒を見ることを考えると，今はC市にいたほうがよいと思うけど，どうしたらよいのか……。

4）Aさんのあいまいな喪失

　Aさんはもともと精神的に健康で，前向きな人生を送ってこられた方であるが，東日本大震災による福島第一原発事故によりその生活が一変してしまい，現在では，腹痛など体調不良や気分の落ち込みをきたすようになってしまった。その要因として，Aさんがこの震災によって多くのものを喪失し，またそれによってさまざまな生活の変化があり，適応しなければならないというストレスがあったことが考えられる。

　まず，震災によってAさんの生活にどのような変化が起こったのかを考えてみたい。震災前は，とても愛着を持っている生まれ育ったB町で，生きがいを持って生活をしていた。家庭においても3世代の大家族であり，近隣に住む高齢の両親をいたわりつつ，また孫の面倒を見るなど，妻と母だけでなく，娘と祖母という役割も持っていた。近所の人との付き合いを日々楽しみにし，B町のなかでの役割も持っていた。Aさんの生きがいや将来の計画は，家族だけでなく，B町とそのコミュニティと切り離せないものであったと言える。したがって，震災によって失われたのは，住んでいた家や環境だけでなく，Aさんのそれまでのアイデンティティや，生きがい，将来の計画や夢もである。

　このような喪失は，通常強い悲嘆反応を引き起こす。人々は失ったものを嘆き，悲しみ，抑うつをきたすようになる。しかし，「完全な喪失」である場合，時間はかかってもどこかで人はそれを追い求めることをやめ，悲しみつつも失ったものがいない世界に新たに適応しようとするであろう。もちろん，それはいつも適応できるわけではなく，複雑性悲嘆など，悲嘆が遷延化することもある。

　しかし，Aさんの場合は，このような完全な喪失とは異なる状態であった。B

町は避難指示区域ではあったが，そこは除染などの処理が行われ，放射能レベルが下がれば，帰ることができる可能性のある場所であった。ただ，それがいつになるかは，誰もはっきりとは言えない状態であった。また，避難が解除になったあとも，生活環境が整うまでには時間がかかるだけでなく，長期に不在だった家は取り壊され，もとの面影が失われている土地になっていた。Ａさんも避難解除後，支援者に対して，「帰ったところで生活ができると思えないので，帰還は諦めた。けど……」と述べている。この時点で，ＡさんはすでにＣ市に新居を建てていることから，Ｂ町に戻ることを諦め，Ｃ市で新たな生活を始めようとしているように見える。しかし，この「けど……」という言葉に見られるように，Ａさんの心にはＢ町の生活があり，その生活に戻りたいあるいは戻れるかもしれないという思いが，常にあったと考えられる。また，Ｂ町は避難解除にもなっているので，実際に帰れない場所ではないため，Ａさんの心はますます葛藤を強いられることになった。

　Ａさんにとって，Ｂ町でもとの生活に戻ることはきわめて難しいと頭で認識しても，完全に諦めることのできない「あいまいな喪失」となったと思われる。Ａさんは，Ｂ町に帰りたいという思いと，それを忘れてＣ市で生活しなければならないという葛藤にさいなまれ，そして，このあいまいな喪失の状態が大きなストレスとなり，Ａさんの心身の不調に起因したことが考えられる。

5）Ａさんへの支援と経過

　支援機関のスタッフはまず，Ａさんの話に耳を傾け，ご本人とさまざまなつらい気持ちを共有することを目的に，月１回程度の訪問を続けた。そのなかで，Ａさんの痛みをどのように緩和するのかについても話し合い，リラックスしているときには痛みが軽減することに注目し，訪問時にアロマ・ハンドマッサージを行った。このマッサージでＡさんは心地良く，また心もほぐれたようで，母親との思い出などそれまで語らなかったさまざまなことを，話してくれるようになった。また，それを契機に，自宅で家族とともにアロマオイルを楽しみ，Ｂ町住民が集まるサロンにも通うなど，外出が増えてきた。サロンで出会ったＣ市の住民と母親の思い出について話すことがあり，スタッフに「母親が生きているように感じた」と伝えた。

　この頃から，現在の生活について，少しずつ肯定的な側面を語るようになった。腹痛については，初めて診てもらった専門医から「大丈夫，治りますよ」と言っ

てもらい，改善する方法を教えてもらったと語り，「初めて自分の体の問題を理解されたと思った。まだ治るかどうか半信半疑だけど，教えてもらった方法を続けている」と話してくれた。生活でも，「孫の面倒を見るのは大変だけど，孫を見ていると癒やされる」や，「サロンに行って笑ったりするのが何よりも楽しい。それが普通の生活なんだと思う。震災後は，他の人たちが普通の生活をしていることが信じられなかった。今も災害から復興してきているという実感はないけど，普通の生活を感じることができるようになった」と語るようになった。

　少しずつ外出することも増え，B町の生活を懐かしむことは変わらないが，C市での生活のなかでも楽しみを見出せるようになってきている。

２．あいまいな喪失におけるガイドラインの実際

　Aさんの支援に対して，あいまいな喪失に対するガイドラインがどのように使われ，どのような影響を与えたのかについて検討してみる。

１）問題の外在化とあいまいな喪失の意味づけ

　Aさんは震災までは，B町という土地，そこの地域住民，そして家族の関わりのなかで，自分らしい生き方ができていた。しかし震災によって，B町と自宅の風景，地域住民との関係，大切な両親という，生まれてから持っていた安全基地としての愛着対象を重ねて失うことになった。また，この喪失は「あいまいな喪失」の性質を持っていたために，悲しみ，自責感，無力感などの気持ちだけでなく，自分の人生をどのように進めてよいかわからない混乱も生じた。その結果，心身の健康を損ない，そのことによってさらに孤立していくという悪循環が生じていたと思われる。支援スタッフは，Aさんの状態はAさんの病理性ではなく，被災と避難による喪失によってもたらされたものであるとし，問題を外在化した。また，あいまいな喪失という言葉は使わなかったが，問題が外にあることをAさんに告げ，Aさんの自責感を軽減し，自分に起きた問題の背景を理解できるように助けた。

２）レジリエンスの強化と，役割とアイデンティティの再構築

　支援スタッフは，震災によって変化してしまったものだけでなく，Aさんに残されたもの（変化しなかったもの）や，Aさんの強みに焦点を当て，Aさん

のレジリエンスを強化することに努めた。Ａさんはすべてを失ったわけではなく，サポーティブで温かい夫や息子一家の存在があり，もともとのＢ町の住民との新たな人間関係ができつつあった。Ａさんには対人関係をつくる力や，ストレス下にあっても楽しみを見出す力があったことが，このような変化をもたらすうえで役立ったと考えられる。

　また，支援スタッフは，Ｂ町のことを諦めてＣ市に適応しなければならないと考えていたＡさんに，「ＡでもありＢでもある」考え方を導入した。Ａさんはｂ町に帰りたいという気持ちを捨てる必要はないことを知って，とても安心したと思われる。また，その気持ちを持ちつつも今の生活を大切にして，Ｃ市でも楽しいことを見つけていくことは可能であることを，サロンでの交流や孫との関わりなどで感じることができるようになった。このような他者との関わりを通して，Ａさんは，Ｂ町にいたときとは異なっているかもしれないが，祖母や妻としての役割があることを感じ，Ｃ市に居住しながらもＢ町の住民であるというアイデンティティを再構築することができたのではないかと考えられる。

Ⅳ　おわりに

　現在，長期にわたる避難と避難解除のはざまで福島の被災者が抱えている問題の一つは，あいまいな喪失によるストレスではないかと考えられる。心身の不調を抱える被災者に対して，被災者個人あるいはその家庭のなかにある問題に焦点を当てるのではなく，あいまいな喪失という状況に問題があるという視点を持つことで，支援者は被災者の喪失の対象に対する深い思いや葛藤を理解し，それを尊重することが可能になると考えられる。支援者はややもすると，問題を解決することでストレス反応をなくしたいと考えてしまうが，あいまいな喪失のような終結のない問題に対しては，それは無効であり，むしろクライエントの無力感や罪悪感を損ねてしまうことになりかねない。問題を解決するのではなく，問題に耐えうるレジリエンスを高めるという視点を持つことが，まず支援者の側に求められることである。

　しかし，答えのない問題とともに生きることは，クライエントにとってだけでなく，支援者にとっても無力感に襲われる可能性がある。クライエントがそうであるように，支援者もまた，この問題に個人で立ち向かうのではなく，さまざまな人とのつながりやネットワークの一部として，自分の役割を見出すことが必要

である。ボスの示したガイドラインは，ある種の治療法のような確立されたマニュアルがあるものではない。道に迷ったときの道標のように，行く方向性を示してくれるものである。

　福島の被災者が安心してそれぞれの場所で生活できるまでの道のりはまだ長く，終結を定めることは困難である。本稿が，あいまいな喪失という一つの考え方を通して，人々が困難ななかにも希望を見出せる一助になることを願うものである。

【文献】

1 ）Boss, P.（2006）*Loss, trauma, and resilience : Therapeutic work with ambiguous loss.* New York : W.W. Norton & Co.（中島聡美・石井千賀子監訳〈2015〉あいまいな喪失とトラウマからの回復——家族とコミュニティのレジリエンス．誠信書房）

2 ）Boss, P., Beaulieu, L., Wieling, E., Turner, W., & LaCruz, S.（2003）Healing loss, ambiguity, and trauma : A community-based intervention with families of union workers missing after the 9/11 attack in New York City. *J Marital Fam Ther.,* 29（4）, 455-467.

3 ）Boss, P.（2011）*Loving someone who has dementia : How to find hope while coping with stress and grief.* San Francisco : Jossy-Bass.（和田秀樹監訳，森村里美訳〈2014〉認知症の人を愛すること——曖昧な喪失と悲しみに立ち向かうために．誠信書房）

4 ）福島県避難地域復興局避難者支援課（2016）福島県避難者意向調査（応急仮設住宅入居実態調査）全体報告書．〔https : //www.pref.fukushima.lg.jp/uploaded/attachment/75179.pdf〕

第6章

空はつながっている

——チェルノブイリ原発事故，スリーマイル島原発事故，そして海外在住者にとっての福島原発事故

【大江美佐里】

　ここに私が記載する内容のうち，実体験として書かれている箇所は，2017年現在振り返っての記憶に基づくものであり，2011年当時の記録を元にしていない。錯誤が混入している可能性があることを冒頭に記しておく。

　本章は，私の実体験を交えたエッセイ風の記述と，総説的な記述の2部構成とする。東日本大震災当時にヨーロッパに在住していたということが，私のチェルノブイリ原発事故理解に大きく影響を与えていることから，これをIとし，その後文献研究によって得られた知見をIIとして後半に記す。

I　私的体験

1．3.11 in パリ

　2011年3月11日，私はパリにいた。2009年からスイス・チューリヒ大学病院に留学中であり，日本から来た友人と小旅行をしていた。前日友人を見送って，翌日ホテルで目が覚めた朝9時頃，フロントのテレビに「東京」が映っていた。高層ビル街（新宿だろうか）から多くの人々が出てくる映像だった。地震であることはわかったが，それ以上の情報はつかめない。しばらくして，オペラ座近くのうどん屋に入った。店員さんがお互いに話している。「東京の実家に電話をかけたがつながらない」「何があったのかわからないのに，さっきからフランスのテレビ局がコメントを求めて取材に来るので困る」。ただならぬ気配であった。しかし，ここはヨーロッパであり，わかる手立てもない（実は日本国内でも直後は情報が少なかったと知った）。後日，友人は帰国フライト中に震災が起きたため成田空港に着陸できず，関西空港に着陸し，見ず知らずの人とともに近くのホテルに宿泊していたと報告してくれた。

2. 空はつながっている

福島第一原発事故が発生したことを受けて，スイスでは空軍が出動し，サンプルを採取して放射線量を測定しているというニュースが流れた。アジアから遠く離れたヨーロッパで，なぜ影響を調べるのだろうと疑問に思ったのだが，1986年に起きたチェルノブイリ原発事故が西欧諸国で「発見」されたきっかけが，航空機によるサンプル採取であったという話を聞き，合点がいった。チェルノブイリ原発事故では，当時のソビエト連邦が事故を隠匿していたが，スウェーデンで放射線量の上昇が測定され，サンプル採取により原発事故の存在が明らかとなったのだった。

その後，日本ではあまり知られていない「チェルノブイリ原発事故が西ヨーロッパに与えた影響」について，話を聞く機会が増えた。チューリヒ大学病院の同僚で，スイス南部にあるティチーノ州出身の精神科医は当時について，「雨が降った地帯，スイスで言えば南部の放射線量が高くなった。湖で魚を取らないように，泳がないようにと言われた」と語った。なお，後にこれを裏づける資料[1]を読むと，チェルノブイリ原発事故後の対象住民への指示は，2歳未満の児や妊婦では，牛乳等の飲用禁止とサラダの摂取の禁止が最初の2週間，一般向けには羊の乳の飲用禁止や，羊やヤギの屠殺禁止が数カ月単位で行われていた。また，ルガーノ湖での禁漁は2年近くも続いた。私は同僚の話を聞いて，広島原爆の「黒い雨」とのつながりを思いつつも，チェルノブイリ原発事故が起こした影響がかくも大きなものであったことを知った。

3. 報道がつないでいる

東日本大震災後，ヨーロッパの多くの都市で，日本に関連したコンサートや展覧会が開かれた。追悼の意味もあったが，多くは募金活動を組み合わせており，「自分たちができることをしたい」という気持ちが強く表れていたように記憶している。次頁の写真は，2011年3月30日に開催されたコンサートのチラシである。ドイツ語で「大規模なチャリティーコンサート」とあり，上には「日本での震災」と書かれている。集めた募金は日本赤十字社に送ると記載されている。

この気持ちは，在留日本人の間で特に強かったように思う。ある在スイス日本

第6章 空はつながっている　　99

KATASTROPHE IN JAPAN

Grosses Benefiz-Konzert

Mittwoch, 30. März 2011 um 19:30 Uhr
in der
Predigerkirche Zürich
Zähringerplatz/Predigerplatz, 8001 Zürich

Gespielt werden Werke von Bach, Barrière, Caccini, Chopin,
Debussy, Gounod, Liszt, Ortiz, Saint-Saëns, Scheidt
sowie von verschiedenen Japanischen Komponisten

vorgetragen von japanischen Künstlern in der Schweiz
Yumi Golay-Fukatsu (Sopran), Toyoko Nakajima (Mezzosopran), Kazuo Takeshita (Tenor)
Arata Yumi, Maki Hirota (Violine), Akiko Kanamaru, Christof Mohr (Violoncello)
Michiko Tsuda, Makiko Takeo, Noriyo Hirota (Klavier)

Kollekte zugunsten des Japanischen Roten Kreuz für die Erdbebenopfer von Tohoku Japan

Organisiert durch
Schweizerisch-Japanische Gesellschaft　www.schweiz-japan.ch
Swiss Japanese Chamber of Commerce　www.sjcc.ch
Swiss Japanese Heritage Community　www.sjhc.ch
Japan Club Zürich

Steht unter dem Patronat der Stadtpräsidentin der Stadt Zürich

Stadt Zürich
Stadtpräsidentin

写真：チャリティーコンサートのちらし

人の発言で非常に印象的だったのは,「震災後, NHK がインターネットで同時放送をしている。いつもは国内で流れているニュースとまったく同じものが流れることがない。特に地域ニュース報道はない。だから, 今は普段よりも日本とつながっているような気がする」というものであった。「天を仰いで祖国を思う気持ち」と書くと大仰だと思われるかもしれないが, 異国の生活での孤独感, 望郷の念には独特のものがあった。

2011年12月に帰国後,「ふくしま心のケアセンター」に関わるようになったのも, 直接のきっかけこそ, 久留米大学から福島県立医科大学災害こころの医学講座教授に就任された前田正治先生とのつながりだが, 根底には2011年にスイスで感じた「何かしなくては」という気持ちが, 今まで続いているような気がする。

II　海外の原発事故がメンタルヘルスに与えた影響

　ここからは, これまで発表してきた論文[2,3]の内容をもとにまとめる。

1. チェルノブイリ原発事故

1）事故の概要

　チェルノブイリ原発事故は, 国際原子力機関の国際原子力事象評価尺度において, レベル7の「深刻な事故」とされている。1986年4月26日にソビエト連邦ウクライナ共和国で生じたこの事故では, 当時約1,000名が働いており, 被ばくを直接の死因として1986年に亡くなった者が, 28名いたとされる。30万人が移住を強いられ, 60万人が事故処理の作業員として動員された[4]。

　事故後, ソビエト連邦からはロシア語以外の報告がなされなかったことから, メンタルヘルスに関して事故直後の影響がわかる英語文献は, 我々の知るところでは見当たらない。しかし, 事故から25年後の2011年に Bromet ら[5]は,「公衆衛生の分野で事故後最も強く影響を与えたのは, メンタルヘルスであった」と述べ, 警鐘を鳴らした。研究の多くは海外に移住した住民を対象にしているか, あるいはソビエト連邦崩壊後に行われたものである。

2）メンタルヘルス面への長期的影響

　チェルノブイリ原発事故後のメンタルヘルスに関する影響の観察研究は, 3群

が主たる対象となった。それは，①清掃作業従事経験者，②一般住民，③事故直後に出生した児（以下，「対象児」とする）と両親，であった。清掃作業従事経験者とは clean up workers を訳したものであるが，実際には事故後の原発内作業員のことである。

作業員においては，高い自殺率[6]，うつ病や PTSD の高罹患率[7]が報告されている。ラトビアで作業経験者として登録されている1,412名を対象にした10年後調査[8]では，ICD-9のうつおよび心身症の項目をまとめた mixed mental-psycho-somatic disorder に該当したのは，全体の約44%にあたる615名であった。危険因子は，10km 圏内に4週間以上滞在したこと，破壊された原子炉建屋での2回以上の勤務，森林作業，原発地域における新鮮な果物の摂取（1日1回以上）であったという。食物摂取については水，牛乳，新鮮な野菜，キノコ，肉の摂取も尋ねており，著者もなぜ果物が危険因子となったか説明がつかない，と考察で述べている。

一般住民を対象とした研究では，事故後6年半後には，診断面接のレベルで，対照群とうつ病や不安障害の診断割合に有意な差は見られなかったとする報告がある[9]。また，事故当時近隣に居住し，その後米国に移住した群を対象とした調査[10]では，居住していた距離が50km 以内であった住民のほうが50km 圏外の住民と比較して，事故後15年後の時点でうつ症状や不安症状に関する質問紙の得点が高く，事故現場からの距離と症状との間に関連があることが示唆された。事故後20年後にベラルーシの二つの地域で行われた調査[11]では，女性，慢性ストレッサーの数，家族の問題に対する認知が心理的苦痛と関連した一方で，コントロール感が高いほど，うつや不安，身体化症状が低いことが明らかとなった。

対象児とその親を対象とした調査では，不安や抑うつを対象とした調査とともに，児の知的発達についても取り上げた研究が多い。まず，不安について見てみると，ベラルーシの研究では両親の不安が高いこと，そして両親の不安と児の情緒的問題との間に，中程度の相関があることが示されている[12]。別の研究では，事故当時，胎児から生後15カ月までの間にあり，避難を強いられている対象児に対して11年後に調査を行ったところ[13]，対象児ではコントロール群（放射線量の少ない地域）と比べて，自覚的には心理的問題の差が認められなかった。しかしながら，母親では自身の不安が高く，また，コントロール群と比較して，明らかに対象児の心理的健康について「悪い」と考えていた。母自身の不安については，原発からの距離とも関連が認められ，当時の居住地との距離が近いほど，事故後

11年目の不安が高いという特徴があった。一方，事故現場から距離があるノルウェーで行われた調査[14]では，思春期となった対象児とその母親の両方で症状が少なく，両者の差も認められなかった。

知的能力について，たとえばベラルーシで行われた対象児250名に対する知能検査の追跡調査[12]においては，6～7歳の時点で，対照群と比較して平均IQの3ポイント程度の低下を認めた（89.6±10.2 vs 92.1±10.5，p＝0.007）ものの，10～12歳では統計学的有意差を認めなかった（94.3±10.4 vs 95.8±10.9，p＝0.117）。その他，ノルウェーでの20年後調査[15]では，対象児と対照群では5ポイントの差があったという。しかしながら，この3～5ポイントというのは，知能検査で想定する標準偏差で言えば3分の1程度であることから，因果関係を問うのは困難であるという考え方もできる。実際，Taorminaら[16]による，チェルノブイリから30km以内の地域よりキエフに移住した，対象児家族を対象とした19年後の調査では，IQ，記憶，注意のいずれの得点も正常範囲で，対照群と有意な差はなかった。ところが，対象児の母親は，対照群の母親の3倍の頻度で，自分の子どもに記憶力の問題があると回答したという。これらから，長期的には，母親に与える影響のほうがむしろ大きいとも言える結果が得られている。

2．スリーマイル島原発事故

1）事故の概要

チェルノブイリ原発事故と比較すると，アメリカ合衆国ペンシルバニア州で起きたスリーマイル島原発事故は，日本ではあまり概要が知られていない。この事故は1979年3月28日に起き，国際原子力機関の国際原子力事象評価尺度ではレベル5とされている。機器の不具合から原子炉冷却材が蒸発したが，オペレーターが水位計の異常を「冷却水過剰」と判断したことで冷却水が流出し，メルトダウンが起こった。当時，100以上のアラームが鳴り響いたことで，どの異常が重要なものかを見定めることができなかったという[17]。事故は4月11日に終息した。この事故での直接の死者はいなかった。また，多くの避難者が出たが，いずれも自発的，一時的なもので，2週間以内にほぼ全員が帰還している[18]。原子炉は長い議論の末，1985年10月に再稼働された[19]。

２）メンタルヘルス面の短期的影響——原発作業員を例に

　チェルノブイリ原発事故では調査研究の報告が遅れており，事故後数年間の間，メンタルヘルスに関してのまとまった報告はほとんどなかったに等しい。それに比べると，スリーマイル島原発事故では，比較的早期（１年以内）から調査結果が発表されている。たとえば，Kasl ら[20]は，原発作業員を対象にした調査を行っている。

　この調査では，ピーチ・ボトム原発で働く298名を対照群として，スリーマイル島原発作業員324名に対して事故６カ月後に電話調査が行われた。二つの原発において差が生じた主な項目は，以下のとおりであった（カッコ内がスリーマイル島原発作業員の結果）。

　　①事故により自身の健康が危険にさらされたこと（割合高）
　　②事故が終息するまでの間に地域を離れたかどうか（割合高）
　　③仕事への満足度（低）
　　④仕事の未来への展望（不確か）
　　⑤他者の批判に対する反応（反発高）
　　⑥娘や息子にこの会社に勤めるよう勧めるか（勧めない）
　　⑦業務中の負担感（大）
　　⑧職業的な自尊心（低）
　　⑨怒りの気持ち（大）
　　⑩憂慮（大）

３）メンタルヘルス面への長期的影響

　次に，長期的影響について述べる。長期的影響を扱ったもののうち特に注目されるのは，10マイル（約16km）圏内の住民で，事故当時乳児だった児を持つ親を対象としたコホート研究である[19,21]。このうち，事故後10年間で６回の調査（事故後９カ月，12カ月，30カ月，42カ月，82カ月，120カ月）を行った研究[21]では，1978年１月から1979年３月までに児を出産した267名の母親が対象となった。回答者は109名であり，SCL-90のうつ，不安，敵意に関するサブスケール得点をもとに，凝集型階層的クラスタ解析を用いて２群に分けられた。一つは心理的苦痛が低いまま経過している群で71名，もう一つは事故直後から心理的苦痛が高いま

104   第Ⅰ部　メンタルヘルスの諸問題

ま経過している群で38名が該当した。この２群を比較すると，学歴，経済面（収入），避難の有無，原発へのリスク認知に差が認められた。すなわち，心理的苦痛が高い群では，学歴が低く，だが収入は高く，避難を強いられ，危険度が高いと認知した割合が多かった。

　同様に，原発の16km圏内に居住しており，かつ事故後12カ月以内に出産した母親1,880名を対象としたフォローアップ調査[22]では，事故後13〜24カ月に出産した母親1,850名が対照群となった。調査はそれぞれ児が５歳のときに行われた。その結果，両群において児の発達には差がなかったが，妊娠時に動揺が極度にあった母親では，児への健康評価が低いことが示された。ここからは，事故当時出産前後の児を持っている母親の不安は，長期経過を考えるうえできわめて重要であることが示唆された。

　一般住民を対象とした調査では，Prince-Embury と Rooney[23]が1983年に開始したコホート研究があり，再稼働後の1985年，そして４年後の1989年の二度にわたって，成人住民を対象にしたランダムサンプリングでの調査がなされた。その結果，心理的症状は，コントロール感の欠如，専門家に対する信頼の喪失，原発への憂慮，と関連していることが示された。

　最後に，原発作業員を対象とした長期的影響に関する調査を紹介する。104名のスリーマイル島原発作業員と122名のビーバー・バレー原発作業員，そして151名の石炭火力発電所作業員を比較した面接調査が，事故の２年半後に行われた。この調査結果では驚くべきことに，二つの原発作業員と比べて石炭火力発電所作業員のほうが，心理的症状を示しているという結果となった。逆に，この３群のなかで，スリーマイル島原発作業員の症状がとりわけ悪いという結果にはならなかった。この結果からは，通常稼働においては石炭火力発電所の職場環境に，より問題がある可能性が示唆されている。

Ⅲ　おわりに

　チェルノブイリ原発事故とスリーマイル島原発事故の概要と，メンタルヘルス面への影響をまとめた。この二つの事故を比較すると，表6-1のようになる。

　ここで示すように，スリーマイル島原発事故は，チェルノブイリ原発事故と比較して規模は小さかったのだが，事故後早期から系統立った疫学研究が計画・実行されており，Bromet をはじめとする研究者は，その後チェルノブイリ原発事

表6-1　原発事故の概要とメンタルヘルス面への影響

場所	チェルノブイリ	スリーマイル島
国際原子力事象評価尺度	レベル7	レベル5
直接の死者	あり	なし
避難者	あり	あり
避難時期	長期	短期（2週間）
移住者	多	少
事故直後の調査（英語）	なし	あり

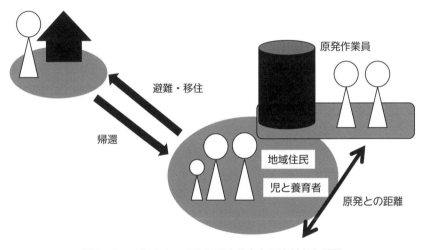

図6-1　メンタルヘルスに関する主な調査対象と問題

故でも研究調査に携わるという歴史的な流れが見てとれる。

　最後に，これまでの知見を図6-1にまとめたものを示す。今回記述した内容を比較して，海外の二つの事故で共通して認められたのは，①原発作業員の高ストレス症状（短期的には両者，長期的にはチェルノブイリで），②事故当時出産直後の児を持つ養育者の，児に対する健康不安，③コントロール感と心理的症状との関連（コントロール感が低いほど心理的症状がある），であった。逆に2事故の間で大きく異なっていた点は，事故規模による対象範囲や対象者数であり，

106 第Ⅰ部　メンタルヘルスの諸問題

スリーマイル島原発事故では約16km 圏内が被害住民と見なされたのに対して，チェルノブイリ原発事故では遠くはノルウェー（これは，学術論文として今回調べた範囲で最も遠いということであり，第1章で示したように，スイス以外でも，政府レベルで調査しているヨーロッパの国はあると思われる）までが，調査範囲となっていた。また，チェルノブイリ原発事故では海外へ移住した者を対象とした調査もあり，避難や移住の問題が大きいことがうかがえた。

　いずれにしても，この二つの原発事故において，長期的にメンタルヘルス面での影響が問題となっていることは明らかであり，特にチェルノブイリ原発事故については，今後の調査結果にも注目すべきであると考える。

【文献】

1) Huber, O., Jeschki, W., Prêtre, Völkle, H.（1996）Effects in Switzerland of the Chrnobyl reactor accident. *Kerntechnik*, **61**, 271-277.

2) 藤井千太・大江美佐里・前田正治（2014）人災・自然災害の長期的な影響に関するレビュー．トラウマティック・ストレス，**12**, 205-213.

3) Maeda, M., & Oe, M.（2015）The Great East Japan Earthquake : Tsunami and nuclear disaster. In K. E. Cherry（Ed.）, *Traumatic stress and long-term recovery coping with disasters and other negative life events.* Springer International Publishing. pp.71-90.

4) IAEA（International Atomic Energy Agency）（2006）Chernobyl's legacy : Health, environmental and socio-economic impacts and recommendations to the governments of Belarus, the Russian federation and Ukraine, 2003-2005. International Atomic Energy Agency, Vienna.〔https : //www.iaea.org/sites/default/files/chernobyl.pdf. Accessed 14 April 2017.〕

5) Bromet, E. J., Havenaar, J. M., & Guey, L. T.（2011）A 25 year retrospective review of the psychological consequences of the Chernobyl accident. *Clinical Oncology （Royal College of Radiologists（Great Britain））*, **23**（4）, 297-305. doi : 10.1016/j.clon. 2011.01.501 ; 10.1016/j.clon.2011.01.501.

6) Rahu, K., Rahu, M., Tekkel, M., & Bromet, E.（2006）Suicide risk among Chernobyl cleanup workers in Estonia still increased : An updated cohort study. *Annals of Epidemiology*, **16**（12）, 917-919. doi : 10.1016/j.annepidem.2006.07.006.

7) Loganovsky, K., Havenaar, J. M., Tintle, N. L., Guey, L. T., Kotov, R., & Bromet, E. J.（2008）The mental health of clean-up workers 18 years after the Chernobyl accident. *Psychological Medicine*, **38**（4）, 481-488. doi : 10.1017/S0033291707002371.

8) Viel, J. F., Curbakova, E., Dzerve, B., Eglite, M., Zvagule, T., & Vincent, C.（1997）Risk factors for long-term mental and psychosomatic distress in Latvian Chernobyl liquidators. *Environmental Health Perspectives*, **105**（Suppl 6）, 1539-1544.

9) Havenaar, J. M., Rumyantzeva, G. M., van den Brink, W., Poelijoe, N. W., van den Bout, J., van Engeland, H., et al.（1997）Long-term mental health effects of the Cher-

nobyl disaster : an epidemiologic survey in two former Soviet Regions. *American Journal of Psychiatry*, **154** (11), 1605–1607.

10) Foster, R. P., & Goldstein, M. F. (2007) Chernobyl disaster sequelae in recent immigrants to the United States from the former Soviet Union (FSU). *Journal of Immigrant Minority Health*, **9** (2), 115–124. doi : 10.1007/s10903–006–9024–8.

11) Beehler, G. P., Baker, J. A., Falkner, K., Chegerova, T., Pryshchepava, A., Chegerov, V., et al. (2008) A multilevel analysis of long-term psychological distress among Belarusians affected by the Chernobyl disaster. *Public Health*, **122** (11), 1239–1249. doi : 10.1016/j.puhe.2008.04.017.

12) Igumnov, S., & Drozdovitch, V. (2000) The intellectual development, mental and behavioural disorders in children from Belarus exposed in utero following the Chernobyl accident. *European Psychiatry*, **15** (4), 244–253.

13) Bromet, E. J., Goldgaber, D., Carlson, G., Panina, N., Golovakha, E., Gluzman, S. F., et al. (2000) Children's well-being 11 years after the Chornobyl catastrophe. *Archives of General Psychiatry*, **57** (6), 563–571.

14) Heiervang, K. S., Mednick, S., Sundet, K., & Rund, B. R. (2011) The psychological well-being of Norwegian adolescents exposed in utero to radiation from the Chernobyl accident. *Child & Adolescent Psychiatry & Mental Health*, **5**, 12. doi : 10.1186/1753–2000–5–12.

15) Heiervang, K. S., Mednick, S., Sundet, K., & Rund, B. R. (2010) Effect of low dose ionizing radiation exposure in utero on cognitive function in adolescence. *Scandinavian Journal of Psychology*, **51** (3), 210–215. doi : 10.1111/j.1467–9450.2010.00814.x.

16) Taormina, D. P., Rozenblatt, S., Guey, L. T., Gluzman, S. F., Carlson, G. A., Havenaar, J. M., et al. (2008) The Chornobyl accident and cognitive functioning : A follow-up study of infant evacuees at age 19 years. *Psychological Medicine*, **38** (4), 489–497. doi : 10.1017/S0033291707002462

17) President's Commission on the accident at Three Mile Island. (1979) *The need for change, the legacy of TMI : Report of the President's Commission on the accident at Three Mile Island.* U.S. Government Printing Office.

18) Bromet, E. J. (2012) Reflections on the mental health consequences of nuclear power plant disasters and implications for epidemiologic research in northeast Japan. *Japanese Bulletin of Social Psychiatry*, **21**, 222–234.

19) Dew, M. A., Bromet, E. J., Schulberg, H. C., Dunn, L. O., & Parkinson, D. K. (1987) Mental health effects of the Three Mile Island nuclear reactor restart. *American Journal of Psychiatry*, **144** (8), 1074–1077.

20) Kasl, S. V., Chisholm, R. F., & Eskenazi, B. (1981) The impact of the accident at the Three Mile Island on the behavior and well-being of nuclear workers. *American Journal of Public Health*, **71** (5), 472–495.

21) Dew, M. A., & Bromet, E. J. (1993) Predictors of temporal patterns of psychiatric distress during 10 years following the nuclear accident at Three Mile Island. *Social Psychiatry and Psychiatric Epidemiology*, **28** (2), 49–55.

22) Houts, P. S., Tokuhata, G. K., Bratz, J., Bartholomew, M. J., & Sheffer, K. W. (1991) Effect of pregnancy during TMI crisis on mothers' mental health and their child's development. *American Journal of Public Health*, **81** (3), 384-386.

23) Prince-Embury, S. & Rooney, J. F. (1995) Psychological adaptation among residents following restart of Three Mile Island. *Journal of Traumatic Stress*, **8** (1), 47-59.

コラム

専門家の「コミュニケーション」デザインの重要性
──チェルノブイリの視察から

【松井史郎】

■チェルノブイリへ

　2017年３月12日から18日まで，私は笹川記念保健協力財団によるウクライナ視察に同行させていただく機会を得た。同財団は，チェルノブイリ原発事故後，現地における子どもの健康を継続調査する医療支援を積極的に展開してきた。そして，事故後32年を経た現在，すでに支援そのものは終了しているものの，2011年の福島第一原子力発電所事故を受け，チェルノブイリ原発事故の教訓をいかに福島の復興に活かすかという課題について検討すべく，ウクライナ訪問が企画されたという。

　私自身は福島県立医科大学において，広報業務を通して被災者とのコミュニケーションのかたちを探ってきた立場から，チェルノブイリ事故後30年の推移を知り，福島のこれからの30年を見通せるヒントはないか，一般住民のなかにある放射線被ばくとその健康影響に関するリスクや不安に，専門家はどのようなコミュニケーションを組み立ててきたのか，といった問題意識を持ってこの視察に同行させていただいた。

■一方的かつ限定的な情報提供が不信を招いたチェルノブイリ

　訪問先では，放射線被ばくとその健康影響のリスクについて，専門家はどのような対応をしているのか，どのようなコミュニケーションをしてきたのかについて尋ねてみた。尋ねた相手は，主に医師や現政府関係者である（写真１）。彼らのコメントの多くをまとめれば，「政府から国民へ，被ばくの健康影響といった問題についての情報提供が重要だったが，事故直後は，情報がないことが国民の強いストレスにつながっていた」というものだ。当時は現在とは政治体制が違っていたとはいえ，事故時には健康リスクなどの情報を発信する側に立っていたであろう彼ら自身，事故当時「健康リスクに関する情報がなかった」と明言してい

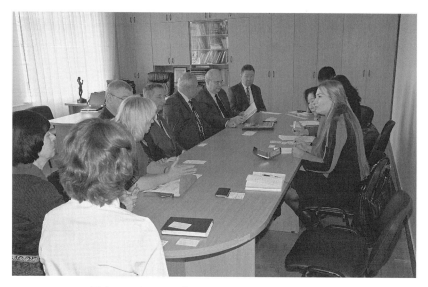

写真1：チェルノブイリの医師たちへのヒアリング

た。

さらに、チェルノブイリ付近に住む住民にも話を聞くことができた。立ち入り規制されたチェルノブイリ原発30km圏内に自分の意思で住む、いわゆる「サマショール」と呼ばれる80歳の女性である。事故当時も同じ場所に住んでいたとのこと。彼女の話によると事故後、「いきなり家に役人が来て、避難をするよう促されたが、その理由についての説明はよくわからなかったので覚えていない」「何か大変なことが起きた、ということはわかった」「医師から薬を渡されたが、何の薬なのか説明はなく、ただ服用するように言われた」「川の水を飲まないよう、魚を食べないように、との話はあった」といったものだ。一人の話からは確実なことは言えず、しかも事故直後の混乱のなかでの話ということもあるが、彼女の話からは、政府は住民に対し、気をつけなければならないこと、やってはならないことを知らせ、避難を促すことはしたものの、被ばくに伴う健康リスクについての情報があったことを推測させるようなコメントはなかった。

■多様な情報の氾濫が不信を招いた福島

ひるがえって日本では、福島の原発事故時、事故後の専門家と住民のコミュニケーションはどうだったか。福島の原発事故においては、チェルノブイリとは逆

に，大量の情報が発信された。しかし，多くの専門家による多様な情報が大量に飛び交う状況に，被災者は誰を信じればよいのか，何を信じればよいのかと混乱し，その結果，図1)が示すように，科学者への信頼が大きく低下する結果を招いた。チェルノブイリとは逆に事故後の情報量が多かったにもかかわらず，チェルノブイリ同様，専門家と住民の間のコミュニケーションが良好であったとは言えなかったのである。

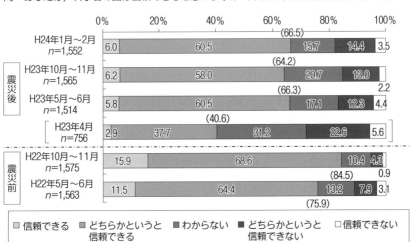

注：調査では，「あなたは，科学者の話は信頼できると思いますか」と質問している（ただし，平成23年4月の調査を除く）。選択肢は，「信頼できる」「どちらかというと信頼できる」「どちらかというと信頼できない」「信頼できない」「わからない」の五つを提示し，そのなかから一つだけ選べるようにしている。

平成23年4月の調査では，他の問いのなかで，「以下の文章（意見）について，あなたはどのように考えますか。あなたの考えに最も近い選択肢を一つだけお選びください」と聞いたうえで，『科学者の話は信頼できる』と『技術者の話は信頼できる』という文章を提示し，「強く賛成」「どちらかといえば賛成」「どちらかといえば反対」「強く反対」「わからない」の五つの選択肢から選べるようにしている。このため，平成23年4月の調査結果を他の月の調査結果と単純に比較することは適切でない。

図　国民の科学者に対する信頼

■小規模単位のコミュニケーションで効果

　しかし、チェルノブイリにおいては、事故後5年程度経過した頃から、専門家と住民のコミュニケーションに改善が見られたとの指摘もあった。具体的には、①政府ではなく医師（専門家）が健康リスクに関する説明を住民に直接行うことにより、高い信頼が得られたこと、②被災者との個別のコミュニケーションが重要であったこと、③専門家と被災者が円卓を囲んで繰り返しコミュニケーションをすることにより、住民と良い関係を築けたこと、④放射線への不安に対し、専門家自身が生活姿勢、行動で不安のないことを示すのが効果的だったこと、などが挙げられた。

　実は福島においても、事故3年後から、甲状腺検査とその結果について専門家自らが科学的データを使い、被災者を対象にした小グループでのコミュニケーションに取り組んでいる。その結果、参加者の放射線被ばくとその健康影響についての理解度が上がり、不安が低減する成果を得ている[2]。

　チェルノブイリと福島、両者のコミュニケーションのかたちと成果を比べると、災害後に専門家からの情報提供がないのは論外としても、健康リスクに関する情報の多い少ないに関係なく、その情報を提供する方法や場づくりによって、住民の理解に差が出ることを示していないだろうか。

　特に、チェルノブイリ原発事故における事故直後と5年程度経た後のコミュニケーションの差は、その間に旧ソ連が崩壊したことによる政治体制の変化の影響が大きかったと思われる。政治体制の変化は同時に情報流通体制をも変化させ、以前にはできなかった専門家自らが住民とのコミュニケーションに積極的に携わることを、可能にしたのではないだろうか。チェルノブイリでも、福島でも、専門家自らが小規模の住民コミュニティに対し、顔の見える距離で積極的に情報提供をする場において、共通して健康リスクへの理解度が高くなったことに注目したい。

■「コミュニケーション」にこだわりを

　そこで気になるのが、専門家の側の住民とのコミュニケーションの方法である。2011年以降も大規模な災害が続いた日本では、「リスクコミュニケーション」という言葉が一般にも知られるようになってきた。リスクコミュニケーションとは、「社会を取り巻くリスクに関する正確な情報を、行政、専門家、企業、市民など

のステークホルダーである関係主体間で共有し，相互に意思疎通を図ること」と説明される。しかし，意思疎通を図るとしながら，専門家によるリスクコミュニケーションの多くは，主に「リスク」の科学的分析と評価，科学的エビデンスに基づいたリスクの説明に偏っていないだろうか。

　もちろん，それは必要不可欠であるが，リスクコミュニケーションといえどもコミュニケーションである以上，相手があってはじめて成立するものである。相手を知らずしてコミュニケーションを通して意思疎通や相互理解，自分や相手の行動変容や意識変容を促すことはできないであろう。コミュニケーションの相手である被災者の考えや思いを推し量り，相手との接し方，思いやり，姿勢，言葉の選び方，場の作り方などを検討する「相手を知る努力」について，どこまで取り組みがなされているだろうか。専門家は「リスク」をいかに説明するかという検証と同時に，誰がどのように被災者と意思疎通を図るのか，どのようなアプローチが最適なのかといった，「コミュニケーション」そのもののかたちやあり方についても考察をする必要があるのではないだろうか（第14章「被災地へ入り，連携を作る」を参照）。

■共通する課題——高齢化と孤立化

　今回話を聞くことができた，サマショールの80歳の女性について（写真2）。「ここで生まれ育ってきたのだから，死ぬまでここで過ごしたい。国からキエフに与えられたアパートには長男が住み，ありがたいが，遠く離れていて彼に会えないことがとても寂しい」と，涙を流す場面もあった。しかも，帰還したサマショールも次第に減ってきて，孤立化が進んでいるとのこと。周囲に人が減っていることについて，「みんな被ばくで死んだのではない。高齢で亡くなっているだけだから」と，繰り返し強い口調で訴える女性の言葉が印象的だった。自分たちの街に被ばくによる健康影響の心配はない，とでも言いたかったのだろうか。

　若者は避難先の都市部に残り，高齢者だけが帰還する構図は，避難指示解除が進む福島浜通りの状況によく似ている。避難指示解除地域のさほど遠くない将来を見通す意味でも，チェルノブイリの現状から学ぶことは多いように思われる。そして，福島において帰還した人々をしっかりサポートしていくためにも，帰還にともなうリスクの検証と同時に，彼らを知る努力＝彼らの気持ちを汲み取ることができるコミュニケーションの形を私たちは模索し，スキルを身につけていくことが求められているように思われた。

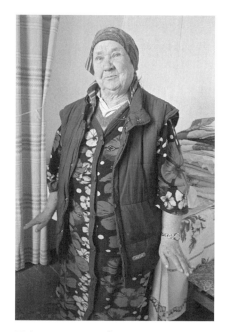

写真2:チェルノブイリ原発30km圏内に
住むサマショールの女性

※本稿執筆後,サマショールの女性が亡くなられたとの連絡を受けた。詳細は不明だが,私たちを迎えてくれたあのご自宅で倒れ,誰も気づかず,誰を呼ぶこともできず,亡くなられていたとのこと。福島でも今後懸念される事態を見越したような最期に,言葉を失ってしまった。撮影の許可をいただくと,「私も若い頃は綺麗だったのよ。綺麗に写してね」とチャーミングに笑われていたお姿を思い出した。心よりご冥福をお祈りする。

【文献】
1) 文部科学省 (2012) 平成24年版科学技術白書 [http://www.mext.go.jp/b_menu/hakusho/html/hpaa201201/detail/1322773.htm]
2) Hino, Y., Murakami, M., Midorikawa, S., et al. (2016) Explanatory meetings on thyroid examination for the "Fukushima Health Management Survey" after the Great East Japan Earthquake: Reduction of anxiety and improvement of comprehension. *Tohoku J Exp Med.*, **239**, 333-343.

第7章

差別と偏見をどう乗り越えるか

【清水修二】

I 「わがこと」として災害に向き合う難しさ

　地球温暖化のせいなのか，近年目立って世界的に異常気象が取り沙汰されるようになっている。日本国内でも，東日本大震災以来続く頻発地震や局地的集中豪雨，火山の噴火などが，これまでとは違う災害の時代の到来を感じさせる。加えて，世界各地で無差別テロや局地的戦闘が繰り広げられて，陰惨な光景がリアルな映像となって世界中に流れるようになり，それがほとんど日常化している。悲しむべく，また憂慮される事態だ。

　そのようにして，メディアを通じ，災害や事件の生々しい画像や映像を目にすることができるようになるにつれて，私たちの心理のなかにもともとある，ある種の好ましくない傾向が露骨に現れるようになったように思われる。それは，「より大きな被害や犠牲が生じることを望む心理傾向」（惨事待望心理とでも呼ぼうか）だ。報じられる事故や災害が大規模であればあるほど，私たちは一種の心理的な昂揚を感じるし，被害者や犠牲者を可哀相だと感じること自体が，苦痛よりもむしろそういう自分に対する満足感（自己愛の感覚）をもたらす傾向のあることを，完全に否定できる人は少ないだろう。これはまことに背徳的であるには違いないが，普通に見られる心理現象である。そのことを証明しているのが，マスコミ報道だ。

　どこかで大事故や災害が起これば，マスコミは現地に臨場して，きわどい画像や映像をモノにすることに躍起になる。テレビでは世界中から掻き集められた「衝撃の映像」が低予算で番組化され，スタジオのタレントたちと一緒に，視聴者もそれを「楽しむ」のが定番になっている。心温まる映像もあるにはあるが，主役はやはり災難や悲劇である。インターネットの世界はもっと露骨だ。わざわざ「閲覧注意」と銘打って好奇心を喚起し，倫理規制の網をくぐってテロや戦争犠牲者の映像などを流す者がいるのは，そういうものを覗いてみたいという心理が広く人々の間に存在するからにほかならない。

しかしながらそれは，そうした事故や災害が「ひとごと」である限りでの話であり，実際に災難が自らの身に降りかかってくれば，楽しんでいる余裕などありはしない。東日本大震災のあと，津波の押し寄せる映像が繰り返しテレビで流れたが，しばらくするとそれも稀にしか見られなくなった。惨事があまりにも身近で起こったので，ひとごととは思えない心理に多くの人がとらわれたであろうし，センセーショナリズムを身上とするマスコミも，さすがにそういった空気を読んだのだろう。「あちら側」が突然「こちら側」になり，「ひとごと」が「わがこと」になった時点から，人々の心理傾向は大きく転換する。犯罪や事故犠牲者の遺族が，「こういうことは二度と繰り返してもらいたくない」と語るのを私たちはしばしば目にするが，これは決して単なるきれいごとではあるまいと思う。

「人の不幸を楽しむ」残酷な心理傾向があるのは，人間の性^{さが}として認めざるをえないが，それでも人間は，「人の不幸をわがこととして受けとめる」能力も同時に持っているのは確かだ。そうしたヒューマンな能力を高めることができるかどうか，それは想像力と経験次第であると言っていいのではなかろうか。実際に災厄がわが身に降りかかるまで，所詮すべて「ひとごと」でしかないというのでは，人は歴史から何も学ぶことができないことになる。戦争の恐ろしさは戦争をしてみなければわからないと言われれば，確かにそのとおりかもしれないが，そう決めつけてしまえば，人間は永遠に戦争を繰り返すほか道はないことになってしまう。

福島第一原発の事故に関して言えば，事態はもう少し複雑である。放射能（放射性物質）や放射線が目に見えないだけでなく，被曝の被害もまた目に見えない。今，事故の惨禍を伝える映像と言えば，バリケードで閉鎖された無人の帰還困難区域やあちこちに積まれたフレコンバッグの山，うろうろしているイノシシくらいなものだ。水素爆発で壊れた原子炉建屋を含め事故現場は外見上かなり片づいていて，見学者も意外なほど現場間近まで行くことができる（約1時間の構内視察で，被曝線量は0.01ミリシーベルト以下）。

他方，被曝を避けるための避難がもたらした被害は甚大で，すでに2千人を超える福島県民が「関連死者」に数えられている。放射線被曝による健康被害の有無は，小児甲状腺がんについて論争になっているが，実は被曝に由来しないその他の慢性疾患や精神的ストレスのほうが，被害としては重要と思われる。しかし，原子力災害は本来的に放射能災害であることからして，事故の被害を重視する観点からは，あくまでも放射線被曝の健康影響こそが「被害の本命」でなければな

らない。そこで、「将来数十万人が死ぬ」とか「本当の被害は隠されている」とかいった風説が、いつまでも消えずに唱え続けられることになる。

福島原発災害において、「人の不幸をわがこととして受けとめる」とはどういうことだろうか。福島県民の大多数は事故のときからずっと県内で暮らしている。一時県外に避難していた人も多くは戻った（もっとも、いわゆる自主避難を含め県外避難者はまだ４万２千人ほどいて、決して少なくはないが）。戻った彼らはもはや「不幸」ではないのだろうか。避難している人と避難していない人、いわゆる強制避難者と自主避難者、それぞれにおいて「不幸」はどのようなかたちで存在しているのだろうか。県民健康調査で甲状腺がんと診断された子どもやその親御さんの「不幸」とは、いったいどういう性質の不幸なのだろうか。

「ふしあわせ」のかたちがはっきりしないということは、とりもなおさず「しあわせ」のかたちがはっきりしないことである。被害者に寄り添うと言うが、どうやって寄り添うのか、これがそう簡単な話ではない。ある人にとっては、「甚大な（被曝の）健康被害がすでに発生しているぞ」と叫ぶことが被害者に寄り添う所以であり、他の人にとっては、「不幸中の幸いで健康被害の心配はしなくていい」と声をかけることこそが被害者に寄り添う所以であって、両者はまるで敵対関係になってしまっている。同じく被害者に寄り添うという善意から出発しても、行動のベクトルが正反対である。

少なくとも原発事故からしばらくの間は、マスメディアのおおかたはセンセーショナリズムに傾いていた。現場で再臨界の危険がある、放射能が大量に放出され続けている、甲状腺がんや白血病が多発する、先天性の障害児が急増する、といったセンセーショナルな報道や記事が多く社会に流された。テレビの特集番組で事故現場や被災地の光景が映される際は、必ずと言っていいほど不気味な効果音がつけられ、視聴者の好奇心をことさらに刺激した。政府や大企業に責任のある事故であるがゆえに、そうやって事態の悲惨さを強調することがメディアの正義であるとの認識が、そこにはあったと思われる。

あれからおよそ７年が経過して、事情はかなり変わった。現場や被災地の状況が落ち着きを取り戻すにつれて、センセーショナルに好奇心を喚起するような報道や記事は減った。そのかわり、新たな自然災害や事故・事件というさまざまな「他人の不幸」が続くなかで、「福島」の記憶はだんだん人々の脳裏から失われていく。風化と言われる現象であるが、これはやむをえない面がある。世の中には次々に重大な出来事が起こるのであり、原発事故だけが人々の記憶を占有する権

利を主張できるわけではない。被災地住民の意識としても，「もう忘れてしまいたいし，忘れてもらいたい」気持ちがないわけではない。しかし風化は進んでも，風評はなかなか消えてくれない。被曝による健康被害の不安からいずれは解放されるとしてもまだ時間がかかりそうだし，世間の偏見や差別も怖い。

「福島原発事故・災害に向き合うこと」は国民的なテーマだと私は考えているが，「向き合う」とはどういうことなのか，これ自体がひとつの問題だという点に難しさがある。ひとごとではなく，わがこととして「福島」に向き合う，それが簡単なことでないのは，広島・長崎の被爆や水俣病の悲劇などを，わがこととして受けとめることが簡単でないのと何ら違わないだろう。

岩手県Ｏ町で，津波で婚約者を亡くした青年からこんな話を聞いた。「彼女を亡くしたとき，生きているうちにあんなこともしてあげたかった，こんなことも一緒にしたかったと後悔ばかりだった。津波でなくても，愛する人がふいにいなくなることは，誰にだって起こりうること。だから後悔しないように，普段から大事な人には優しくしてあげてください」と。津波被災地を訪れる本当の意味は，津波の恐ろしさを知るとか，万一のときの避難の方法を学ぶとかいったことよりも，こうした言葉に共感することにこそあると，私は強く思った。災害を「わがこと」として受けとめるということは，たとえばそういうことなのではあるまいか。原発事故も，たまたま福島で起こったわけだが，日本の他の地域でも起こりえた災害だったし，事故の態様と風向き次第では，首都圏全体が汚染地域になった可能性もあった。そう考える人がもっと増えれば，被災者に対する心ない差別や，被災地の現状をことさら陰惨に描き出すような行為は，影をひそめるはずだと思う。

Ⅱ　原子力事故がもたらした「分断」の諸相

　チェルノブイリ原発事故は，私たち日本人にとって所詮は対岸の火事だったということを，福島原発の事故に遭遇してつくづく思わざるをえない。旧ソ連邦の被災地を，私は事故の５年後に訪れた。確かに放射能汚染の被害は深刻だったし，廃墟と化したプリピャチの街の風景は生々しかった。汚染地帯の荒廃した農地と朽ち果てた農村家屋も，原発事故の悲惨さをうかがわせるに十分だった。ラジオフォビア（放射能恐怖症）と呼ばれる心理的な影響が，人々の寿命を縮めている話も耳にした。しかし，今にして思えば，そのとき私が見たのは放射能被害の上っ

面だけだったとの思いを禁じえない。福島事故の渦中に置かれてみて経験したのは，およそ想像力の及ばなかった現実だった。それは「社会の分断」という現象である。

「分断」は至るところで生じ，今も生まれ続けている。目に見えるかたちで端的に表れているのは，ゾーニングによる分断だ。避難区域と非避難区域の線引きに加え，帰還困難区域，居住制限区域，避難指示解除準備区域の線引きがなされ，行政上の扱いや賠償金の金額にいちいち差がつけられた。今でも，道路一本へだてて帰還困難区域と避難指示解除区域とが向かい合う，理不尽な光景がある。また，放射線のリスク認識の違いが行動選択の差に結びつき，家族の不和や分解が招来されるケースも生じた。2017年の春に避難指示が大幅に解除されたが，その時点から帰る・帰らないの新たな対立が生まれている。

放射線は至るところで，私たちの人間関係を切断してしまった。友人関係や親戚関係，地域の隣人との関係，夫婦や親子関係，職場の人間関係，自治体首長と住民の関係，あるいは賠償金の受給者と非受給者の間にもくさびを打ち込んでしまった。それだけではない。放射線は私たち自身の内心にも分裂をもたらした。放射線の健康影響に関しては，「何も起こってほしくない」との思いが強いのは当然だが，他方で「何もなかったで済まされるのは納得できない」との複雑な思いも，多くの福島県民の気持ちのなかには存在しているだろう。

放射能災害によって社会のあらゆるところに醸し出された分断現象については他章でも多く指摘されるだろうから，ここでは一つだけ，事柄の政治的な側面に触れておきたい。原子力発電はその出生時点から政治のテーマだった。それは国策として進められ，発電所の立地にあたっては受け入れ自治体に多額の補助金が落ちる財政システムも作られた。原発推進側からは反原発運動は反体制運動であるかのように見られ，その政治的背景を綿密に調査するようなことも行われてきた。福島事故の後，反原発サイドから「御用学者」リストを公然と作ったりする者が現れて顰蹙を買ったが，推進側だってとうの昔から同じようなことを隠然とやってきたに相違ないのである。原子力発電がこのように政治的な環境のなかに置かれてきたがゆえに，原発事故の評価においても，そこに政治的な色彩が塗布されることになるのは必然だった。チェルノブイリ事故でもそうであったように，事故評価そのものが政治のテーマになったわけだ。そしてこのことが，社会の傷をさらにいっそう深める結果になっている。

原発事故による放射線被曝が，被災者の健康にどんな影響を及ぼすかあるいは

及ぼさないか，これは本来，医学や生物学の問題であって，政治の問題ではない
はずである。ところがとりわけ政治的には「反原発リベラル」と目される人々の
側に，被曝の影響をことさらに強調する傾向が顕著である。漫画『美味しんぼ』
で問題になった鼻血論争は，そのことを浮き彫りにしたという意味で記憶に残る
ものだ。

　2016年10月，沖縄で日本環境会議の大会が開かれ，琉球大学名誉教授の矢ケ崎
克馬氏が自らの報告のなかで，「那覇市民の方が2015年産福島米を食べて脱毛・
紫斑を経験し，食べるのを止めたら恢復したと報告している」（第33回日本環境
会議沖縄大会報告集）と発言した。私は会場でこれを聞いて唖然としたが，その
場限りの発言と思っていたところ，活字になった報告集でも本人の署名でこのよ
うに記録されているのを見て，もう一度驚いた。毎日福島産の米を食べている者
からすれば笑止千万な一市民の言葉を，たしなめるどころか堂々と自説を補強す
る材料として使う研究者の神経は，尋常でない。少なからぬ自主避難者が沖縄に
もいることを思えば，「笑止」の一言ですませられない一件だ。これは極端な
例と言えるだろうが，原発を批判する陣営に多かれ少なかれこういった傾向が見
られるのは確かな事実である。

　もちろん，原発を推進しようとする側にも，同様のバイアスはある。ただ，現
に大事故が起こってしまった以上，彼らは一転して守勢に立ち，無理無体に「安
全論」を押し通すことはできない形勢になっている。放射線による健康被害につ
いて，事故の影響は無視できる程度だとするWHOや国連科学委員会の見解には，
「推進側」の政治的強弁だと言えるほどのバイアスはかかっていないと私には思
える。

　私が望ましいと思うのは，いわゆる推進派，反対派の双方において，事態を冷
静に科学的に考察し，論じようとする気運が高まることだ。言い換えれば，事故
の影響評価から政治的な色彩を払拭することである。とりわけ，反原発リベラル
陣営の上述のような傾向を克服することが重要で，そうでないと運動が被災者の
心情からますます離れていってしまうのは不可避だ。推進側にしても，運動の政
治的な背景を詮索するような発想は捨てて，真摯に被害に向き合うべきだし，除
染費用や賠償金を節約する意図から影響評価をねじ曲げるようなことはあっては
ならない。

Ⅲ　医師と患者・受診者の相互理解

　福島原発事故により，この社会がこうむった最大の損害，それは「信頼の喪失」であると言ってもある意味で間違いではないだろう。なかでも政府や行政当局に向けられる不信感の拡大は顕著だ。日本ではもともと，政府や政治家に対する国民の信頼感は薄い。政治家一般を信頼しないのが市民的見識であるとすら考えている国民が，少なくないのではないか。信頼を裏切るような政治家の言行が目立つ状況にも問題はあるが，もっと問題なのは，そういう現状に痛みを感じる国民が少ないように見えることだ。政府を信用できない国民がいかに不幸であるか，そのことを福島原発事故は痛いほど国民に知らしめた。政府情報がもっと信頼できるものであったなら，あるいは政府情報が信頼できると国民がもっと思えていたら，事故後の混乱はずっと小さくてすんだのではなかろうか。

　福島県の県民健康調査の結果報告や検討委員会によるその評価も一種の政府情報だと言えるが，これについても，その内容の当否以前に，そもそもこの調査は信頼できるのかどうかを問う声がある。どうせ（被曝の影響を否定する）結論は最初から用意されている，といった見方が当初からあるし，今でも根強い。批判する側においても，（逆の）結論が最初から決まっているかのようである。これでは社会的合意の得られる評価結果が出せるわけがない。どうすればいいのだろうか。

　非専門家の立場から県民健康調査検討委員会にメンバーとして加わっていた私から見ると，問題は「専門家と住民の相互理解」の点にあるように思える。相互理解のむずかしさが，専門家に対する信頼維持の困難につながっているように感じられるのである。

　よく言われるとおり，医師と患者の間には，「情報の非対称性」という関係上の事情がある。診断や治療については圧倒的に医師の側に情報と技術が偏って存在しており，医師の前に坐らされた患者は，唯々諾々と医師の言葉に従うほかない。いくらインフォームド・コンセントと言っても，基本的な立場の優劣は動かしがたい。そして，こうした事情をたいていの患者はひとまず受容して，医者にかかっている。そこには社会通念として「信頼」があり，医師にとってはそれが仕事のしやすさにつながっていると思われる。ところが，原発事故が起こり甲状腺がんへの不安が高まったうえ，調査そのものの社会的信頼性を疑問視するよう

な空気が生まれると，患者ないし受診者側の意識に変化が生まれる。それは個人的な変化ではなく，いわば社会集団レベルでの意識変化である。端的に言えば，「大丈夫です」と言われても，これまでのように簡単に納得し安心することのできない住民が，忽然として増えたのである。医師は，少なくともこの件については，個々の受診者ではなく社会集団としての受診者と対面する特殊な立場に置かれるようになったと言ってもいい。

　こうした変化に遭遇した医師の側に求められるのは，受診者や患者に対する今までよりも丁寧で慎重な応対であるだろう。現場で尽力している個々の医師にしてみれば，精いっぱい丁寧な対応をしているつもりかもしれないが，少なくとも事情の変化を意識したうえで，これまでとは違うレベルでの受診者対応になっているかどうかを，問うてみるべきではなかろうか。実際，甲状腺検査の場での医師個人の態度や一つひとつの言葉遣いについて，おそらくは当の医師には思いがけないほど受診者の側が神経質になり，ときには傷ついている事例が，しばしば報道などで指摘されている。

　他方で，受診者側にも理解の不足している面がある。30万人を超える膨大な受診者を短期間で検査しなければならない。しかも，甲状腺の超音波診断にすべての医師が熟達しているわけではないので，特別に講習を実施して必要な担当医師数を確保しなければならない。思うにまことに大変な事業であり，一人の受診者にたっぷり時間をかける余裕などないと，ひとまずは了解してかかるべきだろう。受診の場での医師の言葉遣いまであげつらうのは，実際のところ酷な話ではないだろうか。また，個々の医師は個人的に受診者や患者に対応しているわけではなく，県民健康調査という大掛かりな事業の一環としてそうしているのであるから，組織として統制のとれた言動を心がけねばならず，それが受診者サイドから見ると没個性的で冷淡な態度に見えることもありうる。

　医師と受診者ないし患者との接点において，両者の相互理解を図ることができれば，信頼の回復・促進はかなりの程度達成できると考えるのは甘いだろうか。「つまらないこと」とは思わないが，些細な言葉遣いや態度振る舞いがもとで，医師と住民の気持ちの隔たりが広がったり，調査への信頼が落ちたりするようなことは，できるだけ避けたいと考えるわけである。

　もう一つ，検討委員会で感じたことを書こう。医師や行政の側の「政治的センス」についてである。健康被害の評価に政治を絡めるな，と先ほど書いたばかりだが，ここで言いたいのは，自らの言葉や行動が，社会にどのように作用するか

について，想像力を働かせる能力や努力が医師・行政の側に不足しているのではないかということである。患者に向き合っているだけでなく社会に向き合っている，という意識が薄いと表現してもいい。

　何度か指摘したことを繰り返すことになるが，「これまでの知見では，100ミリシーベルト以下の被曝では明らかな影響は見られない」とか，「チェルノブイリの経験によれば，影響が現れるとしても4〜5年後から」とかいった記述が報告書に見られたりするのは不適切である。不適切だというのは，それが間違っているかどうかの問題ではなく，そう言ってしまったら調査を実施する意義が論理的に崩れてしまうからだ。「一般住民で100ミリシーベルトを超えるような被曝はない」との調査結果が出た時点でもう，影響はないとの評価を下してしまったに等しい。「4〜5年後にならないと影響は出ない」と言ってしまった瞬間に，先行検査の結果は事故の影響のない数字だ，との予断をもって臨んでいるように見られてしまう。県民健康調査の範囲外で見つかった甲状腺がん患者のデータが，検討委員会に報告されていなかった件についても，調査のスキームの内部だとか外部だとかいった役所的事情など，住民にしてみれば何ら本質的なものでないのは自明だ。即刻軌道修正すべきところ，諸方面からの批判を浴びてもなお扱いを先送りしているのは，不可解としか言いようがない。

　県民健康調査に従事している医師や医学者の誠意と努力には，心から敬意を表したい。かつて経験したことのない膨大な事業にエネルギーを割いている多くの関係者の苦労は，察するに余りある。だからこそ，その努力が受診者や患者に必ずしも素直に受けとめられず，ときに裏目に出てしまうことが残念でならない。また，検討委員会には甲状腺検査以外の詳細なデータが提出されて説明がなされるが，要するに被曝の影響がそこにどのように表れているのかいないのか，私を含めて一般住民にはそのへんがよくわからず隔靴掻痒の感を免れない。言ってみれば，CT検査の画像は見せてくれるが，肝心の診断を聞かせてもらえないようなもどかしさを感じる。それでいて，甲状腺がんについての「影響は考えにくい」という評価だけが目立つ。健康影響に関しては，甲状腺検査以外のいろいろなデータを踏まえた総合的・全体的な分析と評価が重要で，その点のわかりやすい情報提供が必要だと思う。局所的に甲状腺だけに注目が集まっている現状は，正常とは思われない。

Ⅳ　「福島差別」という国民的問題

　福島事故の翌年だったと思うが，ある高校に頼まれて講演をしたことがある。質疑応答の時間になって一人の男子生徒が，「僕たちが大人になってから結婚して，奇形児が生まれるようなことはないでしょうか」という質問をぶつけてきた。「そんなことはないから心配する必要はない」と私は答えたが，後日このことをある研究者の集会で紹介したところ，「それは科学的態度とは言えないのではないか」との批判を受けた。このことについて少し考えてみたい。

　原発事故による被曝が，遺伝的な影響を子孫に及ぼすかどうかについては議論がある。広島・長崎の被爆二世・三世に関する疫学調査では，「統計的に有意な影響は観察されない」という結果になっている。しかし，統計的に確認されないというのは，影響が絶対に存在しないことを意味するものではないので，理論的にその可能性はゼロとまでは断言できない理屈になる。福島事故での被曝量が原子爆弾によるそれと比べて大幅に小さい点を考慮しても，理論的には依然として完全にゼロと断定することはできない。これは疫学調査そのものの限界であり，「ゼロとは言えない」との見方を否定することは，永久に不可能だ。

　このような場合，科学的にどうなのかという議論と，社会的にどう扱うべきなのかという議論とを，区別して対処するのが正しい方法ではないかと私は考えている。可能性としてゼロとまでは断言できないが，有るか無きかという程度の小さなリスクであれば，無視してかかったほうが社会にとって幸福であるような場合がある，と考えるわけである。

　たとえば，原発事故による無用な追加被曝は，（LNT仮説に従えば影響はゼロとは言えないのだから）たとえ1ベクレルであっても許容しがたい，と主張する人が仮にいたとしよう。この主張に従って汚染の及んだすべての地域から住民を避難させれば，被曝の想定被害をはるかに上回る膨大な被害が現実に発生することは目に見えている。そこで人々は妥協して，年間1ミリシーベルトといった基準を了解して対処しようとする。要するに，1ミリシーベルト未満の被曝リスクは，無視したほうが社会の幸福にとってベターだとの価値判断が，そこには現に働いているわけである。無意識のうちにであれ，「リスクトレードオフ」の問題に答えを出しながら私たちは生きていると言っていい。あえて言えば，この場合，1ミリが2ミリであっても3ミリであっても，問題の性質は基本的に変わらない

はずである。

　ただ，ここでもまた，政治的価値判断の介入する弊害が懸念される。たとえ微小であっても事故による追加被曝は「許せない」，といった感情が作用することが多いのである。しかし，加害者を許すとか許さないとか，そういったことは被災者にとって二次的な問題である。住民にとって最も重要なのは毎日の生活であり，自分や子どもたちの将来の有り様だ。政治的ないし倫理的な動機からする「ゼロベクレル志向」は，ここではまったく有害無益な作用しかもたらさない。

　福島原発事故の後，何度かチェルノブイリ原発事故被災地を訪れて痛感したのは，まさにそのことだった。福島原発事故よりもはるかに深刻な放射能汚染に見舞われた彼の地の人々にとって，何よりも重要なのは，いかにして放射線から身を守るかという具体的な生活問題である。汚染された飼料で育てた家畜を，どうすれば食用に適するようにできるか。牛乳をどんなふうに加工すれば，どれくらい線量が下がるか。森のキノコやベリーを，どうしたら安心して口にすることができるか。国内産の食料品や森の恵みに頼らざるをえない彼らには，そうしたいちいちのことが生活上の要請であり，たとえば同じキノコでも，放射性セシウムの移行係数が異なることから，種類ごとに細かい基準を立てて個々の測定値と照合するようなことを，事故から30年以上たった今でも日常的に行っている。

　同じようなことが，福島県でもこれまで行われてきた。当初はまさかできるはずがないとも思われていたコメの全量全袋検査が，現に実施されている。陰膳調査もいろんな組織や団体によって行われ，原発事故由来の放射能はまず検出されないことが確認されている。こうして，内部被曝のコントロールが見事に成し遂げられているのは，環境汚染のレベルがチェルノブイリ事故に比べて格段に低かったことが主たる要因ではあるものの，農業者や消費者団体が苦労して達成した成果だ。

　しかしなお，放射線にまつわる科学的根拠のない偏見や思い込み，あるいは合理的判断とは次元の異なる漠然たる「穢れ」意識のようなもの，こういったものが原発事故被災者や福島県民をいまだに苦しめている。これからの「福島」にとって最も憂慮されるのは，放射線被曝に由来するしないにかかわらず，現に生じている心身の健康被害に加えて，社会的スティグマ（烙印），言い換えれば差別と偏見の問題であるといっても過言ではない。

　ところで，ここで厄介なのは，こと放射能の問題となると，その差別や偏見が善意や正義感から発している場合が少なくないことである。「特定の人に対する

いわれのない人権侵害」である差別という行為は，多くの場合，差別している側にその自覚のない点に特徴がある。たとえば，「子どもの命を守れ」という善意の言葉が，福島で子育てをしている親たちの心を深く傷つけていることは，言ってる当人には自覚されにくい。「ヒロシマ，ナガサキ」と並べて「フクシマ」と書かれることに，多くの福島県民が不快感や反発を覚える理由も，理解されにくいだろう。「見つかっている甲状腺がんは明らかに被曝が原因だ」という発言が，当の患者やその親を心理的にいかに苦しめるものか，おそらく理解されていないに違いない。

「正義」は，時にきわめて不寛容になる。政府や電力を許せないとの思いが高じると，政府や電力を利するような言動は一切許せないという，政治的リゴリズムに陥ってしまう。そして，健康被害を楽観視するのは政府・電力を利するものだとの見方をすれば，悲観的な観測をすること，すなわち健康被害が大きいと主張することがすなわち正義だ，という論理的帰結になる。ここまでくればもう，被災者の心情とかけ離れるどころか正面衝突してしまうだろう。そうなることは，「正義派」にとっても不本意なはずではなかろうか。

悪意からではなく善意から発する差別を克服するのは，けだし困難である。「悪意よりも善意の方が執念深い」と劇作家の別役実氏が書いている（『噴飯悪魔の辞典』「恩」の項，平凡社刊）。善意が悪意以上に被害者を苦しめる事態は，悲劇以外のなにものでもない。可哀相だというただの同情さえ裏目に出て，かえって被害者を傷つける場合があるのである。

いずれにせよ，「福島差別」は現在と将来の最も懸念すべき問題の一つであり，福島県民である（あった）ことを隠しながら生きていかなければならないような人を，一人たりとも生んではならないと思う。このことは，広島・長崎を経験した日本人に突き付けられた，一個の国民的な課題と言えるだろう。

【参考文献】

児玉一八・清水修二・野口邦和(2014)放射線被曝の理科・社会──四年目の「福島の真実」．かもがわ出版

清水修二（2012）原発とは結局なんだったのか──いま福島で生きる意味．東京新聞

清水修二他（2018）しあわせになるための「福島差別」論．かもがわ出版

第Ⅱ部　支援の実践

発災早期の被災地支援
——福島県立医科大学心のケアチームの活動

【矢部博興】

I　はじめに

　2011（平成23）年3月11日，東北地方に未曾有の災厄をもたらした東日本大震災が発生した。それに引き続く大津波によって，太平洋側の東北三県の岩手県，宮城県，福島県の沿岸部には計り知れない破壊がもたらされた。福島県ではこれに加えて，住民を長きにわたって苦しめることになった福島第一原子力発電所の事故が発生した。震災直後には放射能汚染がどの程度のものか知らぬまま，震災や津波の影響を受けなかった地域に住む多くの人々が移住を余儀なくされた。さらに発災後の一年以内には，県人口の約2％が県内外の他地域に移住したのである。ちなみに，2011年1月1日に2,041,051人であった県人口は，2012年1月1日には，1,982,991人にまで減少した。避難者たちは平穏な日々と住居を奪われ，全県民が長期的な放射能汚染への不安のなかでの生活を強いられる状況となった。そして，その避難のために，震災時点で入院していた患者さんの治療が十分にできない状況や，学校の体育館などの避難所での生活が長引いている避難者の精神的疲労の問題が生じた。

　被災地支援の点からも，福島県が他の被災県とはまったく異質で深刻な災害に見舞われたことは明らかだったが，政治家をはじめメディアにも，震災直後には3県が同じ被災を受けたという論調が目立った。しかしながら，震災から10日経った3月22日の時点で，福島県内には446カ所の避難所があり，36,227人が避難している状況であり，避難所を訪問する医療チームの不足が深刻であった。唯一，2011年4月11日付けの中国新聞には，厚生労働省は地震直後に日本医師会，日本看護協会，自治体に人員派遣を要請し，保健師は事務職員らと3，4人のチームで被災地入りしたということであったが，3月27日時点で活動していた医療チームは岩手県で35チーム，宮城県で76チームだったのに対し，福島県ではわずか2チームにすぎなかった，という記事がある。これにより，県知事が厚労省に

直訴し，同省は再度の要請に踏み切り，これ以降は17自治体から派遣申し出があったものの，申し出の際には原発事故に関する懸念が伝えられたり，派遣先を原子力発電所から遠い地域にするよう依頼されたりしたというのが実態であった。

このように，支援の不足には，原発事故の影響による福島県独自の問題が存在することがわかっていた。これは精神医療だけでなく全体の医療チームの話であったが，心のケアに関しては，支援チームを期待できる状態にすらなかった[1,2,3]。

Ⅱ　福島県立医大心のケアチーム

福島県立医科大学神経精神医学講座と看護学部精神看護学担当教員も，発災直後に心のケアチーム（以下，福島医大心のケアチーム）を立ち上げたが，当初は双葉病院からの避難者をはじめ，医大に運ばれてくる被災者の対応に追われた（写真）。次第に，壊滅的な打撃を受けた浜通りには，原発事故の影響で支援チームが入りがたいことが明らかになったので，心のケアチームの活動を相双地区といわき地区に集中させることにした。しかし避難所などを巡回するのにも人員が足りなかった。

そこで，心のケアチームを組織するにあたり，個人的なルート，他県の大学や病院，医療センターや精神神経学会を通して支援者を募ったところ，日本ばかりか海外からも途切れることのない支援が続いた。そのなかには，県外はおろか国外からも自費で支援に来てくださる方々も多かった。住民の避難所のケアは，福島県精神病院協会や福島県診療所協会の精神科医が中心に行ったが，これらの精力的で効果的であった支援活動については別稿にゆだねる。

1. 福島県立医大・神経精神医学講座および心身医療科の震災時診療

福島県立医大・神経精神医学講座においても，双葉病院の患者21人を一度に入院させる事態を経験した。避難時の混乱のなかで，医療関係者も誰も付き添わず，カルテも持たず，大型バスで移送されてきたことなどは，すでにメディアでも大きく取り上げられたが，したがって名前も病名も知らずに加療をせねばならなかった。この原因として，後に自衛隊などとの連携に問題があったことなども報

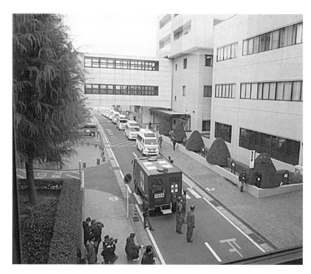

震災直後に浜通りからの救急車が待機している状態。自衛隊の救急車両のほか，メディアのカメラも認められる。

写真：福島県立医科大学救急部入り口

告されている。

　一方，双葉厚生病院精神科に関しては，福島市内の総合病院に一時避難的に滞在していたときに，数十名の患者さんたちを診察する機会があった。緊急避難の最中であるにもかかわらず，医師，看護師が付き添い，患者ごとに薬袋，投薬情報と紙カルテが整然と並べられていた。連絡がとれない家族について，津波の被害に遭われたかもしれない可能性を心配しながらも，看護師は職務をまっとうされていた。薬袋，紙カルテなどが整然としている理由を問うと，放射能事故が発生した直後の避難時に，各患者のベッドに各自の紙カルテを置いて回ったので，そのような整然とした避難が可能であったという。現在多くの病院が電子カルテに移行している状況において，再び災害が生じた場合への警鐘ととらえるべき事案であると思われる。

　また，神経精神医学講座の行った支援の一つとして，閉鎖を余儀なくされた浜通りの精神科病院から，低体温症などで入院継続が必要で転院を要する患者を，県内外の病院への電話での転院調整を行ったり，入院を要する患者があった場合に，中通りの病院に紹介するなどの入院調整も行った。

2．いわき地域における福島医大心のケアチーム活動

　いわき地区においては，福島医大心のケアチーム活動を，発災から1週間後の2011年3月18日から開始した。その活動は，震災直後の3～7月までは週3回であったが，順調に県外からの他の支援チームの応援が得られるようになった8月からは，週1回とした。応急仮設住宅や雇用促進住宅を，1日あたり5～10軒について対応訪問支援を行ったり，いわき市保健所に予約の入った場合の心理相談などの個別面談，コミュニティセンターや公民館での子育てサロンや，生き生きデイクラブなどの支援を行った。

　いわき地区における心のケアは，発災後から次第に時間が経つにつれて不安や退行が強くなり，情緒不安定となった子どもたちのケアと，子ども以上に不安に敏感な母親のケアが中心となった。その当時の子どもに見られた特徴として，夜尿や津波ごっこ，地震ごっこが見られた。さらに，放射能不安の強い乳幼児の母親のケアも必要となった。同時に，予測されていたことではあるが，アルコール依存症などのアルコール関連の問題が次第に増加していった。

　また，当初の精神科医を中心とした精神医療の支援から，児童精神科医や心理療法士を中心としたカウンセリング主体のケアに，次第にシフトしていった。震災後の早期から精神医療に関する支援から離れることができた主な理由は，いわき地区においては早い段階で，いわき市内の精神科病院やメンタルクリニックの回復が認められていたからである。

3．相双地域における福島医大心のケアチーム活動

　相双地域とは，相馬市，南相馬市（旧：鹿島町，原町市，小高町），相馬郡（新地町，飯舘村），双葉郡（広野町，楢葉町，富岡町，川内村，大熊町，双葉町，浪江町，葛尾村）全部の総称である。このうち相双地域の人口は，震災前の2011（平成23）年1月時点で195,717人であった。

　相双地域のこころのケアチームの活動は，福島医大神経精神医学講座と看護学部精神看護学担当教員が，相馬市にある公立相馬総合病院の協力を得て，相双保健福祉事務所と連携しながら，2011年3月29日に臨時精神科外来を開設した。全国からのボランティアの医師を募り，医大医師とともにそこでの外来診療および

避難所・仮設住宅・借り上げ住宅への巡回診療を行った。

　公立相馬総合病院に震災前に精神科はなく，そのために開設にあたっては，全国からの支援の向精神薬などを運び入れることから始めた。臨時精神科外来での震災前の治療先の内訳は，雲雀ケ丘病院が30％前後，公立相馬総合病院の他科からの紹介が20％前後，小高赤坂病院が10％前後であった。緒方メンタルクリニックなどの診療所からの紹介が10％前後あり，疾患の内訳は，統合失調症が約30％，気分障害も約30％，不安障害は約10％で，PTSDなどのストレス関連障害は5～6％にすぎなかった。精神科病院入院施設のないこの間の緊急入院などへの対応は，24時間体制で福島医大心のケアチームが応じ，県北・県中・県南の病院と連携して対応した。幸いなことに，県内外および国内外からの支援を受けて，この臨時外来は一日の休診もなく，2012年1月6日まで約1年間機能した。

　相双地域には，おそらく世界の歴史でも類を見ない精神医療崩壊が突如として起こった。その要因は，単に大地震，大津波，原発事故だけによるものではなかったと筆者は考えている。相双地域における精神医療提供に関する最大の問題は，実は震災前からの精神医療機関の地域偏在にも由来している。相馬市の人口は2010年の統計で約3万8千人であり，震災前から4千人減少したものの，2017年でも約3万5千人である。しかし，この相馬市と隣接する約8千人の人口である新地町のいずれにも，震災前から単科精神病院も精神科診療所もまったく無く，相馬市の医療全体を支えるべき公立相馬総合病院にも，精神科病棟はおろか外来すら設置されていないという精神医療過疎と呼ぶべき土地であった[4]。これは全国的に見ても異例のことである。その結果，相馬市民に必要とされていた精神医療は，南相馬市（人口約5万6千人）にすべて依存していたのである。震災前も相馬市民の入院に関しては，福島県精神科病院協会の図8−1（2011年5月16日作成）でわかるように，主に南相馬市の雲雀ヶ丘病院(254床)，小高赤坂病院(104床)，双葉町の双葉厚生病院（140床），双葉病院（350床）が担っていたが，これが今回の災厄のなかでさらなる問題を生じさせた。

　なぜなら，上記の南相馬市の精神科病院は，30km圏内の緊急時避難準備区域もしくは20km圏内警戒区域内に位置していたために，閉鎖や縮小を余儀なくされたからである。双葉病院，双葉厚生病院や小高赤坂病院には，福島第一原子力発電所から20km圏内の警戒区域として避難指示が，そして雲雀ヶ丘病院と高野病院は，30km圏内の屋内退避指示（その後に緊急時避難準備区域指定）が出されて閉鎖を余儀なくされた。これらの病院の合計の病床数は約900床であり，当

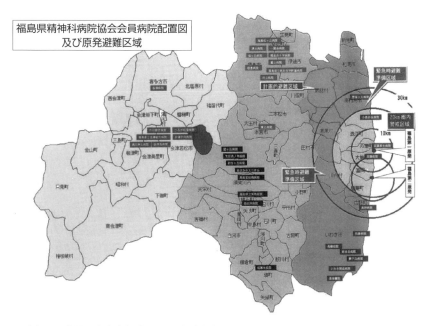

雲雀ヶ丘病院，小高赤坂病院，双葉厚生病院，双葉病院，高野病院のすべてが，いずれも福島第一原子力発電所から30km圏内に位置している。

図8-1　福島県精神科病院協会事務局作成地図（2011年5月16日現在）

時の入院患者数は712人に及んだ。これらがすべて閉鎖に追い込まれたのである。その後，雲雀ヶ丘病院が最初40床を再開したが，相馬市はいまだに弱体化した雲雀ヶ丘病院(60床)だけに頼っている状態であり，これは憂慮すべき事態である。

III　震災時の浜通りの精神科病院

　原発事故の結果，避難指示がなく，屋内退避が指示されただけの雲雀ヶ丘病院なども閉鎖を余儀なくされた。なぜなら，屋内退避指示を聞いた民間業者が「外気は危険」と判断し，その地域に入らなくなった結果，物流が途絶えて患者に食事が提供できなくなったからである。また，ほとんどの病院は外気を取り入れるタイプのボイラーを利用していたが，屋内退避の指示がある地域は，外気の取り入れが危険と自己判断してボイラーを止めたという。その結果，雪も降った震災直後のあの時期に暖房を止めざるを得ず，多くの低体温症の発生を防げなかった

のである。

　雲雀ヶ丘病院の場合，県も民間業者に避難のためのバスを依頼したが，結局バスは病院に到達することはなかった。その結果，避難準備をしたまま食料も途絶えた雲雀ヶ丘病院では，院長自らが炊き出しに並んで食料を確保するなどの悲惨な状況であった。このような混沌のなかで，すべての入院患者が県内外の病院に移送された。外来診療は上記5病院に加えて，南相馬市のおがたメンタルクリニック，原町のはらまち心療内科クリニック，原町診療所の3診療所が精神科の外来診療を支えていたが，これも閉鎖された。

　以上の結果として，福島第一原発事故後早々に，相双地域のすべての精神医療機関が閉鎖に追い込まれたのである。つまり，相双地域の約19万人の住民に対応してきた精神医療体制が，一夜にして失われた。全地域が災害や戦争などで破壊された場合を除けば，相馬市などは多くの家屋と住民の生活がある程度保たれていたにもかかわらず，地域全体の精神医療が崩壊した。このような例はまったく知らない。

　2011年6月に，福島県精神病院協会や福島県診療所協会などの精神医療関係者が集まり，今後の相双の精神医療について話し合いを行った。このような事態に対して，政府の避難指示や避難準備区域の指定が解除されない限り，精神病院を再開できないというのが結論であった。おがたメンタルクリニックや原町心療内科クリニック，高野病院などが小規模の診療を再開させていたが，膨大な需要には対応できなかったのである。

1．メンタルクリニック「なごみ」と併設された
　　心のケアセンター「なごみ」

　前述したように福島医大心のケアチームの活動は，避難区域を含む福島県浜通りを中心に行ってきたが，精神病院の閉鎖を含む壊滅的な精神医療の崩壊が生じた相双地域に対する心のケアの拠点は，メンタルヘルスアウトリーチを基本とする施設となることが必然でもあった。これを担ったのが，2012年1月に相双地域の拠点として設立されたメンタルクリニック「なごみ」と，併設された心のケアセンター「なごみ」である。これらは後の2012年4月に設立され，全県レベルに展開された，心のケアセンター6方部＋南相馬1駐在＋福島市の基幹センター（2月設立）のモデルとしての役割を果たしている。

この心のケアセンターは，現在筆者が会長を務める福島精神保健福祉協会の傘下にあるが，福島県からの委託によるものである。以下に，この「なごみ」設立の経緯について述べる。

2．相双地域の精神医療崩壊に対する答えとしてのアウトリーチ型精神医療

いったん閉鎖された30km圏内の精神病院のうち，雲雀ヶ丘病院が60床を復活させ，現在も相双地域の入院精神医療を担っている（一時は120床まで回復したが，医療スタッフの不足で病床減を余儀なくされた）。しかし，相双地域において，従来型の入院を基本とする精神医療への復帰が困難なのは明らかであった。

一方，欧米では，入院ではなく地域で支える精神医療が主流となっている。もともと日本は，入院精神科医療への依存度が高いと指摘されていた[5]。欧米型の精神医療がいわゆるメンタルヘルスアウトリーチであり，以前から厚生労働省が「精神障害者アウトリーチ推進事業」として，モデル事業を展開してきたものでもあった[6]。「未治療や治療中断している患者さんに，専門職チームが訪問支援を行うというアウトリーチによって，包括的な保健・医療・福祉サービスを提供して，きめ細やかな支援を行って在宅治療を可能にするもの」とされている。

福島医大心のケアチームは，2011年6月12日に，メンタルヘルスアウトリーチを基本とした精神医療の導入を目的として「相双地区の新しい精神科医療サービスシステムの構築を考える会」を発足させ，同年8月6日に「相双に新しい精神科医療・保健・福祉システムをつくる会」を開催。2011年9月2日に「特定非営利活動（NPO）法人　相双に新しい精神科医療保健福祉システムをつくる会」の発起人会を開催し，同年9月25日に「NPO法人　相双に新しい精神科医療保健福祉システムをつくる会」の設立集会を開催。2012年1月9日に，NPO法人相馬広域こころのケアセンター「なごみ」を立ち上げ，同時にメンタルクリニック「なごみ」というメンタルヘルスアウトリーチの拠点を開設するに至った。

米国9.11同時多発テロ事件の復興支援で積極的に活動した，マウントサイナイ大学や，コロンビア大学，米国日本人医師会がこれらの開設に尽力してくれた。前述したように，類を見ない壊滅的な精神医療崩壊が生じた相双地域において，先進的な欧米型のアウトリーチ精神医療システムの構築が進行した（ただし，欧米の脱入院精神医療のすべてが先進的で優れているとは言えないことに注意すべ

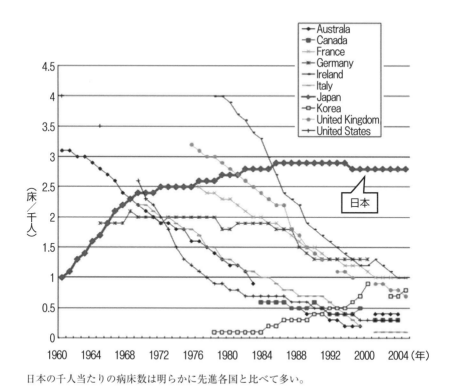

日本の千人当たりの病床数は明らかに先進各国と比べて多い。

図8-2　諸外国と比較した日本の精神科病床数
（社会保障審議会医療部会〈平成22年12月2日資料〉を元に著者一部改変）

きである。欧米では本来入院すべき精神科患者が，医療費削減のために，適切な入院医療が受けることのできない実態もある）。

　さらに，心のケアセンター「なごみ」では，アウトリーチ医療にとどまらず，仮設住宅への全戸訪問カウンセリング，住民サロン，子どものプレイパーク，「いつもここで一休みの会」や「ちょっとここで一休みの会」などのグループワークも行われた。以上のサロン活動は，チェルノブイリ原発事故後，ウクライナなどでも行われ，成果を上げている活動の一つである。前述したように，心のケアセンター「なごみ」は，心のケアセンター事業のモデルとなっている。

　県民健康調査の心の健康度・生活習慣調査について詳細は割愛するが，調査の結果で訪問支援が必要と判断された県民にも，心のケアセンターが市町村の保健師さんたちと連携しながら対応している。今後も，福島県全県にわたる有機的な

心のケアの提供システムを構築する必要がある。

【文献】
1）矢部博興（2012）福島リポート（第10回）　相双地域の精神医療崩壊とその対応　逆転の発想による新たな医療の導入（解説）．日本医事新報，**4619**，31-33.
2）矢部博興・三浦至・板垣俊太郎・和田明・勝見明彦・志賀哲也・貝淵俊之・樋代真一・安藤海香・伊瀬陽子・大口春香・浅野聡子・太田貴文・高橋高人・及川祐一・本谷亮・大川貴子・加藤郁子・大竹眞裕美・増子博文・中山洋子・丹羽眞一（2011）大震災後のよりよい医療の復旧・復興を目指して　大震災および福島第一原発事故後のメンタルケア報告　福島県沿岸地域における精神医療の現状と今後の課題．*Surgery Frontier*，**18**（4），353-356.
3）矢部博興（2013）東日本大震災・福島第一原発事故と精神科医の役割（第7回）　東日本大震災における福島県の精神科医の活動（解説）．精神医学，**55**（7），681-685.
4）福島精神科病院協会事務局作成地図（2011年5月16日現在）
5）厚生労働省社会保障審議会医療部会（2010年12月2日資料），OECD Health Data 2002（1999年以前のデータ），OECD Health Data 2007（2000年以降のデータ）
6）厚生労働省社会・援護局障害保健福祉部（2011）精神・障害保健課：精神障害者アウトリーチ推進事業の手引き［http://www.mhlw.go.jp/bunya/shougaihoken/service/dl/chiikiikou_03.pdf#search］

第9章 福島における母子支援

【後藤あや】

I　公衆衛生の指針

　震災後の公衆衛生上の課題として，ハーバード大学のマイケル・ライシュ教授は，2011年7月に福島県で開催された第60回東北公衆衛生学会において，以下の3点を挙げた[1]。

①包括的な救済（redress）——東日本大震災の被災者を公平かつ包括的に救済する方策と，その決定。
②コミュニティの再建(rebuilding)——コミュニティがいきいきと活動し，新しいソーシャル・キャピタルを創り出せるような再建。
③社会の再生（renewal）——将来のための新しいビジョンと能力強化，さらにはリーダーシップの創成。

　ここで改めて，日本における母子保健対策の歴史的な歩みを振り返ると，実はこれらのポイントを踏まえて発展し，戦後短期間に乳幼児死亡率と妊産婦死亡率の急激な低下を達成したことがわかる（図9-1）。

　1934年に恩賜財団母子愛育会（現・愛育会）が設立され，地域組織による農村での母子保健活動が拡大した。このような地域主体の活動が先行し，1937年に保健所法が制定された後，1941年に地域保健活動を行う専門職である保健師が誕生した。1940年に国民体力法が制定されてから，乳幼児の健康診査が全面的に行われるようになり，1942年には母子健康手帳の前身である妊産婦手帳が創設された。その後，1947年制定の児童福祉法により母子保健サービスがさらに充実し，1965年には妊産婦のみならず，前段階の女性の健康管理を含めた総合的な母子保健対策を強化する目的で，母子保健法が制定された。

　2001年から開始した，21世紀における母子保健の国民運動計画「健やか親子21」では，視点が母と子の関係から，親子，そして地域全体に広がり，母子保健が人々

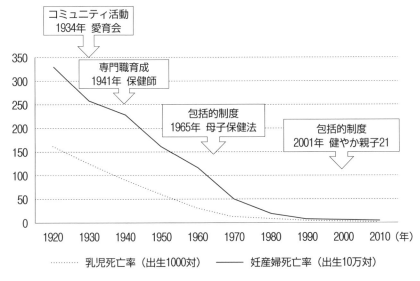

図 9-1　母子保健対策の歴史

の健康づくりの一環として位置づけられた。つまり，ライシュの3課題のなかでも2点目のコミュニティの機能強化に始まり，2点目と3点目を踏まえた地域のリーダとなる専門家の育成，そして1点目のより包括的なサービスを提供するための制度制定へと発展した。

　以上より，震災という非常時でもすぐに新しいことを始めようとせずに，既存のシステムとサービスを見直すことの重要性が示唆される。実際，震災後の対策では，極力平時のサービスを基本とすることが推奨されている[2]。そこで現行の日本の母子保健システムを概観すると，厚生労働省，県，そして自治体と3層の組織体系を取っている（図9-2）。厚生労働省が健やか親子21という母子保健の取り組みの方向性を示し，県がそれに基づくより専門的かつ広域サービスを，自治体がより直接的な保健サービスを提供する。これらのサービスはスクリーニングと支援がパッケージになっており，たとえば，乳幼児健康診査で子どもの健康や発育のスクリーニングを行い，適宜，必要な支援を行う。

　震災後には，これまでの歴史的な経過から確立された組織体系を基本として，それを柔軟に改変，強化することが効率的な支援につながる。その次の課題は，住民の支援へのアクセスである。どのような支援があるのか，必要な支援がどこで受けられるかなど，わかりやすい情報の伝達が重要である。

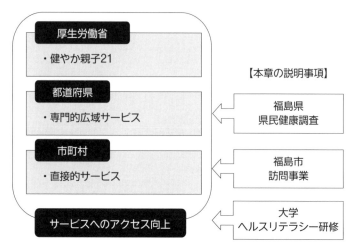

図9-2 母子保健システム

　本章では，震災後に実施した県レベルのサービスの実例として福島県の県民健康調査について，自治体レベルの実例として福島市のこんにちは赤ちゃん訪問事業について，そして，わかりやすい情報伝達のために大学が県と連携して実施しているヘルスリテラシー研修について説明する。

II　県レベルの支援——県民健康調査の電話支援

　福島県立医科大学は福島県より委託を受け，2011年より「県民健康調査」を実施している。これは，県民の被ばく線量の評価を行うとともに健康状態を把握し，疾病の予防，早期発見，早期治療につなげ，県民の健康の維持，増進を図ることを目的としたものである。この調査は，被ばく線量の評価を行う基本調査のほかに，甲状腺検査，健康診査，こころの健康度・生活習慣に関する調査，妊産婦に関する調査を実施している。

　妊産婦に関する調査では，妊産婦のからだやこころの健康状態，意見・要望などを把握し，支援が必要と判断された対象者には助産師，保健師などによる電話支援を行う。この調査の方針を決める委員も電話支援担当者も，震災前から県内で働いている専門家であり，調査回答者とさまざまな課題や心配を共有しながら調査を運営してきた。ここでは，初年度（2011年度）調査のデータを用いて，支援について説明する[3]。

初年度の調査対象者は，2010年8月1日から2011年7月31日までに県内で母子健康手帳を交付された母親，または上記期間中に県外で交付を受けた者のうち，2011年3月11日以降に県内で妊婦健診を受診または分娩した者とした。この条件に合った16,001名に対して自記式質問紙を郵送し，9,321名から回答を得た（回答割合58％）。

妊産婦に関する調査の主な質問は，以下の4部構成である。①対象者の基本属性(年齢，居住地，既往歴，妊娠歴など)，②周産期(周産期ケア，合併症など)，③児の健康（出産週数，出生時体重，奇形など），④育児に関する項目（うつ傾向，栄養方法，自由記載など)である。うつ傾向のスクリーニングには2質問法[4]を用いて，「ここ最近1カ月間，気分が沈んだり，憂うつな気持ちになったりすることがよくありましたか？」「ここ最近1カ月間，どうしても物事に対して興味がわかない，あるいは，心から楽しめない感じがよくありましたか？」の二つの設問のうち，1項目以上に「はい」と回答した母親を，「うつ傾向あり」とした。

電話支援は，うつ傾向の二つの設問両方に「はい」と回答した者と，自由記載欄に支援が必要と考えられる記載のある者を対象とした。初年度に電話支援が必要と判断された母親は，1,401名であった（要支援割合15％）。支援では，育児状況を確認し，適宜，産院や市町村の育児支援，大学の放射線の専門家やこころのケアチームなど，学内外の窓口につなげることを目的とした。電話支援方法を統一するために，母子保健，心理，精神科の専門家が，電話支援担当者と協力して電話支援フローを作成して，随時改訂を重ねている（図9-3）。専属の助産師または保健師が1日3，4名体制で電話支援に対応しており，支援内容は定期的に情報交換を行い，共有し，対応の難しいよくある質問については，各分野の専門家と協力してモデル回答例を作成している。

震災前の出産，県外居住者，双胎を除き，出生に至った支援対象者1,251名の特徴を見ると，平均年齢は30歳，平均回答時期は分娩後25週であり，支援理由はうつ傾向が87％であった。電話対応回数は平均2回であり，電話相談内容は放射線に関する相談が30％と最も多く，次いで母親自身の相談が20％，育児相談が15％であった。支援完了理由は傾聴が最も多く（77％），受診勧奨が15％，放射線の専門家，こころのケア，自治体などへの紹介は全14件（1％）であった。

先に報告した詳細な分析によると[3]，電話支援者は避難区域内の居住者，妊娠中に予定どおりの受診ができなかった者，予定していた妊婦健診・分娩の施設を

構成	流れ	内容
事前	調査票の確認	妊娠の転帰，周産期の経過，育児の状況，これまでの電話支援の有無などを確認する。
電話	1.自己紹介	所属・職種を伝える。
	2.電話の理由	例：「気持ちがしずみがち，または，物事が楽しめないと回答された皆様にお電話しています」
	3.電話の状況	「いまお電話5分ほどよろしいですか？」多くが育児中なので，必要に応じてかけ直す。
	4.母親の健康	「体調はいかがですか？」児だけに注目していない姿勢を示す。
	5.育児の状況	「子育てで不安・心配なことはありますか？」 「日常の子育ての相談相手はいますか？」 「お子様の健診は受診しましたか？」
	6.つなげる	紹介先リストを参照しながら，本人と相談する。
	7.まとめ	話した結果を要訳して返す。例：「また1週間後にご連絡させていただきます」
	8.記録	記録用紙に結果を記入する。
事後	共有	情報交換会を開催し，電話支援担当者で支援状況を共有する。
	Q&A集	よくある質問についての回答集を，その分野の専門家から助言を得て作成する。

図9-3　福島県民健康調査「妊産婦に関する調査」の電話支援

変更した者，さらには放射線の影響を心配してミルクを使用した割合が，支援を受けなかった者と比べて多かった。震災により妊娠中に受けるケアや生活環境が大きく変化した妊婦は，妊娠期から精神面を含めたケアを提供する必要がある。また，放射線に関する相談は原発事故後の特徴であり，放射線に関する情報を個々の状況に合わせたわかりやすい言葉で伝え，漠然とした不安から母乳を中止することがないように，支援を行う必要がある。

一方で，電話要支援者には，初産，妊娠経過中の合併症，帝王切開，児の先天奇形・先天異常の割合が高かった。これらは従来から育児困難の要因として報告されており，緊急時であっても平常時と変わらない育児支援も必要であることがわかる。電話支援内容の記録では傾聴が最も多く，母親が語ることにより自らの対応策を見つけだせるように促すことが，有効な対応である。

震災後に始まったこの調査の最大の強みは，全県下で実施されていることであ

る。そのため，顔が見えない電話の支援だからこそ話せる，という相談を受けることがしばしばある。一方で，顔が見えない電話支援の限界は，実際に母児に面会して状況を把握したうえでの直接的なサービスが提供できないことであり，継続支援が必要となる場合は，対象者の同意を得たうえで居住地域の専門的窓口につなげる必要がある。

Ⅲ　自治体レベルの支援
——福島市のこんにちは赤ちゃん訪問

　福島市では2008年から，児童福祉法に基づき，子育ての孤立を防ぐためにすべての乳児がいる家庭を訪問してさまざまな不安や悩みを聞き，子育て支援に関する情報提供などを行う「こんにちは赤ちゃん訪問」事業を実施している。本事業の周知には，母子健康手帳交付時や出生届などの機会や広報を活用しており，事前に訪問の同意を得て，訪問を受けやすい環境づくりも進めている。事後フォローとしては，支援を要する家庭についてケース対応会議を開催する。

　対象は，原則として福島市に住所を有するすべての乳児のいる家庭で，訪問者は市の保健師と，研修を受講して市長の委嘱を受けた「こんにちは赤ちゃん応援隊」である。この応援隊は2009年に設置され，震災があった2011年度は，放射線に関する研修を4回実施している。対象乳児が生後4カ月を迎えるまでの間に1回訪問することを原則とし，以下の業務を行う（図9-4）。

①育児に関する不安や悩みの傾聴，相談
②子育て支援に関する情報提供
③乳児およびその保護者の心身の様子および養育環境の把握
④支援が必要な家庭に対するサービス提供の検討，関係機関との連絡調整

　震災後も支援内容を工夫して継続し，大学の協力の下，母親のニーズに添った支援であったか事業評価をして，より有効な実施方法を検討した。ここでは震災前後のデータを用いて，本事業の活動について説明する[5]。

　震災前のデータとしては，2011年1月5日から2月22日の間に4か月児健康診査を受診した訪問事業対象者396人，震災後は，2015年1月9日から3月28日の間に4か月児健康診査をした訪問事業対象者472人を対象とした。健診受診者の

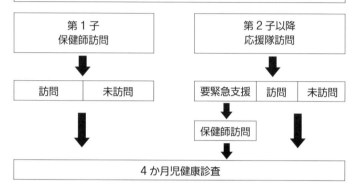

図9-4　福島市「こんにちは赤ちゃん訪問」事業

うち訪問を受けたのは2011年89%、2015年88%、そのうち保健師・助産師の訪問が両年とも59%であった。

　子育て支援サービスについて知ることができた割合は、両年とも88%であり、訪問で渡された資料については、2011年91%、2013年92%が役に立ったと答えた。最も役に立った資料は、両年とも「福島市子育て支援ガイドブックえがお」で、震災直後に作成した放射線に関するリーフレットは、配布対象者326人中14%が、その後に配布した遊び場一覧は、配布対象者146人中82%が役に立ったと回答した。さらに、訪問を受けて不安が軽減した割合は、2011年80%、2013年76%。育児の自信がついた割合は、2011年71%、2013年66%であった。

　この訪問事業の受容は大変高く、9割近くの家庭を訪問できている。訪問した9割以上が配布資料は役に立ったと答えており、訪問が子育てに関する情報を伝える機会になっている。特に、子育て全般に関連した市の情報が掲載されている「えがお」を、本事業で配布することは効果的である。震災対応としては、震災直後から配布していた「放射線リーフレット」に替えて「遊び場一覧」を配布したところ、8割以上が役に立ったと回答したことから、安全に遊べる場の情報を求めていることがわかった。母親のニーズに合わせて資料を変更していくことは重要である。

訪問を受けての気持ちの変化について，不安の軽減と育児の自信の向上は震災後に割合が低下していたため，メンタルサポートの強化が必要と考えられた。そこで福島市では，幼児健康診査における母親のうつ傾向のスクリーニング，臨床心理士によるカウンセリング，放射線に関する不安にも対応した小グループの話し合いや，親子リフレッシュ体操などの支援強化を行っている。

震災前から継続しているこの訪問事業の最大の強みは，既存のサービスを工夫する形式で効率的に震災後のニーズに対応することができ，さらには，訪問の成果について震災前後の変化を評価できることである。県レベルの県民健康調査に比較すると対象地域は限られるが，地域のニーズに機敏に対応でき，健康危機前後のデータの比較ができる利点は，保健政策上の重要な点として認識されるべきである。

Ⅳ　支援へのアクセスの向上 —— 大学主催のヘルスリテラシー推進

福島市のこんにちは赤ちゃん訪問事業において，その活動自体の広報や，活動を通じて伝達する育児情報が検討されている過程について述べた。健やか親子21が基本の理念とするヘルスプロモーションは，1986年にオタワ憲章により，「人々が自らの健康とその決定要因をコントロールし，改善することができるようにするプロセス」と定義されている。このように，住民の自主性が重要視されるなかで，各々が必要なサービスに自分でたどり着くためのアクセスの確保が，特に健康危機に直面した場合では大きな課題である。

保健サービスへのアクセスについて，具体例を用いて考えてみたい。原発事故後に，自治体の保健センターに室内遊び場が開設された。その情報を友だちから聞いた母親が子どもを連れていく場面を想像しよう。子どもの健康診査で行ったことはあるけれど，場所はよく覚えていない。場所がわかっても，次に駐車場がどこなのかが気になる。子どもを抱えて無事入口に着いても，建物の中のどこに遊び場があるのかがわからない。建物に入ってすぐのホールで「あそび場○○階」という立て看板を見つけたが，どう行けばいいのかがわからない。お役所はお堅い雰囲気で緊張してしまい，誰に聞けばいいのかも戸惑ってしまう。ようやくエレベーターを見つけて遊び場に到着したときには，気分が盛り上がるどころか，母親は疲れている。

146　第Ⅱ部　支援の実践

　保健医療サービスの仕組みや内容，さらに健康に関する情報全般は，一般的に
わかりにくいものである。そのわかりにくい情報を使い，伝えるうえで便利な概
念が，ヘルスリテラシーである。

　世界保健機関は1998年に，ヘルスリテラシーを「健康の維持向上のために情報
を得て，理解し，使おうとする知識と技術」と定義した。しかしこの定義では，
サービス利用者，患者，または住民側に知識の向上を求めるような負担を強いる
ことにもなりかねない。最近は定義が拡大する傾向にあり，保健医療関係者の情
報を伝える技術をも含むようになってきた。米国では国の目標として，保健医療
関係者は，人々がアクセスしやすく使いやすいように健康情報を伝えること，と
勧告が出されている。ここで留意したいのは，「アクセスしやすい健康情報」は，
わかりやすい印刷媒体の作成，配布のみならず，上記のような建物の利用しやす
さ，サービスの利用しやすさまでをも含む，保健システム全体にかかる広い概念
であるということである。

　上記の例を再び使うと，震災後に開設した公的施設にできた室内あそび場には，
以下のような工夫がしてある場所もある。建物の入り口にカラフルなあそび場の
看板があり，ドアをくぐると真っ赤に塗られた廊下が目につく。そこには子ども
の足跡のようなマークが描かれていて，母親が子どもを誘導するまでもなく，子
ども自身がそれをたどって行くと，目の前にあそび場の受付が出てくるのである。
楽しみながら，自然に必要なサービスにつながる，こんな仕掛けを考える意識改
革ができることが，ヘルスリテラシーの良さである。

　福島原発事故により地域住民は，難解なリスクに関する情報に直面した。震災
前から福島市の母子保健事業評価に関わっていた筆者は，震災後も地域保健活動
において重要な役割を担う市保健師の活動を支援するなかで，健康情報を伝える
スキル向上の必要性を感じた。そこで，ヘルスリテラシー研修を立案して，福島
市保健師を対象に開始し，その後は県と連携して県内各地で研修を展開してい
る[6]。ここでは，長期的評価の結果を用いて研修について説明をする[7]。

　震災後2013～2014年にかけて，福島県内3地域（中通り，浜通り，会津）で研
修を実施した。この研修は，ハーバード大学のモデルプログラムを開発者と共に，
日本の保健サービスに適応したものである（図9-5）[6]。研修は3部構成で，2
回の座学と1カ月間の実施からなる。1回目の研修では，ヘルスリテラシーの概
念紹介を含めた基礎的な講義と，課題資料のわかりやすさを測定する演習，2回
目の研修では，参加者が持参した資料をよりわかりやすく改訂する演習を行う。

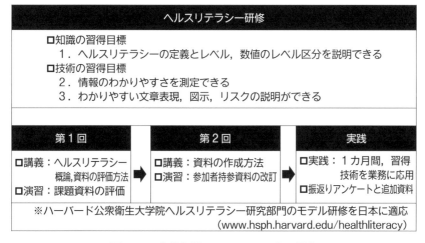

図9-5　大学主催のヘルスリテラシー研修

その後，学んだ知識と技術を現場で応用して，1カ月後に振り返りアンケートと追加資料を配布する。

この研修に参加した保健師65人を対象に，1年後調査を行った。回答者57人中68％が，学んだ技術を1年後も活用しており，これは自信の向上とさらに学ぶ意欲に関連していた。文章をわかりやすくする技術についての自己評価は高かったが，数値に関する項目では低く，また，専門用語の言い換えが難しいとの意見が聞かれた。そこで，数値や専門用語を伝える技術に重点を置いて，新たな研修資料「ヘルスリテラシーのツール集」を作成した。このツール集の前半は，放射線関連だけでなく，健康教育や保健指導全般でよく使う専門用語の言い換えと，簡単な説明が掲載されている。後半は，米国疾病管理予防センターが開発した健康資料のわかりやすさを測定する，「効果的なコミュニケーションの指標」（Clear Communication Index：CCI）の日本語版を掲載している。このCCIは，数値情報のわかりやすさも測定できる点が特徴である。

この研修を，震災後の復興活動としてのみとらえるのではなく，平時から保健システムを強化するための重要な要素としてヘルスリテラシーをとらえる啓発を目指して，現在も研修を継続している。大学の利点は，行政の枠組みを超えて，規模は小さくても草の根的活動を，学術的裏づけに基づいて推進できる点である。平時からの大学と行政の連携があってこそ，突然の出来事にもよりスムーズな対

148　第Ⅱ部　支援の実践

応が可能となる。

Ｖ　まとめ

　2011年の震災に限らず大規模な健康危機に直面したときには，何か一つの魔法のような解決策があるわけはなく，国レベル，県レベル，そして自治体レベルの支援が各々の利点を生かして機能し，その中心である住民が主体的に既存のリソースを最大限活用できる環境づくりが必要となる。本章では母子保健を題材として，県レベルの活動，自治体レベルの活動，そして，それらの支援活動へのアクセスについて事例を紹介した。どの事例も福島県内の人的資源を活用しており，このように震災時の地域資源の活用は，冒頭に記載した震災後の公衆衛生上の三つの課題を解決するための大切な鍵である。

【文献】
1 ）マイケル・ライシュ（2011）東日本大震災後の復興はどうあるべきか——公衆衛生の立場から．日本医師会雑誌，**140**（7），1480-1485.
2 ）Suzuki, Y., & Weissbecker, I.（2011）Post-disaster mental health care in Japan. *Lancet*, **378**, 317.
3 ）石井佳世子（2016）原子力発電所事故後の電話支援——福島県県民健康調査の妊産婦に関する調査から．母性衛生，**57**，33-38.
4 ）三品浩基・三品瞳・森田優治（2011）乳児健診における母親のうつ傾向に対する二質問法の実施可能性．小児科臨床，**4**，2225-2229.
5 ）三友亜紀・舟山真由・菅原淳子・菅野恭子・大久保淳子・後藤あや（2014）福島市における「こんにちは赤ちゃん事業」事業評価——平成23年と25年の比較．第61回日本小児保健協会学術集会
6 ）Goto, A., Rudd, R. E. &, Lai, A. Y.（2015）Health literacy training for public health nurses in Fukushima : A multi-site program evaluation. *Japan Medical Association Journal*, **58**, 69-77.
7 ）Goto, A., Lai, A. Y., & Rudd, R. E.（2016）Health literacy as a driving force for improving access to health care : Recovery after the nuclear power plan accident in Fukushima. *Journal of Seizon and Life Sciences*, **27**, 191-208.

第10章　南相馬で出会う患者

【堀　有伸】

I　はじめに

　福島県は西から会津地方，中通り地方，浜通り地方と三つに分類される。それぞれが奥羽山脈と阿武隈高地によって隔てられ，冬季には降雪し，山を越えての移動が容易ではなくなることが頻繁である。このなかで，浜通り地方は太平洋沿いということもあって降雪量も少なく，最も気候が温暖である。浜通りのほぼ北半分が相双地区と呼ばれ，南がいわき市を中心とした地区となる。相双地区は北の相馬郡と南の双葉郡のことを指している。現在の自治体名では，北から新地町，相馬市，南相馬市，山沿いの飯舘村などが，ほぼ相馬郡に相当している[1]。

　東京電力福島第一原子力発電所が立地しているのは，それより南の大熊町と双葉町である。2011年の東日本大震災は原子力発電所事故を引き起こし，そこから20km圏内が警戒区域，風向きの関係で放射線の線量が高くなった飯舘村を中心とした地域が計画的避難区域に指定され，強制的な避難が行われた。20〜30km圏内には当初は屋内退避指示が出され，それから「特に子ども，妊婦，要介護者，入院患者等は，当該区域に入らないようにすること」が求められる，緊急時避難準備区域に指定された。2017年8月現在においても，これらの避難指示は順次解除されている途中であり，福島県から県外への避難を継続している人の数は約35,000人である[2]。

　この避難指示によって，東日本大震災が長期にわたって広範な地域の社会と文化，そしてそこに暮らす人々の心理に，甚大な影響を与える複合災害であることが決定的となった。つまり，東日本大震災の影響の有り様が，地理的には近い地域であったとしても，避難指示等の内容のためにまったく異なってしまったのだ。30km圏外の避難指示が行われなかった地域と，現在でも避難指示が継続しているような地域では，状況に大きな違いがある。たとえば南相馬市ならば，北から鹿島町，原町市，小高町が2006年に合併してできた市であるが，震災後にはそれぞれが原子力発電所から30km圏外，20〜30km圏，20km圏内にほぼ相当する

というかたちで，同一市内でありながら事故の影響のあり方に差が生じた。また，津波の被害が多かった海沿いの地域と，事故当時の風向きの影響で放射性物質による汚染を強く受けた山側の地域で，震災で体験した内容が大きく異なっている。そのために被災者と言われる人同士がその体験を共有し，相互に支え合い協働して活動するということが，困難になっている面があると言わざるをえない。

　2011年3月11日14時46分には，南相馬市においても震度6弱の揺れが計測された。南相馬市に最も近い観測点であった相馬では7.3mの波が記録され，南相馬市内面積の約10％に達する40.8km²に津波被害が及んだ。震災による直接死は636人であった。市内には46カ所の避難所が設置され，最大で8,000人を超える人々が集まった。市では，原子力発電所事故で物資が入らなくなったことから，独自に市外への避難を行うことが決定された。3月20日までに市外への集団避難が行われ，21日には避難所に残っていたのは171人となった。2011年5月28日から仮設住宅への入居が開始されたものの，避難所が最終的に閉鎖されたのは2011年の12月28日であった[3,4]。

　南相馬市の人口は震災前には72,000人弱であったが，3月29日前後に最も減少し，9,000人程度だったと考えられている[4,5]。その後徐々に回復し，20〜30km圏内の緊急時避難準備区域が解除された2013年の9月30日には，震災前の約3分の2に相当する約48,000人が生活していた。2017年9月現在の人口は約56,000人である。特筆すべきなのは，急激に進行した南相馬市の高齢化である。これは，若年層を中心に放射線の影響への懸念から，避難生活を継続していることが原因と考えられている。65歳以上が人口に占める割合で示される高齢化率は，2011年3月11日で25.9％であったが，2015年1月末で30.6％に達した[6]。

　生産年齢人口の減少は，医療や福祉・介護の担い手が減少したことも意味している。特に30km圏内では，休業を余儀なくされた施設がほとんであり，その間に職員が離職してしまうことも少なくなかった。病院については，震災前には八つの病院（合計1,329床）が稼働していたが，2014年3月1日の時点で稼働していたのは，6病院（合計587床）である。診療所については，震災前には39施設だったのが，27施設（新設が2施設，休止が14施設）となった。介護施設（入居系サービス）については，震災前に15施設（合計680床）であったのが，12施設（合計582床）となった。しかし，医療・介護の人材不足のために，届けられている病床のすべてが機能しているという状況ではない[4,6]。

　精神医療については，熊倉によると[7]，相双地区にあった精神科病院は五つで，

事故当時に雲雀ヶ丘病院に180人，小高赤坂病院に104人，双葉厚生病院に56人，双葉病院に339人，高野病院に34人が入院していた。その合計918名が，福島県を含む1都10県118病院に転院となった[4,7]。このなかで，現在再開しているのは雲雀ヶ丘病院と高野病院であり，雲雀ヶ丘病院は病床数を大幅に減らしている。

2017年3月末の段階で震災関連死と認定されたのは3,591人で，そのうち3,183人が66歳以上の高齢者である。3,591人のなかで福島県が2,147人と突出して多く，そのうち497人が南相馬市の住人であった[8]。

Ⅱ　症例提示

このような災害は，そこに暮らす人々にどのような影響を及ぼすのであろうか。ここでは，筆者が経験した事例について，患者と家族のプライバシーを尊重する意図からその本質を損なわない範囲で改変を行ったものを提示する。なお，本人および家族からは，学術的な目的で病歴についての発表を行うことについては，文書にて同意を取得している。また，この病歴の一部については別の機会に発表したことがある[4,9]。

1．症例および診断

61歳女性で，精神病症状を伴う重症うつ病エピソード（F32.3）である。

2．生活歴

福島県の浜通り地方で出生・生育。高校卒業後に服飾の会社に就職し，初診時まで縫製の仕事を続けていた。就職直後に10人並んで縫製の早さを競い，本人が一番早くできたのでリーダーとなった。同じ班の2番目の早さの人とは，親友の付き合いとなった。22歳で結婚し，娘が一人生まれた。

3．現病歴

2011年，東日本大震災発災。地震の直後に親友から，「家族が自宅でつぶされているかもしれないから，自宅まで車で送ってほしい」と頼まれ，それに応じた

ところ，その友人が津波にのみ込まれて亡くなってしまった。震災後の職場は，外国から来ていた社員が大量に帰国してしまい，人手不足となった。その後，作業効率を維持するために，上司が社員を厳しく叱責することが増えていった。

仕事が好きだったので，それに没頭してストレスを忘れるようにしたが，次第に不眠なども出現するようになった。職場でストレスによる負担を訴えても，かえって怒鳴られる状況が持続した。夫は建設業（大工）で，震災後には多忙な状況が続いていた。

X年9月，近所の人が自殺をした。亡くなる前日に患者のところに来て話をしたが，患者はその様子には気づかず，寂しさを訴えるその人を叱責する対応をしてしまった。近所だったので，自殺が起きた後で警察から患者のところにも連絡があり，遺体の確認を求められた。11月に津波で亡くなった友人の納骨があり，その後にその友人を夢で見ることが多くなり，食事量が大幅に減った。また，職場でも仕事の効率が上がらないことについて，人前で「こんなこともできないのか」と叱責されることがあった。徐々に落ち着かなく歩き回ることが多くなり，「私なんて生きていてもしょうがない」などと口走るようになった。12月下旬に突然に家族で当院を受診し，その翌日に入院となった。

入院日の面接で，大うつ病エピソードの診断基準を満たしていた。希死念慮を落ち着けたいねらいもあり，主治医からは「必ず良くなる」と伝え，クロミプラミン25mgを中心に処方した。本人は主治医の説明を「必ず良くなるんだ」と素直に受け取り，入院して不眠や食欲不振もすぐに改善し，ニコニコとしながら病棟で過ごすようになった。しかし，X+1年の1月下旬から表情を固くする様子が認められるようになり，声をかけると腰痛や便秘について訴えることが多くなった。この時点でも，「以前よりも良くなりました」と話すことが多かった。

本人から話すことはなかったが，面接時にこちらから質問すると，病棟内で死んだはずの親友の気配を感じることがあるのだと話していた。「曲がり角に誰かがいるような気がする」「朝起きると，怖い感じがする」「何かしら黒いものが目の前を通るような気がする」「白い人が，5，6人通るような気配を感じる。物陰から出てくるのではないかと思う」「後ろを振り返ると，誰もいない」などの陳述が得られた。こちらから「亡くなった人たちがこの世に未練を残していて，あなたのことを恨んでいると感じているのではないですか」と質問すると，「そうなんです」と泣きだした。娘に相談しても，死んだ人たちが患者のことを恨んでいることはないと言われるが，どうしてもそう考えてしまい，夜に怖くなるの

だと話していた。訴えを傾聴すると，気分は落ち着いたようだった。薬物療法としてリスペリドン0.5mgを追加した。その後，「先生に話を聞いてもらってから，気配を感じることはなくなったんです」と話して，またニコニコと過ごすようになった。しかし，「物忘れをするようになった」という訴えが聞かれるようになった。

X＋1年2月中旬に退院し，その後は外来受診を継続した。早期の復帰を会社から求められているが，頻繁に怒られたり怒鳴られたりしたために，それを思い出すと動悸がするという話をしていた。職場から勧められたことを受け入れて，X＋1年7月から仕事に復帰した。半日だけの勤務を条件にしての復職であった。今回の復帰後は，以前と違って職場の理解を得ることができた。上司からは柔らかい対応を受け，制限のある勤務で疲弊することもなく，好きであった職場に場所を得て戻ったことで精神的にも安定した。

その後も外来通院を継続していたが，X＋2年7月に特別な誘因なく不安・焦燥感が高まった。外来で，今まで話をしなかった，津波で亡くなった兄夫婦とその子ども2人のことが話題となった。7〜10月まで，第2回目の入院が行われた。入院当初は，仲の良かった友人たちがいなくなり，「一人ぼっちになってしまった」「寂しい」という感情を語っていた。この入院中にも不安感や動悸の訴えが続いた。「海から手が伸びてきて，自分の足をつかんで海に引っぱっていこうとする」という夢の報告もあった。入院後1カ月ほどして，自分自身も震災時に車を運転中に間近に津波が迫り，「死ぬのではないか」という大変に恐ろしい体験をしていたことを想起し，それを語った。この面接をきっかけに，不安感や動悸などの訴えが改善していった。「仕事で疲れていた」とも話した。

第2回目の退院後に，仕事は退職することとした。その後は現在まで，病気の療養を継続している。

4．考察

この症例の病歴を確認すると，その病状が震災後の経過によって，大きく変化していったことがわかる。患者本人は地震・津波で大きなトラウマとなるような体験をしたが，当初は仕事に没頭することによって精神状態を維持できていた。しかし，地域全体の混乱の継続（そこには放射線被ばくの影響への不安も含まれる），退職者の増加による労働環境の悪化，近隣の人の自殺に巻き込まれるなど

の要因が重なったなかでうつ病を顕在発症し，精神科病院に入院することとなった。この経過のなかで明らかになったのは，患者が明確なトラウマ反応を呈しており，そこから2次的に生じたうつ病があったということだった。そして，そのトラウマ反応の内容が重篤であり，亡くなった友人への罪悪感を超えて，その友人から「恨まれて復讐される（たたられる）」といった被害的な内容にまで発展し，解離性と思われる幻覚も出現していたことだった。

治療によって症状が改善し，職場との関わり方も，それ以前の没頭するような仕方ではなく整理されてくると，それまであまり明確ではなかった「寂しい」といった感情が体験できるようになり，その友人以外の亡くなった親類のことなどを想起できるようになった。しかし，これによって一時的には現実的な適応能力が低下し，2回目の入院が必要となり，そこではじめて，自分自身が恐怖を感じた津波についてのトラウマ体験を，語ることができるようになった。

この経過からわかるのは，自分自身のつらさや恐怖には鈍感であるが，他者や会社などの所属組織への配慮が優先される，本人や地域の特性である。相当に重篤な症状を持つ症例ではあったが，このような治療的な関わりを経て，会社を辞めて自分の療養を優先する生活を選ぶことができるようになった。

III 「図」と「地」——南相馬市におけるトラウマ体験についての考察

トラウマとなりそうな経験をしても，そこからすぐに心的外傷後ストレス障害（以下，PTSD）を発症するわけではない。過酷な体験を経てもPTSDを発症しない人もいる。トラウマ反応のような症状が出現するのか否かは，「図」であるトラウマ経験の内容と，「地」であるトラウマを経験した個人の状況の，両者によって決定される[10]。

先に提示した症例からわかるとおり，南相馬市のような東日本大震災・原子力発電所事故の被災地においては，「図」であるトラウマ体験の内容が過酷であると同時に，「地」である個人を支える生活環境の急激な悪化という，その両方の傾向が顕著に認められる。自身が津波を身近に経験して命の危険を感じ，罪悪感を抱かざるをえないかたちで親友を失い，その他にも多くの喪失を体験した。しかし，穏やかな時間を持つことは許されず，自分が暮らす地域全体が大混乱に陥っているなかで，労働環境も次第に厳しいものとなっていった。「図」であるトラ

ウマ体験の内容も深刻であり，「地」である本人を支える環境の悪化も甚だしかった。

　ここで，南相馬市の地域住民が心理的に経験せざるをえなかった心理的葛藤について，主要なものを列挙する。なお，この内容は以前に発表したものに改変を加えたものである[9,11]。

1．放射線被ばくについての不安と恐怖

　そもそも，「ベクレル」「シーベルト」「セシウム」などの言葉を知らない人も少なくはなかった。そのような人々が，「どこで暮らすか」「何を食べるか」「不安になっている家族にどのように対応するか」などの生活の根本に関わる問題と関連させて，放射線のことを学習する必要に迫られた。また，避難所に入る際などにスクリーニングを受けた人も多く，自分自身の身体が「放射線に汚染された物質」と見なされたことに，衝撃を受けた人も少なくない。

2．スティグマ（偏見・差別）とセルフ・スティグマ

　いわゆる風評被害の問題である。周囲から福島県の人や食品に，不当な差別的な対応がなされることがある。たとえば，適切な検査が行われたうえで問題がないことを確認された農産物などの価格が低く設定されてしまうことは，単に心理的な影響のみではなく，地域の将来についての地域住民の現実的な不安につながっている。

　スティグマ以上に深刻なのが，周囲の人からの否定的な評価を，被災地に暮らす人々が自らのものとして取り込んでしまうことである。若い女性が「自分は将来，普通の子どもを産めないのではないか」という不安を抱いてしまうことなどが，これに当たるだろう。このような問題に対応するために，正しい放射線の知識についての教育が行われていく必要がある。

3．放射線の影響への意見の違いから，家庭内や地域に葛藤が　もたらされたこと

　地元の農作物を食べるべきか，水道水を飲んでよいのか，子どもたちが外で遊

ぶことをどこまで許容するべきか，そういった生活を送るうえでの不可欠な内容について，家族や地域において意見の一致が得られないことも少なくなかった。たとえば，子どもを持つ若い母親が家を離れ，子どもを連れて避難生活を送るようになってしまうことも，少なくなかった。

4. 原子力発電所を受け入れることについて政治的・思想的な葛藤が，直接住民の生活に影響を与えること

　原子力発電所事故の影響の一つとして，外部からの被災地への興味と関心の高まりを指摘できる。「裏の畑で取れた野菜を食べることは安全か」といった疑問が，家族や地域のなかでの閉じた問いにならずに，大げさに言えば日本，あるいは世界を巻き込んだ，原子力発電をめぐる政治的・思想的な葛藤と結びついてしまった。そのようななかで地域住民に心理的なダメージを与える質が大きかったものは，事実に基づかない「地元で放射線による直接的な健康被害が出現している」報告を行い，地域で暮らすことの危険性を煽るような内容のものであった。

5.「あいまいな喪失」(ambigurous loss)[12]という状況が出現しやすいこと

　心理学の分野では，重要な人や仕事・財産などを失う「喪失体験」は，一つの大きなテーマとなっている。「喪失」に直面することは大変な苦痛をともなう心理的な体験であるが，それと向かい合うことによって，ある種の気持ちの整理が得られることも事実である。しかし，目に見えない「放射線」が関わる災害においては，自分が重要な対象を喪失したのか否のかはっきりとしない，「あいまいな喪失」[12]という状況が出現しやすい。たとえば，地震などの直接的な被害のなかった家屋で，計測される線量が高いとされる場合がある。その場合には，居住が困難となっても，そこに何十年と暮らした人にとっては愛着のある家が目の前にあって，見た目ではほとんど違いがないままとなる。そのまま痛んでいく家屋を見つめつつ，断念する決断がなかなかできない人々もいる。
　比較的線量が高い地域で，近所の家の線量がどこも高くて居住不可と判断されているのに，自宅だけ線量が低くて「居住可能」と判断された，という人と出会ったことがある。しかし，「それではとても暮らせません」と話していた。旧警戒

区域に暮らしていた人々で，本当に帰還を目指すべきかどうかを悩んでいる人が多い。その場合には，「自分の家だけ帰っても，近隣の人々も一緒に戻らなければ生活が成り立たないのではないか」という不安を抱いていることが普通である。帰還を望む人々のほとんどが高齢者であり，高齢者ばかりでコミュニティの再建が可能なのか，といった不安も存在する。

なお，この内容については，本書の第5章で詳細に述べられている。

6．福島第一原子力発電所の廃炉の作業の安全性への不安

事故を起こした東京電力福島第一原子力発電所の廃炉の作業は，今後40年続くとも言われている。その作業が今後も安全に続くのか，また，このリスクを抱えている以上は，今後は地域に暮らす人が増えることを望めないのではないか，という不安が持続している。

7．金銭をめぐる問題

事故以前の原子力発電所の受け入れに関した補助金の問題，事故後の賠償金の問題，莫大な震災復興関連予算など，たくさんの金銭と人が，原発事故と関連して動くこととなった。当然，そのことの影響も現地に暮らす人々は受けることとなった。特に賠償金については，たとえば20km圏内か圏外かといった微妙な違いで，受け取る保証の内容に大きな差がついてしまうことがあり，このことが地域住民の間に埋めがたい距離感を生み出し，心理的な分断や葛藤につながることとなった。

8．地域の将来についての不安

地域の一次産業（農業・漁業・林業など）は，原発事故により大きな損害を受けた。また，二次産業・三次産業も，避難による人口の減少・高齢化の進展によって，損害を受けざるをえなかった。また，今後は地域の大きな産業の一つであった原子力発電に，依存することができなくなる。震災後から現在に至るまでは復興関連の需要が増大したが，これから数年の間でこれが終焉した後の，地域経済の将来について楽観的な予測を持っている人は少ない。

158 　第Ⅱ部　支援の実践

　このような地域社会の問題を見たときに，たとえ地震・津波によって深刻なトラウマを体験した人であっても，受容的な雰囲気のなかでその経験を心理的に整理していくような機会がほとんど持てないまま，ひたすら行動に没頭するか，あるいは逆に何らかの意味で社会的な問題から引きこもるようなかたちで，反応せざるをえない状況があったのではないかと推測される。

Ⅳ　震災後の精神医療の状況について

　福島県立医科大学が中心となって，震災後の福島県では県民健康調査が行われている。そのなかで，避難指示が出た地域住民を対象とした，質問紙を用いた精神的影響についての調査もされている。そこでは，抑うつや不安の指標であるK6が13点以上の割合が，2011年で14.6％，2012年が少し減少して11.9％で，日本全体を対象とした調査の平均である2.9％よりはるかに高かった[13, 14]。さらにPTSDの指標であるPCLが44点以上の割合が，2011年で21.6％，2012年に18.3％で，日本全体の平均とされる1〜3％よりこちらも高かった[13, 15]。このような状況では，うつ病やPTSDによって医療機関を受診する患者が，大幅に増加することも予想された。

　しかし，実際には，それほどの受診者数の増加は認められていない。福島県立医科大学の神経精神医学講座が中心となり，震災後の精神科外来の受診動向が調査された内容について紹介する[16]。

　この調査では，福島県内で精神科・心療内科を標榜していた77カ所の医療機関に，2010年・2011年・2012年のそれぞれで，3月12日からの3カ月で，水曜日に（水曜日が祝日であった場合には木曜日に）受診したすべての新患の患者について質問し，以下の内容についての回答を求めた。

　　①それぞれの受診日における新患患者の総数について。
　　②急性ストレス反応（ASD）もしくはPTSDと診断された患者数。
　　③適応障害と診断された患者数。
　　④うつ病もしくは他の抑うつと診断された患者数。

　結果は，40カ所から有効な回答を得て，データ解析上の理由から1カ所を除外し，39カ所の医療機関から得たデータについての解析が行われた。それぞれの患

第10章　南相馬で出会う患者　*159*

表10-1　各年の対象期間の新患総数と，各疾患カテゴリーの患者数

（　）は新患総数に対する比率

	2010年	2011年	2012年
新患総数	771	1,000	733
ASD もしくは PTSD の患者数	9(1.2%)	49(4.9%)	16(2.2%)
適応障害の患者数	79(10.2%)	95(9.5%)	89(12.1%)
うつ病もしくは他の抑うつの患者数	198(25.7%)	158(15.8%)	155(21.1%)

者数は，表10-1のようであった。

　統計的にも有意であることが確認されたが，2011年には ASD・PTSD の患者が一時的に増加したが，2012年には2010年と差のない水準に戻っている。うつ病および関連の病態については，2011年には震災の影響で逆に減少しており，これも2012年には2010年と差のない水準に戻っている。

　世界中の他の災害後に行われた調査では，福島県の県民健康調査によるものを含めて，災害後数年にわたってうつ病も PTSD も増加するとしているものが多い。それと比較して，この震災後の精神科・心療内科外来についての調査では，PTSD の受診者の増加期間は1年も持続せず，うつ病の受診者に至っては直後に減少している。この乖離の原因の一つとして，先行研究の多くが質問紙を用いた調査であり，今回の研究のように実際の受診者数を調べたものではないために，受診せずに自然回復するような症例を含めて高めの評価を行っている可能性が考えられる。

　もう一つの原因として，社会的・文化的要因が考えられる。震災後の福島県では，世界中からの応援や関心を受けて，絆を強めて放射線の影響がもたらす恐怖に打ち勝って，故郷を復興させようという情熱が高まった。このことは，抑うつや PTSD からの回復に寄与したと推測される。

　しかし，この状況から懸念される点がある。精神科の入院患者を対象に行った調査では，2011年の福島県内の精神科の入院施設においては，躁状態での入院が増加していた[17]。これらのことから推測されるのは，大規模な複合災害に巻き込まれるという状況のなかで，多くの住民が自分の恐怖や悲しみを否認・抑圧し，それらをたいしたことのないものだと価値下げを行って考え，自分の心を躁的に高揚させて何らかの活動に向かわせる，躁的防衛の心理が優勢になっていたことである。これは間違いなく，緊急事態に対応するためには適応的な反応であった。

160　第Ⅱ部　支援の実践

しかし，このような反応が長期間持続することには，負の側面も存在する。躁的な高揚が続くなかで，本来は治療を受けたほうが望ましい患者が受診につながっていない可能性がある。筆者は2016年春から南相馬市鹿島区にメンタルクリニックを開業して，そこで診療を継続しているが，震災から6年以上経過した現在においても，その時に地震や津波についての強いトラウマ反応を持ちながら，十分な治療を受けることもないままに経過して現在に至っている症例の受診が，数は多くはないものの断続的に続いている。また，福島県内の調整された自殺の死亡率は，震災後にいったんは減少したが，2014年に上昇したという報告[18]がなされていることにも，注意が必要であろう。

Ⅴ　現状について（結びにかえて）

南相馬市小高区の避難指示が解除されたのが，2016年の7月のことである。そして，2017年の春には，浪江町・飯舘村・富岡町の避難指示が，年間の積算線量が50mSvを超えると予想された帰還困難区域を除いて解除され，住民は自由に帰還することが許可された[2]。しかし，除染は終了したとされているが，他の病院や商店などのインフラが整備されておらず，帰還を促進することには反対の意見もある。

筆者としても，震災時のトラウマや喪失についての十分な心理的ケアを受けていないまま，6年間奮闘を続けてきた住民が，いったんは住民数が0になって数年が経過した場所で，一からの街づくりの負担を担い続けなければならないことは，過剰な負担を強いることになるのではないか，という疑問を持たざるをえない。しかし，これは高次な判断にゆだねるべき内容であるだろう。

今回，「南相馬で出会う患者」という題で小論を書く機会をいただいた。あらためて，この地域の人々が心理的に担うことを強いられた内容の，大きさと複雑さ，その厳しさを思ったときに，メンタルヘルスの課題に対応することの重要性について考えざるをえない。今後も，地域の人々に貢献できる医療機関・医療者であることを目指して，臨床に関わっていきたいと思う。

【文献】

1）堀有伸（2016）福島県相双地区の文化と原子力発電所事故．こころと文化，**16**(1)，50-58.

2）福島県　福島復興ステーション　復興情報ポータルサイト［http://www.pref.fukushi
ma.lg.jp/site/portal/shinsai-higaijokyo.html］（2017年9月2日確認）

3）南相馬市　南相馬市災害記録誌［http://www.city.minamisoma.lg.jp/index.cfm/10,0,144,
html］（2017年9月2日確認）

4）堀有伸（2014）相双地区住民（特に南相馬市）の現状と課題．トラウマティック・スト
レス，**12**（1），13-21.

5）及川友好（2013）福島第一原子力発電所事故による地域社会と医療への影響．保健医療
科学，**62**（2），172-181.

6）福島県南相馬市（2015）南相馬市高齢者総合計画

7）熊倉徹雄（2011）福島県原発事故と精神科病院入院患者避難──私たちの経験　臨床精
神医学，**40**（11），1417-1421.

8）復興庁．震災関連死の死者数等について［http://www.reconstruction.go.jp/topics/main-
cat2/sub-cat2-6/20140526131634.html］（2017年9月2日確認）

9）堀有伸（2015）南相馬市における被災者の心のケアから見えてきたもの．*Isotope News*,
730, 31-35.

10）堀有伸（2015）特集／精神病理学の気になる「言葉」．トラウマ，臨床精神医学，**44**（5），
747-752.

11）堀有伸・円谷邦泰・金森良ほか（2014）原子力発電所事故後の精神的負担の多様性につ
いて──福島県南相馬市からの報告．精神神経学雑誌，**116**（3），212-218.

12）Boss, P.（1999）*Ambiguous loss : Learning to live with unresolved grief*. Harvard
University Press.

13）Yabe, H., Suzuki, Y., & Mashiko, H., et al.（2014）Psychological distress after the
Great East Japan Earthquake and Fukushima Daiichi Nuclear Power Plant accident :
Results of a mental health and lifestyle survey through the Fukushima Health Man-
agement Survey in FY2011　and FY2012. *Fukushima J Med Sci*, **60**, 57-67.

14）Kawakami, N., Takeshima, T., Ono, Y., et al.（2005）Twelve-month prevalence, se-
verity, and treatment of common mental disorders in communities in Japan : Pre-
liminary finding from the World Mental Health Japan Survey 2002-2003. *Psychiatry
Clin Neurosci*, **59**, 441-452.

15）Kawakami, N., Tsuchiya, M., Umeda, M., et al.（2014）World Mental Health Survey
Japan. Trauma and posttraumatic stress disorder in Japan : Results from the World
Mental Health Japan Survey. *J Psych Res.*, **53**, 157-165.

16）Hori, A., Hoshino, H., Miura, I., et al.（2016）Psychiatric outpatients after the 3.11
complex disaster in Fukushima, Japan. *Ann Glob Health.*, **82**（5），798-805.

17）Hisamura, M., Hori, A., Wada, A., et al.（2017）Newly admitted psychiatric inpa-
tients after the 3.11 Disaster in Fukushima, Japan. *OJPsych.*, **7**（3），131-146.

18）Ohto, H., Maeda, M., Yabe, H., et al.（2015）Suicide rates in the aftermath of the
2011 earthquake in Japan. *Lancet*, **385**, 1727.

福島におけるアウトリーチ型電話支援
——県民健康管理センターの試み

【桃井真帆・前田正治・堀越直子】

I はじめに

　東日本大震災後の福島県においては，地震や津波被害のみならず，その後の原子力発電所の事故によって，多くの住民が避難を余儀なくされている。そして，震災後7年が経過した現在でも，その状況が続いている人々がいる。一方で，帰還により避難先から故郷に戻る人，新たな地に居を構える人もあり，住民の状況は多様である。第1章でも述べられているように，福島県立医科大学が行った県民健康調査では，発災後1年の時点でさえ，避難者の65.7%が3回以上の転居を経験しており[1]，避難生活が7年以上にわたる現在は，さらにその回数が増えていることが考えられる。このように，支援対象者が震災当時に居住していた市町村を遠く離れ生活している，または居を転々と移動しているという場合，どのような方法で支援の手を伸ばすことができるのだろうか。
　福島県立医科大学放射線医学県民健康管理センターでは，震災後の2011年度より，「こころの健康度・生活習慣に関する調査」を実施し，調査票回答者への架電による電話支援を行っている。ここでは，当センターでの電話支援活動を紹介し，災害時の電話支援の役割について考えたい。

II 県民健康調査と電話支援について

1．調査および支援概要

　福島県立医科大学では福島県からの委託を受け，東日本大震災による原子力発電所事故にともなう放射線の健康影響を踏まえ，将来にわたる県民の健康管理を目的とした「県民健康調査」を実施している。「県民健康調査」の詳細調査の一

つとして，放射線への不安，避難生活，財産の喪失および恐怖体験などにより，精神的苦痛や心的外傷（トラウマ）を負った県民のこころの健康度や生活習慣を把握し，適切なケアを提供するため，2011年度から県民健康調査「こころの健康度・生活習慣に関する調査」を実施し，支援を行っている。

「こころの健康度・生活習慣に関する調査」調査票は，2011年時に指定の避難区域等に居住していた住民を対象として，年1回郵送されている。対象者数はおよそ21万人。調査票は「0～3歳用」「4～6歳用」「小学生用」「中学生用」「一般用」の5区分に分けられている（以下，中学生以下の調査対象者を「子ども」，一般調査対象者を「一般」とする）[2]。

調査票の内容は，現在の健康状態（主観的健康感），「一般」ではケスラー6項目版（K6：気分の落ち込みや不安など，全般的な精神健康状態に関する尺度），PTSDチェックリスト（PCL：トラウマ反応に関する尺度），「子ども」では，養育者が記載するストレングス・困難質問紙（SDQ：子どもの情緒と行動に関する尺度）などのこころの健康度を問う設問と，睡眠満足度，食生活，飲酒など生活習慣を問う設問から構成されている。

電話支援は，調査票の回答者のなかで支援の必要があると判断された人に対して行われる。電話をしているのは，臨床心理士・看護師・保健師・精神保健福祉士・社会福祉士などの多職種からなる「こころの健康支援チーム」である。支援の目的は主に，調査票による健康調査の結果をフィードバックし，現在の悩みや状況を把握すること（アセスメント）や，必要に応じて地域の医療機関・相談機関を適切に利用できるように援助する，もしくは実際につなぐことである。つまり，郵送法による質問紙調査を1次スクリーニングとすれば，電話支援は2次スクリーニングの意味を併せ持っている。

当センターの電話支援で特徴的なのは，前もって郵送された質問紙の回答結果に基づいて，健康状態に何らかのリスクが予想される対象者に対し，支援者から電話をかける「架電サービス」であることだ。従来，「いのちの電話」に代表されるような電話相談，すなわち受電サービスは，かけ手が相談したいときにいつでも相談が受けられる，というメリットを持ち，東日本大震災の後も，いくつもの相談窓口が設置された[3]。これらの相談窓口は，震災において避難を余儀なくされた被災者への情報提供や相談窓口として，一定の役割を果たした。しかし一方で，困っていても電話をかけることをためらってしまう人，そもそもそうした電話相談の存在を知らない人もまた少なくない。待ちの姿勢のみでは被災者の

164　第Ⅱ部　支援の実践

ニーズを満たすことが難しいことは，通常の被災者支援と同様であろう。

　一方，当センターの架電型の電話支援は，よりアウトリーチ的な形態をとっていると言える。毎年定められた支援基準によって，支援対象に該当した人すべてに対し，「こころの健康支援チーム」が架電している。そのため，何らかの事情により自ら助けを求めにくい人や，ケアの必要性について自覚がない人に対しても，支援を実施することができる。これが，架電型電話支援の最大の強みと考えられる。とりわけ今般の被災のように，10万人を超える避難者が現出した場合には，仮にハイリスク者を絞り込んだとしても，直接訪問することはまったく現実的でない。岩手や宮城などの他被災県に比べ，県外避難者が圧倒的に多いことを勘案しても，一定の限界はあるにせよ，架電による電話支援は非常に有効と考えられた。

　ただし，日本で災害後にこれだけの規模で，しかも経年的に架電支援をしたという報告は寡聞にして知らず，そういう意味ではまったく新しい試みであると言える。

2．電話支援の方法・構造

1）支援基準

　震災後初めて「こころの健康度・生活習慣に関する調査」が郵送されたのは，2012年1月のことである。以後，本調査は，毎年概ね2月より対象者のもとへ郵送によって届けられている。支援対象の選定は，回答者から得られた調査票の回答内容に対して設けられた基準によって行われている。

　支援基準は，先行研究における基準点（カットオフ値）により，一般の対象者はK6が13点以上[4,5,6]もしくはPCLが44点以上[7]，子どもの対象者ではSDQ16点以上[8]を参考とし，定めている。しかし，カットオフ値に該当する人すべてを支援対象者とすると膨大な数にのぼり，該当者すべてに電話支援を実施することは現実的に不可能な状況である。このため支援の方法を2種類設け，「電話支援」と「文書支援」とした。

　「電話支援」と呼んでいるのは，「こころの健康支援チーム」が支援基準該当者全員に，架電を行う支援である。「文書支援」とは，支援基準該当者にあらかじめ支援希望の有無を問う文書を送付し，その回答が支援希望であった人，もしくは回答内容から支援が必要と判断された人に対して，架電を行う支援である。ど

ちらの支援になるかは，定められた支援基準に拠っている。

　支援基準は，「尺度得点による支援基準」と「尺度以外の項目による支援基準」により定めている。「尺度得点による支援基準」は，メンタルヘルスを評価するK6およびPCL（一般），SDQ（子ども）を判断基準の中心に置いている。「尺度以外の項目による支援基準」は，高血圧や糖尿病の既往歴と通院歴，BMIを総合評価した身体的疾患にかかる基準や飲酒量などの生活習慣の基準，さらには自由記載欄や欄外記載に書かれた内容から，支援の必要性を判断している。

　できるだけ多くの住民に架電できることが理想ではあるが，21万人を対象としているなかで，よりハイリスクの対象者にできる限り早くコンタクトをとることを優先し，また架電する側のマンパワーも考慮し，ぎりぎりのところで考えられた基準である。

2）支援チーム

　実際に支援を行っているのは，臨床心理士，保健師，看護師，精神保健福祉士，社会福祉士などの対人援助職で組織された，当センターのスタッフ「こころの健康支援チーム」である。おおよそ15名程度の電話支援員を擁しているが，被災体験を持ったスタッフも少なくない。さらに，支援は当センターのスタッフのみで行うのではなく，当センターから委嘱された県内外の多数の専門職者の協力を得て，実施されている。

　特に，支援が開始された2012年は，多くの外部支援者に助けられて支援が行われた。福島県のみならず県内外の多くの専門職者が入れ替わり立ち替わり訪れ，電話支援に協力してくださった。また，武蔵野大学心理臨床センターからは，支援当初から現在まで継続的に心理スタッフを派遣いただいている。このように，外部の人的資源の助けなしでは，21万人を対象とした架電支援はなしうることはできなかった。

3）支援内容

　支援基準に従って電話支援の対象となった人には，支援チームが調査票に記載された電話番号に架電する。調査回答へのお礼を述べた後，体調面，睡眠状態，気持ちの落ち込み，通院状況，家族と同居しているか，近隣に親族などサポート資源となる人物がいるか，社会的な交流は保たれているか，などの状況について確認している。さらに，これらの状況確認により明らかになった問題に対し，心

身の反応や社会的活動に関する助言や予防教育などを実施し，必要に応じて精神
科医療機関や社会資源などの紹介を行っている。

また，聞き取りの結果，DVや虐待が疑われる，自傷他害の危険があるなど緊
急性の高い場合については，避難元市町村への申し送りを行っている。市町村の
保健担当者においては，震災後膨れ上がった業務のなか，訪問や所在確認などの
手のかかる対応を依頼することになるため，緊急性の見極めは慎重に行っている。
なお，訪問相談に関しては，ふくしま心のケアセンターとも連携協力しており，
市町村担当者の判断のもと，ふくしま心のケアセンターのスタッフが訪問支援を
実施することもある（図11-1）。

支援対象者のうち電話番号の記載がない人や，不在などの理由で電話支援がで
きなかった人，および文書支援の対象となった人に対しては，「こころのサポー
ト」パンフレット（当センター作成）を送付するとともに，「こころの健康度・
生活習慣に関する調査」専用ダイヤルを案内している。

専用ダイヤルに相談の電話があった場合も，「こころの健康支援チーム」が対
応し，架電による電話相談同様の支援を行っている。

3．電話支援の実際

1）2011年度支援実績から見る支援対象者の特徴

初年度となる2011年度調査における電話支援については，柏崎ら[10]が詳しく報
告している。柏崎らの報告で分析の対象とされているのは，「一般」調査票の対
象者のうち，尺度による基準で抽出され，支援対象となった人である。

2011年度「こころの健康度・生活習慣に関する調査」調査票は，2012年1月に
郵送され，その対象者は180,604人であった。そのうち回答が得られたのは73,569
人（40.7％）で，支援対象となった人数は，15,118人。そのうち電話支援の対象
者が4,220人で，実際に架電した者は4,185人であった。また，文書支援の対象者
は10,898人で，そのなかで架電した人は1,174人（75.1％），不在などの理由で支
援が提供できなかった者は1,332人（24.9％）であった（図11-2）。

調査票による1次スクリーニングで，支援対象となる割合が高かった人の特徴
は，以下のとおりである。女性や高齢者，精神疾患の既往がある人，睡眠満足度
をより悪く回答している人。さらに，県外居住者，無職や非正規就労である人，
地域活動への参加の頻度が低い人，近親者との死別を経験した人である。このこ

第11章 福島におけるアウトリーチ型電話支援　167

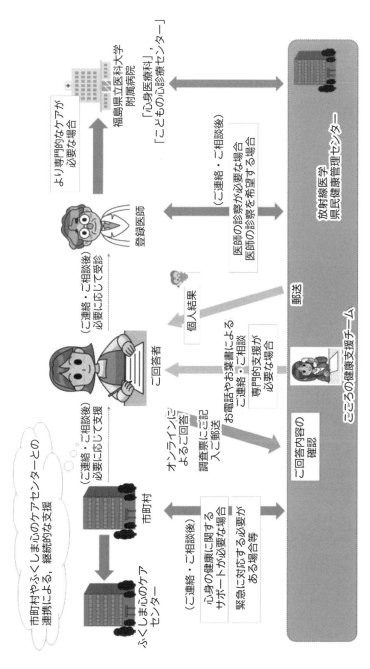

図11−1　調査票提出から支援までの流れ[9]

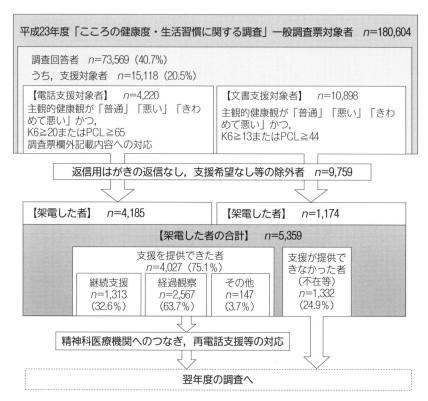

図11-2　一般対象者の調査および支援の流れと支援対象者数[10]

とについて柏崎ら[10]は,「従来言われている災害に脆弱性を有する者や, すでに精神症状を有する者」, また「環境変化後の社会適応状態が精神健康への関与要因であることを示していると考えられ」, こうした住民が支援対象となることが多いのだろうと述べている。また, 近親者との死別を体験した人が支援対象者となることについては,「対象喪失後の心理的反応として怒りや気分の落ち込みを呈することは正常な反応の範疇であるが, 福島における複合災害という特殊性が, その反応をより強く長期化させる要因になった」と分析している。

　これら支援の対象者となった人は, 自ら支援を求めにくい, または支援を求めても支援を得られにくい対象であると言える。たとえば県外避難者の場合は, 被災時点での所属市町村からの保健福祉サービスが届きにくいうえに, 現在住んでいる避難先の市町村においては, 住民票を異動していないなどの理由から, 支援

を受けにくいという実情がある。また，避難先サービスの情報不足により支援を求めにくい，避難者であることを公にしたくないなどの心理から，支援を求めないということもあるだろう。このような事情を背景として，原発事故にともなう不安定な環境変化により，精神健康が悪化しているにもかかわらず，さまざまな支援の網からは漏れてしまっている被災者は少なくないと考えられる。我々の電話支援がまず対象としているのはこうした人々であり，換言すれば，電話支援自体がセーフティネットの一翼を担っていると言える。

2）電話支援に対する評価

　実際に支援電話を受けた対象者は，当センターの電話支援をどのように評価したのだろうか。2015年度調査の支援対象者のうち，電話支援が終了した対象者646名に対し面接によって聞き取り調査を行い，電話支援に対する満足度や支援ニーズについて評価した。電話支援に対する評価内容は，「支援者はあなたの気持ちを理解しようとしたか」「電話の時間（長さ）は十分だったか」など，支援員の態度や支援内容について聞いた9項目であり，4件法（「とてもそう思う」「まあそう思う」「あまりそう思わない」「全くそう思わない」）で回答してもらった。その結果，どの項目についても8割程度が肯定的な評価をしていた。さらに，支援の満足度（「電話を受けたことに満足しているか」）については，76.7％が「とてもそう思う」「まあそう思う」と回答しており，支援に対する満足感は高かった（図11-3）。また，「電話支援時のアドバイスは役に立ったか」という有用感についての問いには，「はい」と答えた人は36.5％，「いいえ」と答えた人は17.3％，「どちらともいえない」は46.2％であった（図11-4）。

　これらのことから，電話支援に対する満足度は高く，支援者の態度や支援の方法については評価されている一方で，有用感については「どちらともいえない」と答えた人が最も多く，対象者にとっては支援の効果がすぐに感じられないことがうかがえる。これは，当センターの支援が，アセスメントと地域資源につなぐことを主要な目的としているため，即効性に乏しいという架電支援の限界を示したものと考えられる。そうした限られた介入法ではあるものの，予想以上に満足感が高かったことについては，やはり基本的には電話支援のニーズは高いと見るべきであろう。

　また調査のなかでは，電話支援に期待することとして，「長く話を聞いてほしい」「社会資源の情報提供」などの5項目から複数選択で支援ニーズについても

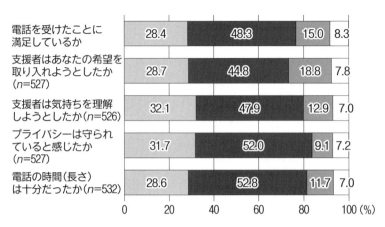

図11-3　電話支援に対する評価

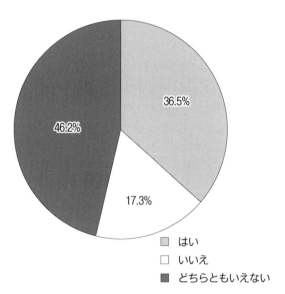

図11-4　電話支援のアドバイスは役に立ったか　($n=556$)

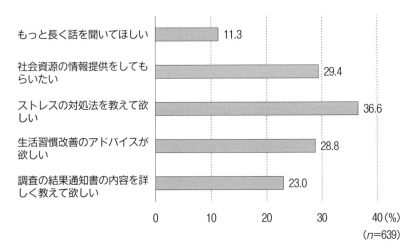

図11-5　支援電話を受けた対象者が支援に期待すること（複数回答）

聞いている（図11-5）。この結果からは，支援電話を受けた対象者はストレスの対処法や情報提供，生活習慣改善のアドバイスなど，傾聴だけでなく具体的な課題解決の提供を求めていることがわかる。その一方で，我々が心配していた，電話がかかってくることによる迷惑感，あるいはプライバシーの侵害感といったネガティブな評価はほとんどなく，そういう意味では，通常の戸別訪問と同様，我々の架電サービスは侵襲性の少ない，安全な試みであると言える（本面接調査の詳細な分析については，別に論文として公刊する予定である）。

3）事例提示

　ここで，架電による電話支援がどのように行われているのか紹介したい。支援事例は，震災時に福島県沿岸部に居住していたA子さん（75歳）のものである。なお，事例については，個人情報保護のため，個人を特定できないように情報を変更して提示している。

a）調査票記載概要

・K6：21点，PCL：13点。
・身長155cm，体重39kg。1年前と比較した体重の変化が3kg減。
・主観的健康感は「悪い」であり，睡眠時間は1日平均5時間。睡眠の質はかなり不満。
・運動はほとんどしていない。

172　第Ⅱ部　支援の実践

・飲酒および喫煙はなし。
・震災前は三世代同居。現在は避難先の自治体に新築した自宅に夫婦で居住。
　b）電話支援
　K 6 および PCL の得点から支援基準に該当したため，電話支援を実施。体調
について確認すると「大丈夫です」と繰り返すため，生活状況から聞くと，仮設
住宅から新築住居に引っ越してから，以前のようなサロン（交流会）への参加も
なくなり，地域や近隣とのつながりがなく，孤立している様子。「近隣住民に避
難者であると知られることは不安である」と語り，近所づきあいを避けている。
また，「新居近くの地理がわからないため，以前は仮設住宅の友人と毎日行って
いた散歩もやめて，家に閉じこもっている」とのことであった。
　そのような話のなかで，体調についても話題が及び，最近では食欲の減退や不
眠とともに，「生きていても良いことがない」「もう死んでしまいたい」と繰り返
し考え，実際に体重が 3 ～ 4 kg 減ったと語った。
　c）電話支援時のアセスメント
　訴えに基づき，電話支援担当者（臨床心理士）がうつ病についてのアセスメン
トを行った結果，抑うつ状態であることが考えられたが，これまでに受療経験は
ないことがわかった。また，「もう死んでしまいたい」との発言があったため，
その頻度や具体性について聴取したところ，計画的段階ではないものの，慢性的
な自殺念慮があることが判明した。その気持ちは，同居の夫をはじめ，誰にも打
ち明けていないとのことであった。そのため，精神科医療機関への受診勧奨をす
るが，「そんな必要はありません」と言う。かかりつけ医にならば現在の状況を
話せるか聞いたが，明確な返事は得られなかった。
　d）支援チームでのアセスメント
　対象者に「抑うつ」「自殺念慮」が確認されたため，電話支援後，こころの健
康支援チームで事例検討を実施した。自分から精神科医療機関に受診する意欲，
行動する力が乏しい状態にあること，自殺念慮が存在すること，ソーシャルサポー
トを受けていないことから，自治体との情報共有と定期的な見守りが必要である
と考えた。その後，改めて本人に連絡し，地域資源へ情報提供することの了承を
得た。
　e）地域への情報提供と支援要請
　こころの健康支援チームの臨床心理士から，対象者の住民票のある避難元の自
治体保健師に，電話支援で得られた本人の生活状況および精神状態について情報

提供を行い，支援の可能性について検討をお願いした。

　その結果，自治体の保健師から要請を受けた「ふくしま心のケアセンター」の
スタッフが，自治体保健師とともに女性を訪問して安否確認を行った。また，抑
うつ状態，不眠症状について治療が必要であることを，保健師とA子さん，A
子さんの夫との間で話し合った結果，近くの精神科医療機関を受診することがで
き，治療が開始された。

＊　　　＊　　　＊

　A子さんの事例では，医療機関受診が開始された後も生活状況の見守りと地
域資源の紹介のため，半年ほど自治体保健師による定期的な訪問が行われた。担
当保健師より，A子さんの症状が安定したことや家族の見守りがあること，地
域の交流サロンへの参加が始まったことなどから訪問が終了したことについて，
こころの健康支援チームに連絡があった。こころの健康支援チームでは，こうし
たその後の情報もできるだけ市町村と共有し，次の電話支援に生かすことに努め
ている。

　A子さんのような緊急性をともなう事例では，架電サービスのみだけでは限
界が生じる。他機関との連携，特に市町村の担当保健師や，ふくしま心のケアセ
ンタースタッフとの連携なくしては，有効な支援が行われない。こうした支援ネッ
トワークづくりは，今後もきわめて重要な課題になると考える。

4．電話支援員のケア

　上述したように，当センターの電話支援が開始されたのは2012年の2月，東日
本大震災から約1年後のことである。震災後錯綜したさまざまな情報と，当時の
政府や行政機関の混乱した対応，制御不能の原子力発電所など，前例のない恐怖
と混乱に見舞われた被災住民の恐怖や不安は，まさにピークを迎えていた状況で
あった。さらに，避難のために転々と居を替えざるを得ない住民や長期間にわた
り避難所生活が続いている住民も多く，肉体的にも精神的にも過酷な生活を強い
られていた。その疲弊と不信から，電話支援員は，時として強い怒りの感情を住
民から向けられることとなった。この時期に特に電話支援員に求められたのは，
傾聴やアセスメントのスキルだけではなく，こうした怒りの声にも向き合い，真
摯に対応していく姿勢であった。

　特に，架電型の電話支援は，対象者が支援を求めているか否かにかかわらず行

うものであり，相手のニーズが見えないまま電話をかけなければならない。それ
だけでも緊張を強いられる業務である。さらに，対面でないとはいえ，支援者と
いう立場上逃げられない状況のなかで怒りの感情にさらされ続けることは，支援
員にとって大きな精神的・肉体的疲弊の要因となってしまう。

　こうした支援員のバーンアウトを防ぐためには，支援員に対するサポートやケ
アのシステムが必要であった。そこで当センターでは，①専門的立場から指導助
言を行う定期的なスーパービジョンの実施，②資質の向上を図るための研修会な
どの実施，③バーンアウト防止のためのメンタルケア（個別面談など）の実施，
などを行った。これらは支援開始当初からシステマティックに行われていたわけ
ではなく，現場からの要望に応えるかたちで次第に整えられたシステムである。

　振り返ってみると，災害直後は被災者のケアが優先され，支援員のためのサポー
トシステムにまで配慮が回らない状況であった。しかし，住民の強い不安に接す
るうちに，こうした電話支援を継続するには，ライン内外による充分なスタッフ・
ケア体制を整えていくことが，被災者への支援を充実させるうえでも重要である
との認識を得た。また，このように長期に支援活動を続ける場合には，ソフト面
だけでなくハード面，たとえば支援室の環境整備や，使用機器の整備といった，
物理的な配慮も必要となっていった。支援開始当初は，電話支援員は窓や仕切り
のない狭い空間で活動せざるを得ず，そうした負担もまた大きかったのである（写
真1・2）。

Ⅲ　電話支援の役割と課題

　当センターが行っている電話支援の最大の特徴は，先にも述べたとおり「架電
型の電話支援」である。このため，避難を余儀なくされた多数の住民が元の自治
体を離れ，遠方にまで離散する現在の福島において，距離的な隔たりを気にせず
即時的にアプローチできるという点で，今の状況にマッチした支援方法の一つで
あると考える。

　澁木[11]は電話相談の特性として，「即応性」「非対面性」「匿名性」「一回性」「無
構造性」の五つを挙げている。「即応性」のなかには，即時性，随時性，親和性，
経済性，広域性が含まれると述べているが，電話相談の「即応性」の特徴は，今
回のような遠方への離散的な避難をともなう災害時で，支援対象も膨大である場
合の緊急支援の手段として，有効に機能すると考えられる。また澁木[11]は，「非

第11章 福島におけるアウトリーチ型電話支援　　*175*

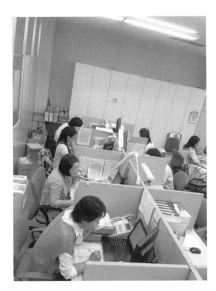

写真1：開設から2年後の電話支援の様子（2013年撮影）

　開設当初は福島県立医科大学の空き教室のデスクの片隅に電話を設置し，支援を行った。その後，一部を間仕切りしてセキュリティルームを造り，電話支援室とした。窓はなく，パーソナルスペースや通路も狭いなど，決して良好とは言えない環境での支援であった。

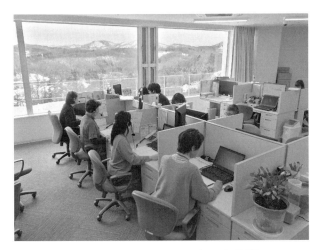

写真2：現在の電話支援室（2017年撮影）

　放射線医学県民健康管理センターの移転にともない，新しい電話支援室が造られた。スペースが広くなり，大きな窓からは吾妻連峰を臨むなど支援環境は改善された。

対面性」について，「聴覚情報に限られた対話であるからこそ，率直な要求や感情の表現を容易にするなど，心理的距離を縮めることができる」と指摘している。このことについて，当センターの電話支援について報告している及川ら[12]は，当センターの電話支援が架電型であることに触れ，「このような架電による電話支援であっても，多くの対象者は，自分たちの状況を率直に語ってくれたと感じられた」とし，「被災者が現在抱えている困難さについて相談員に率直に様々な問題を語ったことについては，この「非対面性」という電話相談の特性が活かされているのかもしれない」と述べている。電話支援において「対面性の欠如」は欠点の一つであるが，災害そのものによる心身の不調だけでなく，賠償問題や放射線の不安，家族の離散など，社会的・経済的問題までを包含した相談内容が語られていることを考えると，「非対面」であるからこそ話しやすかったという一面も持っていたのではないか。

　一方，電話支援であることの困難や限界も，当然のことながら存在する。先述の「電話支援の評価」にあるとおり，当センターの支援目的は，状況確認，アセスメントと地域医療等へのつなぎであるため，支援を受ける側が求めている具体的解決法の提供や，解決までの継続支援には十分に応えられてはいない。これを補うためには，他機関などとの連携が必須である。当センターでは，電話相談の内容から，医師の診察が必要と判断された人には，県内の精神科・心療内科や小児科などの「登録医師」を紹介している。登録医師とは，福島県立医科大学が主催や認定する講習会などで，災害時におけるメンタルヘルスや放射線医療に関する専門の講習会を受講した医師のことであり，2017年7月31日現在で108名（80医療機関）が登録している。

　さらに，登録医師により，専門家によるこころのケアが必要と判断された場合には，福島県立医科大学附属病院の「心身医療科」，「こどもの心診療センター」による専門的なケアの実施を可能にしている。また，県外在住者には，各都道府県の精神保健センターや児童相談所など，心のケアに関する相談窓口や医療機関についての情報を提供することもある。

　相談内容のなかには放射線に関する質問も含まれるが，こころの健康支援チームが専門医師などによる対応が必要と判断した場合には，福島県立医科大学の教員による「放射線健康相談チーム」が対応できるような体制を整えている。さらに，必要に応じて市町村やふくしま心のケアセンターとも連携し，対象者の継続的な支援を行うこともある。

こうした地域資源との連携は，電話支援を有効に活用するためにはきわめて重要であり，今後も県外の支援拠点なども含め，より広域の支援ネットワーク作りを続けていくことが必要である。ところで，現在の大きな課題は，こうしたネットワークのなかであっても，医療機関との連携があまり機能していないことがある。身体的問題での受診勧奨といった助言であれば，比較的住民は耳を貸しやすく，適切な受療行動に結びついているようである[13, 14]。それに比べて，精神医学的問題がある場合に精神科医療機関を受診することは，はるかに少なく，上記登録医制度が十分に活かされていない側面がある。精神医療に対する垣根を下げること，すなわち被災者に対してさまざまなレベルでの心理教育（ノーマライゼーション）や啓発活動，一次予防の取り組みを欠かすことができない。

Ⅳ おわりに

震災から7年が経過し，避難を余儀なくされた自治体の一部の帰還が始まり，復興へ向けての歩みは確かに進んでいるように思える。住民のなかにも，震災で負った痛みを乗り越え，前向きに進んでいこうとする力強い言葉が聞かれることも増えた。しかし，そうした言葉の一部に含まれる，「悩んでいたって仕方ないから」「どうせ，震災前には戻れないのだから」「もう考えることに疲れたので考えません」というような，疲弊や諦観のニュアンスを聞き逃すことはできない。さらに，長期間にわたる家族の離散生活や帰還をめぐる考えの違いから起こる家族間のすれ違い，避難元の自治体から離れ新生活を始めた後の後悔や罪責感，新しいコミュニティへの参加が難しいことから起こる孤立など，避難生活が長期に及んだことによる新たな困難も生じている。こうした現状を考えるとき，被災者に対して今後も継続的な支援活動を行っていく必要があると強く感じる。

一方で，調査票の返信率は年を追って低下しており，返信していない人へどのようにして支援を届けるのか，また，新たに生じている困難に合わせた支援の方法はどのようなものなのか，いま一度考え直す時期にも来ている。たとえば，質問紙をより簡便化する，あるいは焦点化することは重要かもしれないし，上述した県民全体への health promotion を，メディアなどを巻き込んでより積極的に行う必要がある。第1章でも述べられているように，いまだ福島の被災者の精神保健上の問題は大きいと考えられるのである。

最後に，支援者は支援対象者の苦しみを思うあまり，自分たちが行ってきた活

動の評価が厳しくなりがちで，自身の電話支援活動に対する価値の評価につながらないようだ。加えて，よく知られていることであるが，支援の方法の如何にかかわらず，災害時においては，支援者に対する好意的な評価を被災者から感じ取ることが難しい。このため，支援者はなかなか報われない思いを抱きながら支援を続けていることも多いと思われる。当センターの支援者もまたそうである。我慢強く真摯に被災者に寄り添おうとしている電話支援員には，心からの敬意を払い，その働きをねぎらいたいと思う。また，これが自画自賛と言われぬよう，今後も支援開始当初の思いを忘れず，さらに良い支援を追求していくことが，当センターの使命であると感じている。

【献辞】

　本調査および電話支援に関わった関係者の皆様すべてと，支援における重要な役割を果たした，福島県立医科大学放射線医学県民健康管理センター電話相談支援チームの皆様に，深く感謝いたします。

【文献】

1 ）Yabe, H., Suzuki, Y., Mashiko, H., et al. (2014) Mental health issues identified by the Fukushima Health Management Survey after the Great East Japan Earthquake and Fukushima Daiichi Nuclear Power Plant Accident. *Fukushima J. Med. Sci.*, **60**, 1-11.

2 ）Yasumura, S., Hosoya, M., Yamashita,S., et al. (2012) Study protocol for the Fukushima Health Management survey. *J Epidemiol.*, **22**, 375-383.

3 ）遠藤智子 (2013) 震災復興における包括的支援の課題――「よりそいホットライン」から見えたもの. 学術の動向, **10**, 11-19.

4 ）Kessler, R. C., Andrews, G., Colpe, L. J., et al. (2002) Short screening scales to monitor population prevalences and trends in non-specific psychological distress. *Psychol Med.*, **32**, 959-976.

5 ）川上憲人 (2007) 全国調査における K 6 調査票による心の健康状態の分布と関連要因. 平成18年度厚生労働科学研究費助成金（統計情報高度利用総合研究事業）国民の健康状況に関する統計情報を世帯面から把握・分析するシステムの検討に関する研究分担報告書

6 ）Furukawa, T. A., Kawakami, N., Saitoh, M., et al. (2008) The performance of the Japanese version of the K 6 and K10 in the World Mental Health Survey Japan. *Int J Methods Psychiatr Res.*, **17**, 152-158.

7 ）Blanchard, E. B., Jones-Alexander, J., Buckley, T. C., et al. (1996) Psychometric properties of the PTSD Checklist (PCL). *Behav Res Ther.*, **34**, 669-673.

8 ）Goodman, R. (1997) The Strengths and Difficulties Questionnaire : A research note. *J. Child Psychol. Psychiatry*, **38**, 581-586

9）福島県県民健康調査「心の健康度・生活習慣に関する調査」住民向け案内

10）柏崎佑哉・前田正治・八木亜紀子ほか（2016）福島県被災住民に対する架電型電話支援の試み　福島県「県民健康調査」．精神医学，**58**（5），433-442.

11）澁木牧（2012）電話相談研究の概観——電話相談員の困難体験と訓練に焦点をあてて．心理臨床学研究，**30**（3），411-420.

12）及川祐一・前田正治・高橋紀子ほか（2017）東日本大震災における若年被災者を持つ親への電話支援について——福島県「県民健康調査」から．トラウマティック・ストレス，**5**（1），69-75.

13）堀越直子・大平哲也・結城美智子ほか（2015）東日本大震災と被災住民の保健医療・介護福祉への影響　東日本大震災における避難場所の違いによる生活習慣の実態と電話支援の取り組みについて——福島県「県民健康管理調査」．厚生の指標，**62**（3），2-8.

14）堀越直子・大平哲也・安村誠司ほか（2017）「東日本大震災後における生活習慣病のリスクがある避難者への電話支援による調査票への回答および医療機関受診の効果——福島県県民健康調査．日本公衆衛生誌，**64**（2），70-77.

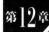

被災者への「こころのケア」を考える
——ふくしま心のケアセンターの活動から

【前田正治・渡部育子】

I　はじめに

　「こころのケア」という言葉が人口に膾炙して久しいが，実のところ非常にあいまいな言葉である。このあいまいさゆえに，「いったい何をするのだ」と疑問を抱かれたり，時には胡散臭い目で見られたりすることさえある。しかしその一方で，「こころのケア」が一般の多くの人に受け入れられ，結果として対人援助職にも広く用いられるようになったことは間違いない。この浸透の背景には，たしかに近年の「心理療法ブーム」の影響があっただろう。しかし，いまだに根強い精神医療に対する人々の抵抗感を考えると，この言葉が一般の人々が有する精神医療やメンタルヘルスケアに対するイメージに風穴を開けたことの意義は，非常に大きい。

　この「こころのケア」と対応する言葉は「こころの傷」であり，いわゆる「トラウマ」である。そして，実際にこれらの言葉が広まったのは，阪神淡路大震災のときである。それまでは，災害医療支援と言えば，身体の外傷を負った被災者を治療することがすべてであった。阪神淡路大震災以降，そこに「こころのケア」という目に見えにくい心理的介入もまた必要であることが，多くの人に認識されたのである。ただし，当時は暗中模索と行ったかたちで「こころのケア」が進められた。精神科救護所などのアウトリーチ的な手法の重要性が理解され始めたのも，この頃である。同時に，外傷後ストレス障害（Posttraumatic stress disorder：PTSD）という耳慣れない精神疾患の存在もまた，専門家はもちろん，一般の人々の耳目をも急速に集めることになった。

　さて，このようなトラウマ学の黎明期とも言える時期に，兵庫県心のケアセンターが開設された。これは復興基金を活用した，1995年6月から2000年3月までの5年間限定の事業であり，年間約3億の予算で始められた。まさに実験的なか

たちで運営が始まったのであるが，その成果もあって，2004年の新潟県中越地震の際にも，新潟こころのケアセンターが開設された。同センターは2005年10月から2015年3月まで，約10年間の活動でもって終了した。そして，今般の東日本大震災でもまた，復興関連の国費によって岩手県，宮城県，福島県に，ほぼ同時にケアセンターが開設されたのである。こうして，大規模な震災が発生すると，保健所や大学，医療機関などの既存の支援組織とは別に，臨床心理士や精神保健福祉士，看護師等の専従する専門職からなる「こころのケアセンター」が開設されることが，期待されるようになったのである[1]。

　しかしながら，大規模災害発生後の混乱した時期に，新しい支援組織，しかも数十名からなる大きな組織を作るということは容易なことではない。いや，作るだけならまだしも，それを稼働させ，周囲のニーズや状況に応じて機能するように運営することは至難である。筆頭筆者の前田は，ふくしま心のケアセンター（以下，ケアセンター）の運営に発足当時から顧問として関わり，数年前からは副所長（非常勤）として直接組織運営に関わることとなった。第二著者の渡部は，保健師として某市役所に勤務中に被災し，その後開設まもないケアセンターに入職し，現在は業務部長として現場の実働部隊を率いている。このような立場から，設立後6年が経過した，ふくしま心のケアセンターの現在までの歩みと現状，我々が今抱えている課題について述べる。

II　ケアセンターの沿革と構造

　東日本大震災後に，福島県で生じたさまざまなメンタルヘルス上の困難な状況[2]に対処するため，従来の地域精神保健福祉活動を担う機関とは独立した専門機関を設けるべきという考えから，福島県が福島県精神保健福祉協会に事業委託するかたちで，ふくしま心のケアセンター設立が決まった。発災後約1年を迎える2012年2月に基幹センターを設立，活動準備を開始，2012年4月1日より各所の方部センター（地方センターの意）を開所，実質的な活動を開始した。

　当センターは発足当初，基幹センターと，全県にまたがるかたちで6方部，3駐在所を設けていた。また，相馬地区を管轄する相馬方部センターは，相馬広域心のケアセンター「なごみ」に業務を委託した（第13章を参照）。ただし，2016年度より県南方部センターは県中方部センターに統合され，5方部制となっている。駐在については，当センター設立前の市町村意向調査においてニーズの高かっ

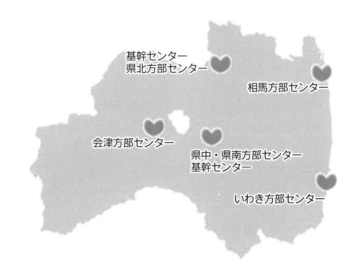

図12-1　基幹センター・方部センター配置図

た行政機関に重点的に対応するべく，南相馬市，双葉町（埼玉県加須市），福島県県庁障がい福祉課に配置した（2016年現在，すべての駐在は廃止となった）。図12-1は，2017年現在の，県内における方部センターの所在を示している。この数年，浜通りの避難市町村の帰還が急速に進んでいることから，いわき方部と相馬方部の間に新拠点を設けるという計画が進んでいるところである（2017年8月現在）。

　岩手県や宮城県では，津波被害市町村の支援が主たる業務なので，当然のことながら沿岸部に支援の力点が置かれていた。しかしながら福島県においては，津波被害もさることながら，福島第一原子力発電所事故による影響が甚大で，全県民が被災者化している状況であり，沿岸部のみに支援を焦点化することができなかった。そのため，「浜通り」と称している沿岸部はもとより，福島市や郡山市が所在する「中通り」，またより内陸の「会津」や隣県の埼玉にまで，方部や駐在を作らざるを得なかった。この広域性こそが福島の被災の特殊性であり，支援リソースの分散化という難題に，ケアセンターも当初から直面していた。

　さて，職員数は年によって多少の変動があるものの全体で60名前後で，なかには非常勤のスタッフもいる。保健師，看護師，臨床心理士，精神保健福祉士，作業療法士などの多職種で構成している。現在最も多い職種は看護師であり，保健師，精神保健福祉士，臨床心理士という順で多い。発足当初は県外から支援に来

た専門職もかなり多かった。しかし，こうした県外支援者は年とともに減少，今では1割以下となり，ほとんどが地元スタッフで構成されている。問題は，後述するように職員の離職率の高さで，発足後しばらくは2～3割近いスタッフが毎年退職するなど，なかなか組織としての安定が図れなかった。

また，復興予算による措置であるため，雇用形態も単年度契約しか結べず，この点も職員の身分保障という意味では心許なかった。さて各方部には，ニーズや被災状況に応じて人員を配置したが，単年度契約という制約から異動が難しく，どうしても郡山市や福島市のような中通りに人が集まりやすい一方で，最も避難住民が多かったいわき方部ではスタッフ確保が難しいなどの，特有の問題もあった。また，常勤の医師スタッフがいないのも，発足当時からの問題であった。医療モデルに依りすぎた支援では限界があることは明らかだが，さりとて医療とのつながりがなければ専門性の高いケアは難しい。このような医療サイドとの連携は，現在もまだ課題として残されている。

さて，活動内容は，住民支援として最も多く行われたのが，後述するようにアウトリーチでの相談対応である。それ以外でも，集団活動（サロン等）の運営や支援，支援者へのコンサルテーション，メンタルヘルスに関する研修会開催や啓発活動，あるいは調査研究と，直接的な住民サービスから間接的なものまで，年を追うごとに幅広く活動を広げている。次項でその詳細を紹介する。

Ⅲ　実際の活動

1．個別支援の実際

当センターの支援する方法の年次の推移を，図12-2に紹介している。図からわかるように，訪問による支援（アウトリーチ型支援）が最も多い。これらのほとんどが，被災市町村からの紹介や依頼であるが，福島県立医科大学に付置されている放射線医学・県民健康管理センターや，他の支援機関からの依頼もある。訪問先の多くは仮設住宅や借り上げ住居，または自宅であり，ケアセンター・スタッフのみで訪問する場合もあれば，市町村保健師などと同行訪問する場合もある。単回の訪問で，被災者の見立て・評価が終了する場合もあるが，精神状態や生活状況に心配があれば，継続して訪問している。

また最近では，来所サービスや電話による支援も増えている。開設当初は県の

第Ⅱ部　支援の実践

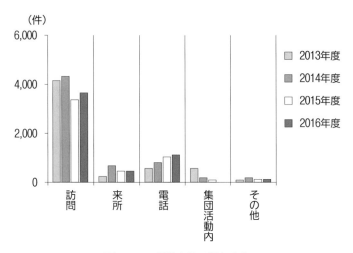

図12−2　相談方法の経年変化

保健所（保健福祉事務所）に「間借り」するような方部も多く，来所面談は行おうと思ってもできなかった。しかし，次第に専門的なケアを要する被災者が多くなると，当然，個別支援を相談室で行うというニーズも高まってきた。したがって，現在では各方部とも独立したオフィスを持ち，狭いながらも面談室を持っている。アウトリーチが基本とはいえ，カバーするエリアが広大であることを考えると，今後来談者サービスを充実させることは，有効性の面からも大きな課題である。

　さらにケアセンターでは，「ふくここライン」と称した受電サービスを実施している。年間150件前後の電話による相談を受け付けており，最近では30分を超える相談が4割を占める。また，年々再相談事例が増え，現在では5割近くがいわゆるリピーターとなっている。そのうち1〜2割は県外被災者からの相談であり，県外被災者への直接的支援ができない当センターにとっては，電話は重要な相談ツールとなっている。全体の相談内容は，心身の不調に関することや人間関係における悩み，避難生活に関する悩み，原発事故被害にまつわる相談など多岐にわたる。ただし，こうした受電サービスは，スタッフの戸外での活動などを制限する結果にもなっているため，さらに拡充するかあるいは縮小するのか，今後の検討が必要である。

　一方で，後述する集団活動（いわゆるサロン活動）は，かなり減少している。これは，こうした活動を社会福祉協議会の生活支援員などの相談員が運営できる

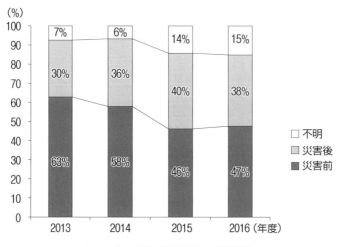

図12-3　個別支援事例の発症時期

ようになったことから，ケアセンターが少しずつ離れていったことを示している。こうした支援方法の変化は，市町村等の行政機関からの紹介による，より専門性を求められるアプローチが増えていったことの表れとも言える。

さて，個別支援例に関して，支援の段階ですでに精神科病名がある，あるいはまもなく診断がついた事例は，約半数に上っている。医学的関与が必要なケースが多いことを示しているが，図12-3のように，年を追って震災後に精神疾患に罹患した対象者が増えている。当然，うつ病やPTSDなどの震災に特有の問題を持った対象者が，増加したことを示している。

図12-4には，対象者の疾患分類の年次別推移（ICD-10に準拠）を示している。意外にも，F2に分類される精神病圏内の患者が多いことがわかる。しかしながら，当センター・スタッフのうち，精神科病院での臨床経験がある者は半数にとどまっており，こうした精神病圏内の対象者の対応をすることは，それなりに苦労をともなっている。

また，特に目を引くのは，物質依存（F1）の対象者が年々急増していることである。これは主として，アルコール依存症の増加を示しているものと考えられる。第1章でも述べたような，福島県に多い震災関連自殺の予防ということからも，福島県は数年前から「アルコール対応力強化事業」を立ち上げ，それをケアセンターに委託している。ケアセンター内にアルコール・プロジェクト・チーム

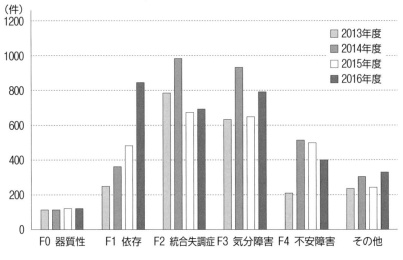

図12−4　疾患別分類

を設け，方部横断的な活動を展開している。具体的には，肥前精神医療センターの協力のもと，特に一次予防に力を入れ，節酒アプローチを積極的に行っている。市民向けあるいは専門職向けの講演会を年に数回行っているほか，自治体の主催する健康教室に出向いたり，健康診査の結果説明会で簡単な心理教育的アプローチを行ったりしている。

2．さまざまな集団活動

　ケアセンターでは，上述するように集団活動（サロン活動）は減少しつつあるとはいえ，今なお活動の大きな柱を担っている。2015年度だけで，センター全体で726回のサロン活動を行い，のべにして8,470名の被災者と活動をともにした。集団活動の内容も多岐にわたる。たとえば，講話のような教育的な活動から，語りを重視した活動，ヨガのようなエクササイズ的活動，料理教室などレクリエーション的要素が強い活動など，さまざまである（写真1，写真2）。なかには，自治体職員向けの集団活動や，男性のみを集めた集団活動もある。

　これらの多くもまた，被災市町村や県からの依頼を受けて行うことがほとんどである。最近では，ケアセンター単独で運営するというよりも，社会福祉協議会など他の支援組織が行うサロン活動への協力・援助というかたちで支援を展開し

第12章　被災者への「こころのケア」を考える

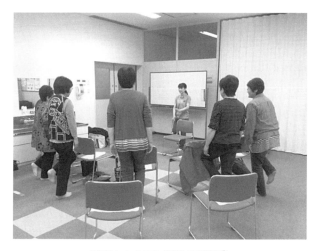

写真1：サロン活動の実際①

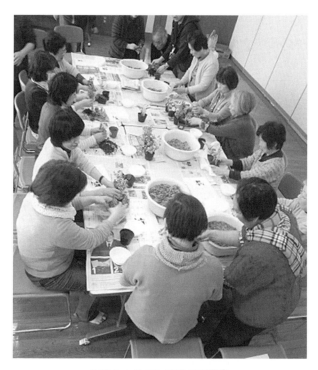

写真2：サロン活動の実際②

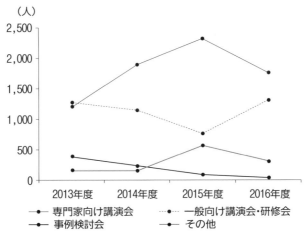

図12-5　年度別の人材育成・研修会参加人数

ている。

3．支援者への研修や支援

　当ケアセンターは専門機関として，こうした被災者への支援活動と同時に，現場の支援者への研修やケアという重大な使命も有している。そのニーズは震災後減少するどころかむしろ増加しており，図12-5のように当センターが開催する研修会への支援者の参加も，年々増加傾向にある。研修会の内容は，うつ病や自殺対策，飲酒に関連したものなど多岐にわたるが，現場からの求めが多く非常に重視しているのが，支援者自身の疲弊とその対処に関する研修である（写真3，写真4）。

　このように（各種相談員を含む）専門職向け，あるいは自治体職員向け研修会が増加した背景には，実際にそうしたニーズが高まったこともあるが，ケアセンターが専門機関としてさまざまな支援者に認知されてきたことが大きい。

　実際に，ケアセンター・スタッフは数多くの支援者会合に招かれ，そこでの発言を求められることも多い。そして，市町村との連携が深まれば深まるほど，このような専門職支援へのニーズは高まっていく。ただし難しい問題もある。最も疲弊が強いと考えられる自治体職員の精神保健ケア[3]は，原則として総務省が所管していて，厚生労働省が所管しているケアセンターが個々の職員にどのように

第12章　被災者への「こころのケア」を考える　　189

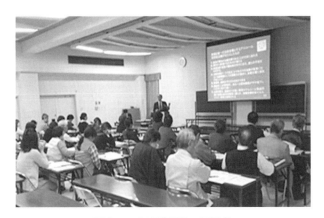

写真3：専門職研修の風景①

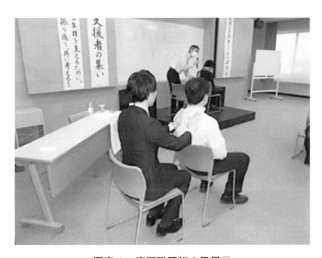

写真4：専門職研修の風景②

190　第Ⅱ部　支援の実践

関わるかは明瞭でない。なぜならば，被災自治体職員は，公務員であると同時に被災住民でもあり，どちらの立場でケアを受けるかという悩ましい問題が常に存在するからである。

　いずれにせよ，避難市町村の帰還が急ピッチで進められている現在，そうした被災自治体機能をいかに支えるかは復興の行方を左右するし，今後のケアセンター活動の大きな役割であり続けることは，間違いないところである。

Ⅳ　スタッフの疲弊と対策

1．スタッフの疲弊と離職

　実際のところ，冒頭でも述べたように，震災後の混乱した時期に50名を越す大所帯の組織を作るということは，一般的に言っても至難である。しかも福島県では，専門職がそもそも少なかったところに広域的なニーズが生じてしまい，さらには発災後少なからぬ専門職が県外に転居したこともあって，地元でこれほど大量の専門職スタッフを集めることはきわめて困難であった。したがって当時は，3割程度のスタッフがいわゆる県外組であり，福島のことはまったく知らないばかりか，ほとんどのスタッフは初めて顔を合わせるという状況であった。さらには，約半数が精神医療での職務経験がなかった。もちろんこれだけの数のスタッフが集まったわけなので，複数の管理職の役割は決定的に重要であるが，その適性もわからなかった。誤解を恐れずに言えば，寄せ集めの専門職集団であったということで，さらには実験的な試みであったとも言える。

　また，方部センターは福島県のあちこちに散らばって存在し，それぞれの地域で苦労することとなった。方部によっては非常に組織作りがうまくいったところもあれば，事実上組織の崩壊の瀬戸際に立たされた方部もあった。たとえば，組織の混乱から他行政機関からの依頼が一切途絶するという危機を迎えたある方部については，すでに他論文[4]でその困難に満ちた歴史を紹介している。

　こうした混乱のなかで，上述したように職員の離職が毎年のように続き，年間離職率は毎年2，3割に達していた。雇用契約が単年度であり，また県外からの支援者が多かったことから，こうした離職率の高さはやむを得ないことかもしれない。ただし，問題であったのは病休者の多さであり，毎年1，2割が病休を取っていた。うつ病などメンタルヘルス関連の病休者が多く，残念なことに，病休の

まま退職してしまった職員も少なからずいたのである。

　このような離職者・病休者の多さに関しては，まずは福島の被災状況の苛烈さが大きいと言わざるを得ない。大規模原発事故という未曾有の災厄のなかで，他の被災県よりはるかに多くの被災者が，見通しも立たないままに避難生活を送らなければならなかった。見通しが立てられないなかで活動することの大変さは，ケアセンターにとっても同様である。第１章でも詳しく述べたように，自然災害とはあまりにも異なる様相のなかで支援を行うことは，多くのスタッフにとって予期しないこと，非常にストレスフルなことであった。このように福島特有の支援の難しさがある一方で，ケアセンター側の問題，組織体制の脆弱性やラインケアの未整備といった問題もまた，指摘しなければならない。

　このような反省に立ち，2015年度より方部横断的なかたちで「保健委員会」が設立され，各方部からスタッフが集まり，上述したような問題とその対策について考えることとなった。

２．保健委員会設立とスタッフ・ケア

　保健委員会は毎月開催された。メンバーは，原則として各方部から１名が選任され，毎回参加した。保健委員会の目的は以下のようなことである。

　　①センター職員の健康増進および職場環境の改善
　　②病休・離職・疾病予防
　　③病休職員の復職支援

　具体的には以下のような役割を担った。第一に，保健衛生に関する実態把握を行い，第二に職員の疾病予防と復職支援を行い，最後に職員の福利厚生を検討することにした。

１）スタッフへのメンタルヘルス・チェックとその後のケア

　外部の協力機関（福島県立医科大学・放射線医学県民健康管理センター）の協力を得て，2015年度より所属職員全員に対してメンタルヘルス・チェックを実施した。その結果，ハイリスクの職員や希望者には，医大関係者による個別面談を実施した。質問用紙や個人情報の取り扱いなどの課題もあったが，保健委員会で

話し合いながら慎重に進めた。このメンタルヘルス・チェックで用いた質問表は，職業性ストレス簡易調査およびうつ病のスクリーニングで用いられる Patient Health Questionnaire（PHQ 9）であった。その結果，個人情報を守りつつ，フォローの必要な職員，希望があった職員に対し丁寧な面談が実施された。被面接者は，2015年度は 7 名，2016年度は 6 名であり，ライン外のケアであったものの，面接を受けたスタッフの満足感も高かった。

　こうして行われた職員のメンタルヘルス・チェックの概要を，（個人情報はもちろん伏せて）職員に向けてフィードバックする場を設けた。そこでは，概要報告後に，「働きやすい職場環境とは？」というテーマでグループディスカッションが行われた（写真 5，写真 6）。

　参加者の結果の受けとめ方はさまざまであったが，組織として職員の健康管理を主体的に行う姿勢を示すことができたこと，また支援者として自分たち職員がストレスを抱えやすい傾向なども，お互いに知る機会となった。普段はなかなか顔を合わせる機会が少ない職員同士が，グループ内でさまざまな思いや意見を交換することができた。さらには，ここで出された意見をまとめて管理者に要望書というかたちで提出し，以後少しずつ要望が充足されてきている。

2）福利厚生に関する取り組み

　成熟した組織であれば，業務改善はもちろんのこと，職員の親睦を図るようなさまざまな工夫があってしかるべきである。ところが，ケアセンターではそうしたスタッフ間の親睦は，スタッフ個人の裁量に委ねられていた。ただでさえ方部が離散し，ケアセンター・スタッフとしての凝集性や同一性が保ちにくい現状があった。そこで，こうした状況をいくらかでも改善すべく，職員からの希望を取り入れたレクリエーションや交流会を催した。泊まりがけの研修会のほか，軽登山，スキー，バーベキューなどのレクリエーション活動も積極的に企画し，スタッフ間の親睦を深めた。ケアセンター設立後 4 年経過してようやく行われた，福利厚生に関する取り組みであった。

3．ケアセンター活動が帯びる特有の困難さ

　上述したような保健委員会の活動などを通して，ケアセンターが抱えるより本質的な困難もまた見えてきた。それは，ケアセンターが宿命的に担っている困難

第12章 被災者への「こころのケア」を考える　193

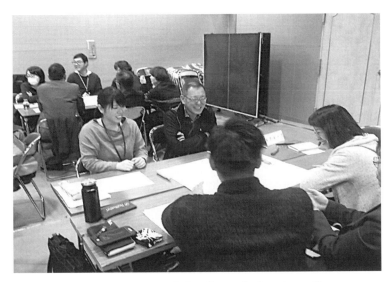

写真5：保健委員会主催のグループ・ミーティング

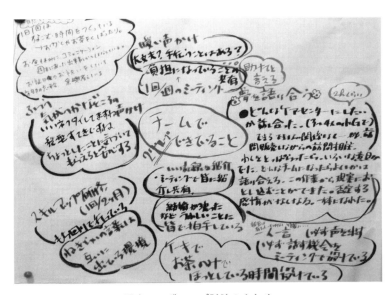

写真6：グループ討論のまとめ

さ，すなわち被災者支援の役割のあいまいさと，時限性をめぐる難しさである。

1）被災者を支援する役割

　心のケアセンターが，被災者のメンタルヘルス面の支援を行う組織であることは，関係機関にも十分に周知している。しかし，冒頭でも述べたように，被災者支援の心のケアとは具体的に何をするのかは，漠然としている。この役割のあいまいさは職員を戸惑わせ，そのモチベーションや同一性にも大きな影響を与えている。当センターは県の委託を受け，心のケア事業として活動をしているし，委託業務内容についてもある程度明文化されてはいる。しかし，そもそもケアセンター活動の対象者は誰なのか，実のところ（福島ではとくに）定めることが難しい。原発事故の広範な影響を考えると，あるいは避難者が広く県内に分散してしまっていることを考えると，福島では全県民が被災者とも言えるし，実際に，発足当時はそのような規定だった。しかし，現実には200万にも及ぶ県民全体を支援することはできないし，そもそもあまりにも県土が広すぎる（福島県は日本で３番目に広い県である）。ほぼ沿岸部の津波被災地への支援に限定されている，岩手県や宮城県など他被災県との最大の違いが，ここにある。

　このような現実的な制約のなか，支援すべき被災者かどうかの判断は，どれほど被災性が強いかといった，より恣意的かつ柔軟な判断を現場でするほかなく，スタッフの戸惑いも強い。最近では，強制避難を余儀なくされた市町村住民が最も被災性が高いとして，浜通りへの支援をより強化する方向ではある。しかしながら，自主避難者はどうするのか，あるいは帰還した住民は対象外になってしまうのかなど，現場でも判断が難しいあいまいなことが多い。

　さらには，上述したように支援者支援も積極的に行っているが，支援者のなかには自治体職員や，社協職員以外の震災後に立ち上がった多くの団体などがあって，優先順位を決めて支援しなければならない。すなわち，支援しなければならない「支援者」とは誰かということである。とりわけ，帰還を果たした被災自治体職員は疲弊の極みにある一方で[3]，ケアセンターとのつながりも強く，頼りにもされている。また，復興という観点からも，職員の多くが被災住民であることからも，最も支援を要する支援者である。しかし，彼らの支援を行うことは本来的に総務省の事柄であるため，ケアセンターの役割にはおのずと限界がある。問題なのは，ケアセンターにとって市町村との連携は死活的課題でもあるため，当然職員の支援を求められる場面が多いことである。当センターの予算を所管する

厚生労働省や県担当部局の意向を確認しつつ，試行錯誤しながら行っているのが
現状である。

　一方で，ケアセンターの最大の強みは，役割の柔軟さでもある。中越地震の際
に誕生した新潟こころのケアセンターの活動の利点について，染矢ら[5]は，既存
の支援組織の隙間を埋める役割を果たすことが重要であるということを述べてい
る。まさにそうであって，災害後に現出する多様なニーズを考えると，従来の縦
割り的ケアではうまくいかない隙間に入っていくこと，あるいはそれができるこ
とが，ケアセンターの最大の特色でもある。しかしながら，ここにケアセンター
のスタッフの役割や同一性の拡散・混乱が起こるのである。これはケアセンター
が内包する，本質的なジレンマでもある。

2）ケアセンターの時限性をめぐる課題

　もう一つ指摘しなければならないのが，ケアセンターは恒久的な施設ではなく，
あくまでも災害支援の任が終われば，（通常であれば）終了・閉鎖しなければな
らないということである。実際に兵庫の心のケアセンターは，研究・教育機関と
して大きく衣替えしたし，新潟こころのケアセンターは設立後10年で閉鎖となっ
た。今般の震災で東北3県に誕生したケアセンターもまた復興予算で運営されて
おり，基本的には時限的組織である（だからこそ単年度予算しか組めない）。実
際に岩手県や宮城県では，あと数年で現在のケアセンターの役割を終えるという
具体的想定のもとに活動していると聞く。

　ケアセンターの役割を終えるということは，それだけ復興が進展したことを意
味するのであるから，本来ならばこれは喜ばしいことである。そして活動の期間
が明確に定められることで，組織の運営はもちろんのこと，スタッフにとっても
将来に向けた計画が立てやすくなる。しかしながら，福島の現状はどうであろう
か。たしかに近年，除染などによって避難指示が解除され，帰還できるようになっ
た楢葉町，飯舘村，南相馬市小高区，葛尾町，楢葉町，富岡町などの市町村が急
速に増えた。しかし，現在のところ帰還は順調に進んでいるとはとても言えない
状況であり，まだまだ数多くの避難者が帰還するか，移住するかの葛藤にある。

　第1章で詳述したように，被災者のメンタルヘルス全般も予断を許すことがで
きない現状にある。しかも震災7年目を迎えようとする現在，震災直後から展開
されてきたさまざまな支援は，現在急速に縮小しつつあるのである。実際に，ケ
アセンターが関わる市町村の保健担当者からは，「（他は去っても）ケアセンター

は留まってくれるのでしょうね」という切実な訴えをよく聞くのである。

　このような先の見通しが立たないなかで，活動を縮小しダウンサイジングするどころか，むしろこれからが正念場といった状況でケアセンターは活動している。もはや自然災害対応をモデルとしたケアセンターの在り方では，福島の復興状況にはそぐわないのではないかという危惧がある。建前上，単年度の計画しか立てられない現在の構造では，雇用形態も不安定のままであり，スタッフの士気を保つことは容易ではない。当センターは，福島の未曾有の複合災害に対応した，より長期的な視点を持った支援組織に衣替えする必要がある。現場でスタッフとともに支援活動を行っていると，このことを痛感するのである。ケアセンターの組織体制やラインケアを充実させること，それだけでは明らかに限界があることを感じざるを得ない。いったいこれからのケアセンターはどのような方向性を取るべきか，今後の復興モデルとあわせて，国や県とも早急に検討する必要がある。

V　おわりに——ケアセンターの意義とは

　ケアセンター・スタッフは，誰もが経験したことがない原発災害がもたらしている大きな困難と，日々直面しつつ活動している。その一方，被災者の心のケアとは何かを問い，未知の活動に戸惑いながらも，自分たちの役割に手応えを感じる場面もある。たとえば，個別支援で対象者が落ち着きと元気を取り戻すプロセスに関わったときや，危機対応で関係機関から頼りにされ，役割が果たせたときなどである。たしかに離職者も多いが，約半数のスタッフは，4年以上ケアセンターに在籍している。そして彼らは成長し，より中核的な役割を果たすようにもなった。不安定な雇用体系や職務の困難さを考えると，よくぞ頑張ってくれたと頭が下がる思いである。

　また退職した職員についても，おそらくは「もっとやれることがあったのではないか」と自責することもあるかもしれない。開沼[6]は，「『リターンがみえない』『不謹慎にならないか気を使う』『手離れが悪い』，この3つが『福島の問題』に関わっていく上での障壁」と述べている。たしかにそうかもしれない。それだけに，この困難な状況でケアセンターでともに働いてくれたことについて，ただただ感謝したい。同時に，福島での経験が自分の職業生活や人生において，何らかの実りとなることを希望してやまない。

　さて，本章の最後に，災害全般における「こころのケアセンター」の意義につ

いても触れておきたい。まずここで，大規模災害に対応する「こころのケアセンター」の一般的な組織的特徴について記載する。

①原則として，既存支援組織から独立した，時限的組織である。
②多くは国や県などから全面的な財政支援を受けている，半官半民組織である。
③看護師・保健師・ソーシャルワーカー・臨床心理士など，多職種からなる。
④支援手法としては，アウトリーチや集団活動を多用する。

　大規模災害後に設立されるこころのケアセンターは，一般に，以上のような組織的特徴を持っているだろう。上述したように，こころのケアセンターの大きな役割と意義は，災害時において既存の支援機関間の間隙，ニッチを埋めることである。災害が一定程度を超えると，それまで機能していた支援組織に限界が生じ，そこに大きな支援の隙間が生じてしまう。この間隙は，発災当初はあまり目立たないとしても，時間の経過とともに既存支援組織の疲弊は進み，結果としてその隙間は拡大するだろう。そこにこそ，こころのケアセンターの活躍の余地がおおいにあるのである。

　逆に，もし大規模災害の発生後にこころのケアセンターを作らない場合には，既存支援組織に対して，専門職などの人的資源の投入を企図するほかない。たとえば，市町村や精神保健福祉センターなどへの，大幅な専門職スタッフの増強である。しかし，今般の東日本大震災のように大規模な災害の場合，こうしたアプローチははたして可能なのであろうか。たとえば，福島県の状況を考えると，被災市町村はすでにあまりにも多くの業務を抱えており，職員は疲弊の極みにある[3]。このような状況に陥っている行政ラインに新たな専門職を多数配しても，はたして彼らを機能的に生かせる，あるいは育てられるのだろうか。また，そうした専門職が孤立し，現場のスタッフと同様，あっという間に疲弊に陥ってしまうことはないだろうか。

　一方で，比較的小規模の災害であれば，こころのケアセンターを作らなくとも，精神保健福祉センターの機能拡充や，大学・医療機関等の支援によって，十分に対応できると思われる。また，NPOなど，発災後に誕生するだろうさまざまな民間支援組織の活躍もまた，期待できる。その一方で，災害規模が大きくなれば，すなわち復興が長期化すれば，前者においては通常業務とのバランスが，後者に

おいては財政的問題が，深刻な課題として生じることだろう。上述したように，こころのケアセンターもまた多くの課題を抱えることになるし，あまりに過大な期待を寄せることは間違いであるにしても，その果たしている肯定的役割や意義については十分に考える必要がある。

　そして，こころのケアセンターを作らなければならないような災害規模とは何か，災害の種類や地域特性によってどのような組織作りが望ましいのか，組織作りの具体的ノウハウをどのように蓄積していくのか，これらを考えることは今後の震災復興支援の大きな課題である。我々の経験が，将来の自然災害，さらには他の人為的災害にも活かされることを切に願っている。

【謝辞】
　本稿執筆にあたり，渡辺厚所長をはじめ，ふくしま心のケアセンター全スタッフに感謝するとともに，ケアセンターを退職された，あるいは関わられたすべての方々に心より御礼申し上げる。そして，被災者の一刻も早い回復を祈るばかりである。

【文献】
1）前田正治（2017）こころのケアセンターの意義と課題．日本臨床心理士会監修，奥村茉莉子編集．こころに寄り添う災害支援．金剛出版，pp.230–239.
2）Maeda, M. & Oe, M. (2015) The Great East Japan Earthquake : Tsunami and nuclear disaster. In K. E. Cherry (Ed.), *Traumatic stress and long-term recovery : Coping with disasters and other negative life events*. Springer. pp.71–90.
3）Maeda, M., Ueda, Y., Nagai, M., et al. (2016) Diagnostic interview study of the prevalence of depression among public employees engaged in long-term relief work in Fukushima. *Psychiatry Clin Neurosci.*, **70**, 413–420.
4）前田正治・植田由紀子・昼田源四郎（2014）こころのケアセンターが果たすべき役割とは――ある方部の苦闘から．トラウマティック・ストレス，**12**，5–12.
5）染矢俊幸・北村秀明・阿部亮ほか（2011）こころのケアの今後の課題と復興支援――中越での2つの震災とその復興支援の経験から．精神神経学雑誌，**113**，839–844.
6）開沼博（2015）はじめての福島学．イースト・プレス

第13章 なごみの活動から
——震災における心の多職種チームのキセキ

【米倉一磨】

I　はじめに

　筆者の所属する，NPO法人相双に新しい精神科医療保健福祉システムをつくる会（以下，なごみ）は，東日本大震災にともなう福島第一原子力発電所事故によって失われた精神科医療保健福祉システムを新生する目的で2011年11月29日に設立されたNPO法人である。なごみは，東日本大震災直後に福島県相馬市に拠点を置き，相双地区北部で活動を展開していた福島県立医科大学心のケアチームを前身としている。精神障がい者や心のケアが必要な住民への訪問活動や相談支援，仮設住宅のサロン活動などを通じ，精神保健サービスを継続的に提供するとともに，当該地域の精神科医療・保健・福祉機関の連携を強化していくことを目的とし，精神障がい者アウトリーチ推進事業（震災対応型），被災者の心のケア支援事業（ふくしま心のケアセンター相馬方部センター），訪問看護ステーション地域活動支援センター事業，相談支援事業の四つを柱として，相双地区の住民を対象とした事業を展開している。

　筆者は，福島県南相馬市の精神科病院に勤務していたが，福島第一原子力発電所事故によって病院が休診となり，避難を強いられた。全患者の避難が終わり病院が休診となった後，筆者はまず，2011年3月29日に活動を開始した福島県立医科大学心のケアチームにボランティアとして加わり，同年6月より相双保健福祉事務所に所属し，臨時職員というかたちで同活動を行った。以後これらの活動は，現在までなごみが引き継いでいる。このような震災後の初期から現在までの経験から，震災を支援するなごみの多職種チームがどのような変化を遂げたのか報告する。このチームの軌跡は，今後の起こりうる大災害に備えた地域の精神科医療保健福祉を考えるうえで，重要な指標となりうるのではないかと考える。

Ⅱ　震災後の福島県相双地区の心のケアについて —————

1．福島県相双地区について

　福島県は太平洋に面して，浜通り地方，中通り地方，会津地方の三つの地域に分けられる。それぞれの地域の主産業は，中通りは工業，会津は観光であるが，浜通りは漁業や農業，小規模な工業のみである。相双地区は，浜通りの中部から北部に位置し，2市7町3村（新地町，相馬市，南相馬市，浪江町，双葉町，大熊町，富岡町，楢葉町，広野町，川内村，葛尾村，飯舘村）で，人口は約20万人。福島県内でも夏季は涼しく冬季は積雪量も少なく，比較的過ごしやすい地域である。この地域にとって原子力関連の産業は，若年層が地元に残るための重要な産業であり，地域経済に与える影響は大きかった。福島第一原子力発電所は相双地区の中心にあり，事故直後立ち入りが制限され，陸路が寸断された。

2．福島県相双地における東日本大震災と福島第一原子力発電所事故が精神障害者に与えた影響

　高さ十数メートルの津波の被害は，福島県相双地区の南北約60kmの比較的海抜の低い地域に及び，小規模な漁港が点在する集落が，大規模な被害を受けた。各市町村の中心部の被害は少なかったが，直後に発生した福島第一原子力発電所事故は，津波の被害者の救助活動を妨げることになった。

　2017年9月11日の福島県災害対策本部による「人的被害死者平成23年東北地方太平洋沖地震による被害状況速報」によると，死者3,996人（南相馬市1,137人，相馬市486人，いわき市467人，浪江町582人，富岡町421人ほか），行方不明者1人と報告されている。宮城県，岩手県の沿岸部のように市街地の中心部まで被害を受け，市町村の人口の約1割失われることはなかったが，震災関連死の多さから，原子力発電所の事故がいかに大きかったかが読み取れる（表13-1）[1]。

　市町村別に見ると高い順に，福島県相双地区の南相馬市は497名，浪江町は403名，富岡町382名である。相双地区市町村の震災関連死が増加している主な原因は，福島第一原子力発電所より30km圏内の市町村は，事故後，避難または屋外避難となり，多くの医療機関，福祉事業所が物資や人員不足で機能停止に陥った。

第13章　なごみの活動から　　*201*

表13-1　東日本大震災における震災関連死の死者数（都道府県別・時期別）

(平成29年3月31日現在)[1]

	合計人数	年齢別		
		20歳以下	20歳以上65歳以下	65歳以上
岩手県	463	1	62	400
宮城県	926	2	118	806
福島県	2,147	1	211	1,935
その他	55	3	10	42

　避難を決断した施設には，放射能のスクリーニング（保健所で実施された）や避難の受け入れに多くの時間を要し，入院者や入所者が心身にかかった負担によって死亡した。また，長引く急激な環境を強いられる避難生活で，心身が不調となって死亡した例もあった。このように震災関連死は，時間の経過によって，長引く避難生活が心身に与える影響を表している。

　復興庁「全国の避難者等の数」調査によると，2012年には，福島県からの県外への避難者が62,831名でピークであったが，2017年8月30日現在，34,963名となっている。住民の多くは，避難所から仮設住宅や借り上げ住宅，再建，元の居住地に帰還するなど，復興の経過は個々の置かれている状況によって違いはあるものの，そのようななかで家族が離散することは，生活の変化に大きな影響を与える。子どもを持つ若年層は，避難先で子どもの学校生活や就労などの基盤が確立し，避難先に住み続けることを望み，一方で高齢者は，住み慣れたふるさとへ戻ることを望む。長引く避難生活は，多世代で生活してきた家族の分断を生む。特に，低被ばく汚染による健康被害は明確な結論が出ていないなか，住民が食や養育，居住環境を安全か安心かを決断することは，個々の決断にゆだねられている。帰還した後も，家庭内で放射能が安全か安心かという合意がされず，将来の不安が払しょくできないまま生活を続けている（図13-1参照）。

　放射能汚染による漁業や農業の影響も大きく，2017年9月現在では，北部と南部の漁港は再開されているが，部分的に試験的に再開している。しかし，放射能の風評被害は大きく，産業として継続できるかは見通しが立っていない。このように，福島第一原子力発電所事故は，今も人々の将来設計に大きな修正を求め続けている。

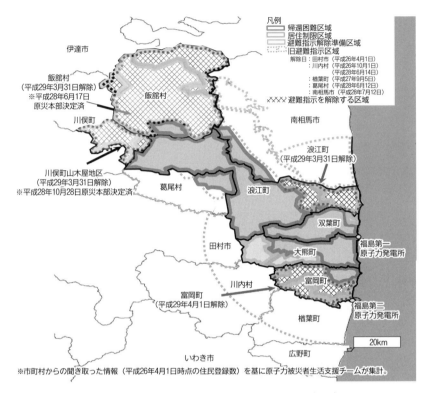

図13-1　2017年3月現在の避難指示区域の概念図[2]

3．精神科医療保健福祉への影響

　福島第一原子力発電所事故により，福島県相双地区（相馬，双葉地区）にあった五つの精神病床を有する病院と自立支援事業所が避難を余儀なくされ，精神科医療保健福祉サービスが一時壊滅状態となった。多くの精神科医療機関の通院患者が，しばらくの間，服薬の中断を余儀なくされ，避難した患者は元の処方内容がわからず，症状が不安定となった。震災から約半年が経過すると未治療者，治療中断者の通報が増加したが，反比例するように心のケアチームへの支援者が減少し，残された少人数の支援者と現地の精神科医療保健従事者が，対応に追われることになった。2017年12月現在も，福島第一原子力発電所をはさんで北側，南側と地域が分断され，5病院約800床あった精神病床が，2病院113床しか再開さ

れていない。丹波は精神障害者に与えた問題事象は以下のとおりであると述べている[3]。

①他人を避け自宅に引きこもっていた人が，多勢の人がいる避難所へ急に移され，病状が悪化した人がいること。

②通院していた病院やクリニックが閉鎖となり，通院治療の場がなくなった人がいること。

③流通が遮断され，病院，クリニック，薬局が閉鎖となり，それまで服用していた薬が切れてしまい，服薬を中断せざるを得ない人がいること。

④病院が機能しなくなり，避難のために本人の意思とは無関係に別の病院へ移らざるを得なかった人がいること。

⑤他地域に避難させられた人のなかに精神障がいの人もおり，それらの人が見知らぬ土地での避難生活を余儀なくされ，病状の悪化した人がいること。

⑥通っていた作業所が閉鎖となり，社会参加の場が奪われてしまった人がいること。

⑦孤立化や差別を経験し，種々の不適応を呈した自主避難者がいること。

4．震災当時の精神科病院の避難

　震災当時，筆者は病棟看護師として勤務していた。震災当時を思い出すと，患者の動揺が少なかったように思う。筆者も冷静であり，地震がおさまるまで避難経路を確保し，患者をホールのテーブルの下など安全な場所へ誘導した。居室に駆けつけると備え付けの個人ロッカーは，倒れはしなかったものの壁に固定しているネジが取れ，元の位置から大きく離れていた。

　翌日，「福島第一原子力発電所が危ない」というニュースや噂が飛び交うなか，病院へ出勤すると何人かの職員はすでに避難し，出勤していなかった。後で聞いたことだが，この時点で，「すでにこの地域は被ばくして（汚染されて）いる」「市が避難をするよう広報した」などのデマが広まり，市全体が混乱していたと知った。内部被ばくを恐れ，何重にもマスクをかけ通勤した朝は，不気味なほど静かであった。突然スピードを出した車が信号を無視し，筆者の前を横切っていった。そして数日後，ガソリンを給油する列で小競り合いを見かけ，「こんなにも簡単に秩序がなくなっていくのか」という不安がよぎった。

204　第Ⅱ部　支援の実践

　次の日，病院では，県や自衛隊が避難させてくれるという情報を信じ，残っている職員での避難の準備が始まった。気づけば，家族に未成年がいる職員や若年層の職員はすでに避難をしており，原子力発電所事故から一日で職員は半分に減ってしまっていた。患者の記録物，薬，最小限の着替えをそろえながら，職員は一見冷静に，「生きて会いたい。どうなってしまうのか。ここにいても大丈夫だよね？」とお互い言葉を掛け合っていた。誰もが「大丈夫だ」と答えられなかったが，避難せずに働き続けていることへの不安や恐怖感を，少しでもぬぐい去ろうと努力しているようだった。年輩の職員から，「若いのに（放射能の影響を受けやすい）早く避難しないのか」と心配された。このとき政府は屋内待避を指示していたが，それでも住民は避難し早く逃げたいが，どのタイミングでどう避難するのが得策か悩んでいたと思う。このように危機的な状況のなかで，医療・介護に関わる専門職は，使命感だけでは災害に対応できない無力さを感じていた。

Ⅲ　福島相双地区の心のケアの取り組み
──なごみができるまで

1.　福島県立医科大学心のケアチームの取り組み

　東日本大震災および原子力発電所の事故による被災者への支援を行うため，福島県立医科大学神経精神医学講座は丹羽真一教授（当時）のもと，矢部博興准教授（当時）がチームリーダーとなって心のケアチームを結成し，いわきでの活動を開始した。看護学部精神看護学領域の教員も心のケアチームの活動に加わることになり，中山洋子教授（当時）を中心に，福島市を含む県北地域の避難所への支援を行った。3月下旬になり，相双地域の精神医療の厳しい状況が伝えられ，支援活動を行うこととなった。相双地区のコアメンバーは，看護学部精神看護学領域の大川貴子（福島医科大学看護学部・当法人理事長）と相双保健福祉事務所の2名の保健師である。

　約400名を超える支援者が，心のケアチームの活動に参加した。精神科医，看護師，保健師，臨床心理士，精神保健福祉士，社会福祉士，作業療法士，薬剤師，事務職と職種もさまざまであり，北海道から沖縄まで日本中からの支援者が参集した。心のケアチームは，相馬市保健センターおよび公立相馬総合病院を拠点とし，相馬市，新地町，南相馬市の避難所巡回しながら，以下のような活動を実施

した。

(1)　公立相馬総合病院における診療活動
(2)　訪問による支援活動
(3)　被災者への保健活動
①相馬市保健センターにおける「ちょっとここで一休みの会」の実施
②仮設住宅の集会場・談話室における「いつもここで一休みの会／一息の会」の実施
相馬市：仮設住宅の 4 カ所に合計1,500戸
新地町：仮設住宅が 8 カ所，584戸（含：南相馬市，浪江町等からの避難者用）あり，各仮設自宅において月に 1 回ずつ「ちょっとここで一息の会」を開催した。
(4)　職員に対するメンタルケア
①相馬広域消防署職員の心の相談
②相馬高校・相馬農業高校・原町高校教員の心の健診および相談
　・新地ホーム（特別養護老人ホーム）職員の心の相談
　・市役所・町役場職員の心の相談

　被災後，病院が閉鎖となり仕事がなくなった筆者は，週 2 ～ 3 日は福島県立医科大学心のケアチームのボランティアをしながら，週の半分はあるアルバイトをしていた。それは，福島県南相馬市小高区から避難を余儀なくされ，南相馬市原町区にある仮設の工場への移転を決めた工場の復旧工事だった。病院の仕事がなくなり数日間は解放された気分だったが，原発の補償の先行きが見えず，休職をいつまで続けるのか（勤務先では休職との扱い）将来の不安が出てきた。ちょうどその頃，相双保健福祉事務所で被災者の雇用の募集があったため応募し，ボランティアを脱して収入を得ることができた。午前は，公立相馬総合病院の診察の補助（インテーク），午後は避難所の巡回で，薬箱を抱え，支援チームとともに被災者の要支援者の訪問を行う日々を過ごした。
　避難の受け入れで混乱する相馬市には，同市の避難者に加え，福島第一原子力発電所事故の放射能汚染や津波による相馬市以外からの避難者も殺到した。震災直後より災害支援チームの拠点が相馬市の相馬保健センターに置かれ，2011年 3 月29日より，福島県立医大心のケアチームが，公立相馬総合病院の精神科臨時外

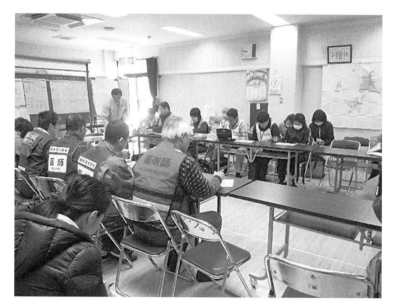

写真1：平成23年4月5日の相馬市保健センター（心のケアチームは最後尾）

来の診療チームと避難所の巡回チームに分かれ，活動を開始した（写真1）。

　すでに被災者の外傷など，震災直後期の支援はピークを過ぎ，身体化の支援チームなどさまざまなチームが入り乱れていた。その時期は「心のケア」に特化した支援というよりは，災害後の身体症状を中心とした支援を，他のチームと協働し行っていた。不慣れな避難所生活のストレスが原因となり表出する不眠や高血圧などの身体症状や，栄養のバランスが偏りがちな支援物資によって食生活が変化し，糖尿病の悪化などを訴える避難者に対して同行した医師らとともに，避難者の話を傾聴するのが主な役割であった。

　公立相馬総合病院の臨時の精神科外来には，相双保健福祉事務所に問い合わせ，精神科の臨時外来の存在を知った住民がやってきた。しかし，相馬市にはもともと精神科医療機関がなかったため，精神科の薬を扱う薬局がなく，そのことへの対応も課題の一つとなっていた。長期間多剤併用である患者のなかには，「いつもと違う処方内容」への抵抗感や，「同じ成分であるが名称や剤型が違う薬」によるストレスによって，症状が悪化する患者もいた。薬局にさまざまな支援が入り混乱が収まったのは，震災後から数カ月後であった。このようなことから，精神科病院や診療所が閉鎖をやむなくされ，精神科関連の薬剤を処方した経験のな

い薬局が地元の要望で調剤を引き受け，住民が薬を求めて薬局に列をなしていた。

　相馬市民の避難者は，津波で家族や家をなくした人が大部分であったが，南相馬市からも市民数百名が旧相馬女子高校の校舎に集まっていた。避難した南相馬市住民は，原発事故によって後に警戒区域となった住民が比較的多く避難していた。この避難所を初めて巡回したとき最も印象的だったのは，畜産農家を営んでいた住民は，県外に避難したいと考えていたが毎日餌を与えなければならない家畜の世話のために，ある程度自宅の近くの避難所を選ばなければならないことであった。また，ほとんどの住民が，「他の人は家族がなくなったのだから自分はましだ」「住むところはあるからましだ」と話していて，自分に起こったことを「他人よりはまだよい」といった防衛反応で，落ち着かせているようであった。そのような住民は，初回の訪問では自らの体験を語らず，複数回訪問した後，ようやく話し出すケースが多かったように思う。筆者の経験から，今考える心のケアチームの課題を以下に示す。

2．震災初期の支援チームの課題

1）精神医療保健福祉サービスを復興するシステム構築の必要性

　震災直後は情報が錯綜し，得た情報の全体像が不明のまま現場の決断をする考え方がどうであったかを，検証する必要を感じている。相双地域で精神科医療が崩壊したが，危機管理としてケアチームの働きは，初期においてはジェネラルな活動であり，避難先での生活支援が最優先事項であった。災害支援チームとの連携や共同作業ができる体制・環境づくりを速やかにつくることが必要である。大規模な災害のため，市町村の保健師がメンタルヘルスに関する業務に対応することは困難であった。このため，外部の福島県立医科大学の看護学部教員，相双保健福祉事務所のスタッフが中心となり，支援者のコーディネートを行った。しかし，その業務は多岐にわたり，中長期支援のための拠点をつくることと同時並行で行わなければならなかった。また，行政をはじめ関係機関のスタッフも同様に，通常業務に加え被災地支援を行うことで疲弊していた。

　このことから，被災地の地域性を知る現地のコーディネーターが必要であったといえる。また，支援者を派遣する側は，一度限りの派遣だけではなく，被災地のニーズを共有し，一度派遣したチームを効果的にローテンションする仕組みづくりが必要である。このように，派遣される側と派遣する側双方に，圏域単位で

長期的な支援が行えるシステムづくりが急がれる。

2）緊急の対応が一段落した時点での，中長期的な支援ができる体制の構築

　相双地域では支援者の協力や努力で，治療が受けられるクリニックの開設や心のケアセンターなど，自ら支援を求められない人への包括した支援体制を作れたことが重要だったと考えている。また，外部の支援チームが現地の情報や地理感，方言を理解するまで時間を要し，くわしい情報が少ないまま活動せざるを得なかった面があった。このようなことから，被災地からのどのような支援が必要かについて正確な情報発信ができることも，大切な役割ではないかと考える。

3）地域を理解し，平時においても予防的な取り組みを行うことのできる
###　　経験の必要性

　一部の精神科医には，往診や，地域精神保健福祉が比較的活発に行われていた時代の経験があったものの，派遣された多くのスタッフにはその経験がなかった。災害支援は急性期だけではなく，その後の復興における人々の生活面をイメージしながら被災者と接することで，支援の必要性や継続性を判断することにある。つまり，被災者は患者という側面だけでなく地域の生活者であり，震災特有の急性反応の緩和だけがケアチームの目的ではない。震災における初期介入は，住民の回復力を向上させる一つのプロセスにすぎないことを，念頭に置かなければならないと言える。このように，震災支援は，平素から地域生活支援をどれだけ実践しているかが重要であると言える。

3．震災支援チームの枯渇と新しいシステムづくりに向けて

　2011年9月を過ぎると，県内外からの身体の医療チームや支援者はさらに少なくなり，公立相馬総合病院の精神科臨時外来を維持するのがやっとの状態となり，仮設住宅のサロン活動や訪問活動も，日によって維持できなくなる恐れが出てきた。加えて夏以降は，精神障害者の24条通報，移送が増加した。これは，服薬の中断や震災のストレスによって症状が悪化した人が，この時期に集中してしまったことが主な原因であると考えられる。

　連日これらの対処に追われたが，特に相双地区は病床がゼロとなってしまったため，福島県中通りの病院（約60km離れた精神科病院）に移送するケースが多

かった。この体制を継続するにはどうすればよいのか，現地の支援者には，口には出さないが終わりの見えない思いがあった。

4．NPO 法人相双に新しい精神科医療保健システムをつくる会の設立に向けて

1）壊れなかった相双地区のネットワークと全国の有志の出会い

　この地域では，2004年10月より月1回，震災前から地元の有志が福島県南相馬市の精神科病院に集い，「地域生活支援研究会」（以下，研究会）を開催していた。当時，副院長で精神科医の島田均と筆者が呼びかけ，参加者は相双保健福祉事務所の保健師でスタートし，年々参加者が増加していった。この研究会は精神科地域移行の流れも後押しし，地域の作業所や他の精神科病院の職員，当事者などが加わり，行政，医療，福祉分野など，他分野にも広がりを見せた。相双地区では震災前に，作業所の連絡協議会が発展し，「虹のつどい」という精神障がい者，家族，支援者が主体となる集会が年1回開催され，200名ほど集まる盛り上がりを見せていた。このような研究会でのつながりは震災でも壊れずに，当法人の活動のきっかけとなった。

　震災後の2011年3月下旬，研究会のメンバーであった浪江町のNPO法人コーヒータイム（現在は二本松市で事業所を開設，当法人理事）の橋本所長の避難先が相馬市だったこともあり，この場所が有志の拠点となった（同年7月に解散）。それぞれが不安を抱えながら今後の相双地区をどうするか，夜遅くまで議論し，医療に結びついていない人の安否確認などの活動を行った。この活動が広がりを見せ，福島県立医科大学の精神医学講座の丹羽真一教授（現NPO法人の理事，初代理事長）をはじめ，全国の医療保健福祉関係者が同年5月4日に集まった（写真2）。ここで話し合われたことが基盤となり，「NPO法人相双に新しい精神保健福祉をつくる会」（以下，つくる会）の設立につながった。

　福島第一原子力発電所事故によって，半径30km圏内のすべての精神科医療保健福祉に関する事業所は，スタッフや患者や利用者が避難し，再開が困難な状況にあった。相馬市は，津波の被害は大きいものの30km圏外で，避難をせず留まる考えを明確にしており，比較的住民の避難による影響が少なかった。そこで，公立相馬総合病院の臨時精神科外来機能を精神科診療所（メンタルクリニックなごみ）として，福島県立医科大学心のケアチームの活動をケアセンターとして，

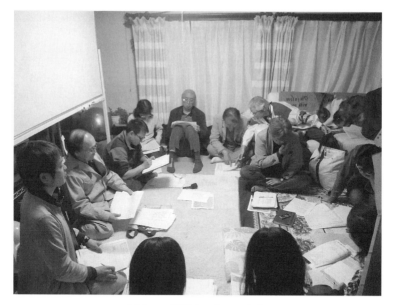

写真2：相馬市に集った有志

相馬市を拠点にすることになった。

しかし，開所への道のりは簡単ではなかった。相馬市の歴史において，精神科診療所が設置されたことはなく，まず，地域の関係者に説明をすることから始まった。我々は各市町村の長をはじめ，関係機関に挨拶をして回った。一般の住民には反対されることはなかったが，一部の医療関係者からは，「精神疾患の患者を他の患者が怖がるので，薬局を利用してほしくない」「患者が暴れたらどうすればよいのか」など，不安の声があがったこともあった。

また，相馬市に精神科医療機関の開業が困難な理由として，「（精神病者監護法の制定のきっかけとなった）相馬事件[*1]が影響している」と言われることがあった。しかし，今思うと，事件そのものは大きな影響はなく，日本全国どこにでもある医療者の精神障がい者のスティグマと，地域初の精神科診療所を受け入れることの一時的な拒否反応，と言ったほうが正しいかもしれない。現に，メンタル

[*1] 相双地区は，室町時代から明治時代まで相馬中村藩として約1,000年もの間，領地がほぼ変わることなく続いてきた。明治時代後も相双地区として，ほぼ形を変えることなく現代まで続いている。精神病者監護法の契機となった相馬事件は，この相馬中村が舞台である。

表13-2 「相双に新しい精神科医療保健福祉システムをつくる会」の沿革

- 平成23年5月4日
  丹羽真一の呼びかけで，福島県相馬市のNPO法人コーヒータイムの所長橋本氏宅（借り上げ住宅）に全国の支援者が集まり，相双地区の精神科医療保健福祉について話し合いをもつ。
- 事務局を立ち上げ事務局会議が開催される。
- 平成23年6月12日
  「相双地区の新しい精神科医療サービスシステムの構築を考える会」が，相馬市総合福祉センターはまなす館にて開催された。
- 平成23年8月6日
  「相双地区の新しい精神科医療サービスシステムの構築を考える会」の第2回会合
- 平成23年9月2日
  福島県立医科大学において，NPO法人相双に新しい精神科医療保健福祉をつくる会の発起人会を行い，発起人10名により当法人を立ち上げることについて合意した。
- 平成23年9月25日
  相馬市はまなす館において設立総会を開催し，社員16名の参加のもと，定款および活動計画等について審議し，承認が得られたため，NPO法人の申請を行った。
- 平成23年11月29日
  NPO法人の認証が得られ，12月7日に登記を行った。そして，平成24年1月8日に設立記念シンポジウムを福島県立医科大学において開催した。
- 平成24年1月9日
  相馬市はまなす館において発足記念式典を行い，1月10日に相馬広域こころのケアセンターなごみを開所するに至った。
- 平成26年4月1日
  訪問看護ステーションなごみ開所。
  相馬広域こころのケアセンターなごみ南相馬事務所の活動が開始される。
- 平成27年4月1日
  地域活動支援センターなごみclub・相談支援事業所なごみclubが開所。
- 平成29年4月1日
  相馬広域こころのケアセンターは相馬事務所と相馬事務所と統合し，南相馬事務所のみとなる。

クリニックなごみが始まると，精神科のメリットが口コミによって住民へ広まり，地域医療機関からの紹介も増加した（表13-2参照）。

5. ゼロから始まった多職種チーム

1）相馬広域こころのケアセンターなごみの設立から

　開設直後の2012年度は，我々の存在を地域の関連機関や住民にいかに理解してもらうかに苦慮した1年であった。住民からは，今でこそ「なごみ」と気軽に呼んでもらえるようになったが，震災後は，被災地に急遽設立された震災支援の事業所やクリニックに期待を寄せる反面，特に支援者は委託事業の継続性に疑問を持っており，「なごみとは何なのか」「何をしてくれるのか」「時期がくれば解散してしまうのでは」といったプレッシャーが，私たちに重くのしかかった。

　震災後の活動において，支援につながりにくいメンタルヘルス問題を抱える住民の多くは，既存のサービスを利用しておらず，生活の再建が困難な高齢者や精神障がい者，アルコール関連問題が主であった。また，疾患を呈していなくても，震災に関連した生活上の問題が原因で高血圧や体重増加，生活習慣病が悪化し，身体化症状として表面化しているにもかかわらず，誰にも相談できない住民が増加していた。これらの住民すべてに対応するには我々だけの力だけでは困難であり，複数の行政や社会福祉協議会，NPO法人，自治会長や民生委員などのネットワークづくりを広げることが急務であった。

　これら関係機関や地域住民の信頼を得るために，当法人では主に行政から依頼のあった困難事例への介入依頼を可能な限り引き受け，なごみを認知してもらうよう努力を重ねた。困難事例について，ケア会議や支援者会議を重ねることにより，少しずつなごみの活動は広がりを見せていき，現在では多様な関連機関から相談の依頼が入るようになっている。

2）他職種チームが抱えた困難

　相馬広域こころのケアセンターなごみは，2012年1月の開所時は，看護師3名，事務2名，作業療法士1名のスタッフでスタートした（図13−2参照）。前職，職種，年齢など，背景の違いに加え，被災者でもあるスタッフや他県出身で震災支援を希望したスタッフが混在していた。それゆえ，被災者への支援にかける思いはさまざまであり，ストレスを抱える住民の支援のあり方について議論が巻き起こった。組織は年々拡大され，チームも対象エリアも変化した。

　2012年4月には，仮設住宅の全戸訪問の結果，要支援者となったケースや，福

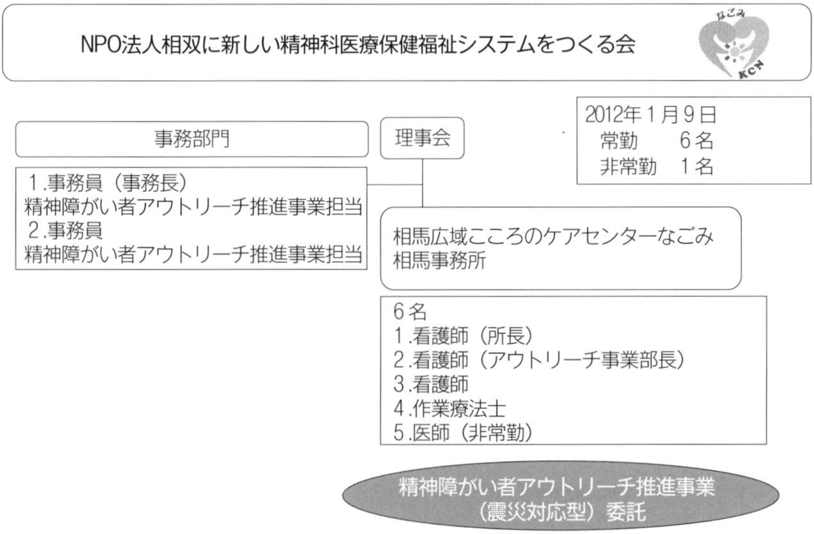

第13章　なごみの活動から　　*213*

```
┌─────────────────────────────────────────────┐
│  NPO法人相双に新しい精神科医療保健福祉システムをつくる会      なごみ KCM │
└─────────────────────────────────────────────┘
```

事務部門 ／ 理事会

1.事務員（事務長）
精神障がい者アウトリーチ推進事業担当
2.事務員
精神障がい者アウトリーチ推進事業担当

2012年1月9日
常勤　　6名
非常勤　1名

相馬広域こころのケアセンターなごみ
相馬事務所

6名
1.看護師（所長）
2.看護師（アウトリーチ事業部長）
3.看護師
4.作業療法士
5.医師（非常勤）

精神障がい者アウトリーチ推進事業
（震災対応型）委託

図13−2　2012（平成24）年1月9日の体制

島県立医科大学心のケアチームからの約200名の訪問ケースが引き継がれた。同年1〜4月までは相双保健福祉事務所（保健所）の支援があり，何とか不足している人数を補っていたが，その後は，管理職を経験したことのない筆者に，これらの急遽集められたスタッフを短期間で戦力とすることが期待され，その後数年間，お手本もないなかでの試行錯誤の連続の日々となった。

　地域の精神保健福祉を行うには，事前の準備，相当の技術力の高さやセンスが必要である。その頃は，地域から求められたことは必ず引き受け，丁寧な関わりをするなかでなごみの信頼度を上げることがスタッフの成功体験につながると考え，規則や決めごとは最小限とし，スタッフの意見を尊重した。

　2012年4月になり，被災者の心のケア支援事業（ふくしま心のケアセンター相馬方部センターとして）が委託され，スタッフが増員された。筆者は，前職や職種の違うスタッフが価値観を共有できるきっかけとして，ミーティング前に毎日ウォーミングアップを持ち回りで行った（この取り組みは約1年続いた）。その後，一見，意見交換が活発になるように見えたが，一部に自分の前職や職種の経験，理論を第一とする傾向が出てきた。このような考えに基づく意見は議論をする余地を奪ってしまい，「どうせ意見を言ったとしても覆されてしまう」「発言しても変わらないのではないか」といった不全感が出てきてしまう傾向に陥る。

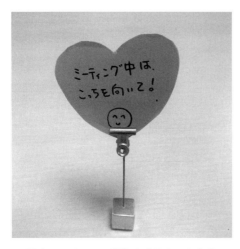

写真3：チームの崩壊を暗示させた象徴

ちょうどこの頃から，遅刻しても何も連絡がない，ミーティング中に居眠りをする，スマートフォンで個人的なメールなどをチェックする，議論もせず事業を行ってしまおうとするなど，信じられないことが起きた。筆者は自分の感情を抑え，苦肉の策として写真3のようなポップをテーブルの中心に置いた。ところが，何かの拍子にずれたのか，誰かの手によって撤去されたのか，翌日には目立たないところへ移動していた。後に土台を両面テープで張り付けたが，この写真を見ると，本当に信じられない状況だったことが思い起こされる。このように，我々多職種チームは，地図もなく大海原に出向した船のように迷い続けていた。

　筆者は，さまざまな事例検討を通じてスタッフが成長したと感じている。しかし，事例検討会はチームを成熟させるが，事例検討会を行うことは手段であり目的ではない。事例検討会は決まった枠組みのなかで価値観を共有する場でもあるが，気心の知れたスタッフ同士が雑談のなかでケースについて良い議論をしていることは，よくある光景である。しかし参加者が，自分の発言や価値観を理解をしてくれるかどうかわからない，立場の違う参加者が多数いる状況（地域のケア会議など）に置かれたとき，参加者の発言の意図を理解し，わかりやすく説明することは案外難しいことである。

　なごみは，所内で事例検討会を開催することさえ困難な時期があった。なごみがスタートした頃，職種の違いや前職（病院，行政，福祉事業所）の違いや，被災地にかける思い（被災者であり支援者もいる）などからさまざまな意見は出るが，価値観が共有されず決まらない。ついには，意見交換を避け，得意なことだけ行おうとするスタッフもいた。しかし，すぐに矛盾が生じ，チーム内で公平性が保たれなくなってしまう。このようなことが続くなかで，多職種チームに「お互いの価値観を認める日が来る」のは，遠い未来のような気がしてならなかった。

　しかし今は，事例検討会を継続するなかで，他機関が集まる会議でもお互いの

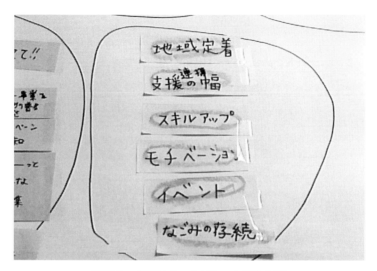

写真4：初期にチームが作った将来の夢

価値観を認める進行ができ，参加者としての発言を促すことを意識しながら，場を活性させることができるようになってきている。そして，当事者や家族，地域の関係者との共同作業を実に6年かけて，なごみは完成形に近づいている。多職種チーム結成から間もない頃，チームが作った将来の夢のほとんどが，今現実となったことを付け加えておく（写真4）。

3）当事者とともに成長するチーム

　当時の筆者は，スタッフが成長するためには自分がモデルにならなければと考え，弱みを見せられない，重要な仕事を任せられない思いが強く，孤独だった。そんなとき，ある対象者が筆者の心を癒やしてくれた。既存の医療保健福祉事業所にもつながらない，治療を中断していた対象者で，福島県立医科大学心のケアチームから引き継がれ訪問をしていた。幾度となく訪問したが継続した医療につながらず，スタッフの間で「支援には限界があり，入院させたほうがよいのでは」といった雰囲気が高まっていた。しかし，根気強く関わり続けることを継続していくと，自ら事務所に通うまでになっていった。さらに，毎日スタッフが入れ替わりレクレーションなどで関わることによって，あいさつもできるようにもなった。金銭も自分の判断で使うことすらできなかった方が，スタッフと一緒に弁当を買い，一緒に食べ，入浴もスタッフと一緒に行くまでになっていった。治療に

216　第Ⅱ部　支援の実践

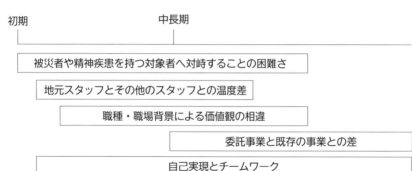

図13-3　チームの抱える困難の変化

つながらなくても社会に交わり，症状が落ち着き成長していく姿が見てとれた。スタッフはこのような支援が困難とされる対象者と接しながら，関わり方次第で確実に人は変わることを感じ，自分たちの支援はこれでよいといった自信をつけていった。このように手探り状態のスタートだったが，1年が過ぎ，我々は少しずつ着実に，対象者とともに成長していった（図13-3参照）。

　筆者は今も，スタッフが多職種チームにおいて，自分の職種のアイデンティティをどう確立していけばよいのか悩み続けている。アウトリーチ活動においては，特にそれが表に出やすい。なぜならば，病院や施設と違い，契約関係を結んでいない対象者側にとってみれば，職種がどうかということはほとんど関係ない。必要とされるのは職種ではなく，「自分の身の上話をする」「世間話をする」「入浴を共にする」「折り紙を一緒に行う」「買い物に同行する」といった行為から，リカバリーとなる評価や家族の情報，次の支援の糸口を見つけることにある。職種としてどうあるかというよりは，生活のなかから当事者が自分の持ち味を生かすことをチームで考え，最終的には，職種の持ち味を生かした関わりをすることにある。病院や医療機関での経験が長い者は，症状が悪化すれば入院や治療につな

ごうとすることを優先してしまう。

　我々は通常のサービスでは行うことのない，入浴を対象者と共にする入浴支援，ひきこもりがちな対象者と一緒に外出をするなど，人として生活に密着する支援を行い，そして当事者とともに生活と疾患が回復するきっかけづくりを見出してきた。また，日本人共通の文化や古くから伝わる伝統，季節の催し物など，住民の生活に密着した支援を集団活動に取り入れ，治療や相談に結びつけるだけではない新たな支援のあり方を創造してきた。このように，医療の視点だけではなく，生活のなかにその人が回復するきっかけがあり，その視点を大事することを気づかせてくれたのが，震災後から現在まで支援を継続している中澤正夫氏をはじめ，かつて地域の精神保健の基礎を築いた精神科医たちである。中澤氏が教えてくれた生活（生命，生活，人生）に寄り添う支援は，今も引き継がれている。

４）相双地区の事業所が抱える切実な課題

　個別的な訪問だけではなく，忘れてはならないのが，避難の影響を受けた事業所のケアである。我々はある福祉事業所の復興に１年余り携わり，支援者への支援の難しさを感じた。

　この福祉事業所は震災により，多くの利用者（障害者）とスタッフが避難し，数カ月後に再開することとなったが，他団体の支援者と急遽雇用した経験不足のスタッフで，運営危機に陥った。我々が保健センター経由で相談を受けたのは，ちょうどこの時期だった。「経験がないまま手さぐりで対応しなければならない」「被災して地元に帰還したが，心の傷が癒えないまま放射能不安があり，地に足がつかない感覚」「震災前と同じ仕事をすることで平常を保とうとする」。これらの葛藤がスタッフ全員にあり，何とか使命感だけで維持されている状態だった。おそらくこの当時，この事業所だけではなく我々の事業所を含め，同様の問題があったと思う。

　関わった当初，この事業所に臨床心理士によるカウンセリングを実施したが，それだけでは解決は困難だった。カウンセリングは，その人が直面している課題に自分自身が気づき立ち直るきっかけを与えることへは有効であるが，あまりにも多くのスタッフが多くの課題に直面し，一人ひとりの回復を待つのでは，事業所が崩壊する危険性があった。そこで，まずスタッフ全員が，利用者への対応や課題へ向き合い，ともに解決する機会を提供するための事例検討会開催支援をすることになった。はじめは，「発言してよいのか」「間違っているのではないのか」

などの雰囲気があり，管理者が耐え切れず多く発言してしまうことがあったが，次第に現場のスタッフが主体的に発言するようになり，司会もスタッフが持ち回りで行うように変化した。このようにして1年が過ぎると，我々の支援は不要となり，支援は終了した。

IV 新しい訪問サービスを目指して

1. 待望の訪問看護ステーションなごみの設立

　2014年4月1日より，精神疾患を持つ住民への継続した支援体制を強化するため，精神科に特化した訪問看護事業を開始した（図13-4）。この事業を開設した背景には，二つの委託事業（精神障害者アウトリーチ推進事業〈震災対応型〉と，ふくしま心のケアセンター事業）は震災関連の復興事業であり，財源の永続性が期待できないこと，委託事業は医療行為を行うことができないことがあった。そこで，これまでなごみが行ってきた訪問活動の一部を既存のサービス事業で行うことが検討され，訪問看護ステーションの開設の準備を開始した。開設には1年の準備期間を設け，全国の先進的な取り組みを行う団体への見学研修，コンサルタントなどの手厚い支援を受けた。現在，訪問看護ステーションは相馬事務所に拠点を置き，看護師3名，作業療法士1名が担当している。

　当法人が行う契約を結ばない訪問活動は，アウトリーチ推進事業，相馬広域こころのケアセンターなごみ，相談支援事業所の訪問と三つあるが，訪問看護のメリットは継続的に契約を結んでサービスを提供できることである。障がい者にとってソーシャルスキルの拡大は時間をかけて行うことが重要であり，早期退院後のリハビリテーションとしての期待も大きい。

　開設当初は，重い精神障害を持った人であっても地域社会のなかで自分らしい生活を実現・維持できるよう，包括的な訪問型支援を提供するケアマネジメントモデルのACT（Assertive Community Treatment：包括的地域生活支援プログラム）のような，全国的に拡大しつつあるサービスを展開しようと考えていた。しかし，ACTは主に都市部で取り組まれており，アルコール関連問題の対象者や，震災後のうつなどの感情障害，知的障害，身体合併症，認知症などの多様な精神疾患は対象としていない。そのため，ACTの考え方を取り入れつつ，なごみ独自の包括的なケアシステムの構築を模索し始めた。

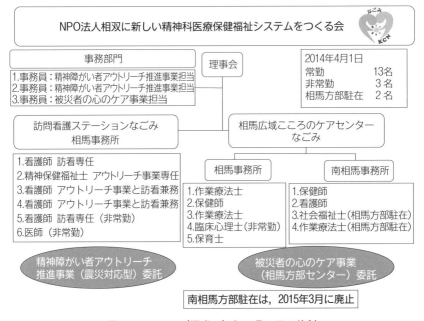

図13-4　2014（平成26）年4月1日の体制

　一方，福島県内では，精神障がいを持つ人が地域で生活するための，訪問による支援サービスを充実させることを願い，障がい者の家族の会である「つばさ会」や「ひびきの会」の会員，および精神科医療保健福祉に携わっている者が集まり，F-ACT（ファクト〈Fukushima- Assertive Community Treatment〉：福島県包括的地域生活支援プログラム）をつくる会が，2015年度に立ち上がった。同年には福島県立矢吹病院でアウトリーチ事業と訪問看護ステーションの開設に向けて動き出し，訪問看護ステーションなごみで見学実習を受け入れている。また，訪問看護ステーションなごみの開設当初に関わったスタッフが，会津で訪問看護ステーションを開設し，当法人の取り組みは確実に県内へ広がりを見せている。

　精神科訪問看護ステーションの開所は，筆者にとっても悲願であった。当時，福島県内では，地域に拠点を構え，精神科に特化した訪問看護を行っている事業所はほとんどなかった。そこでまず，ACTの多くは訪問看護ステーションや相談支援事業所などの既存の事業財源として行っていることに注目し，当時入職したスタッフ全員を全国に研修のため派遣した。精神科の訪問看護は何をしているのか，何ができるのか，何を求められているのか，ACTは主に政令指定都市や

都市部で行われているが，地方の現状にあったものになっているのか，その答え
を求めた。

　一方，福島県相双地区では，震災後増加するアルコールやうつ病などの疾患も
対象にしなければならない。さらに ACT 導入の段階で，主治医や周囲の支援者
および家族が必要であると思っていても，本人が拒否するケースが多い。その理
由としては，「精神科」という名の付くサービスを受けることが，イコール精神
疾患としてラベルを受け入れてしまうことにあると思われるケースが多く存在す
る。市町村からの保健師の訪問は契約関係ではなく，いつでも断ることができる
が，訪問看護は精神疾患と認め料金を支払うサービス，というハードルが高い支
援となってしまう。そのため，訪問看護というサービスの限界も感じさせられた。

2．相馬広域こころのケアセンター南相馬事務所の開設

　2012年4月より，福島県では1カ所の基幹センターを核とし，6カ所の方部セ
ンターと2カ所の駐在で組織される，「ふくしま心のケアセンター」が開設され
た（2017年4月1日現在，ふくしま心のケアセンターは，基幹センター1カ所，
方部センターは5カ所）。

　南相馬市では震災後，福島第一原子力発電所から30km圏域が自主避難区域と
なったことや，当時，放射能の安全性が十分に理解されていなかったこともあり，
全国から集まった震災支援のチームの多くは，南相馬市への立ち入りが派遣元よ
り許可されないという事情があった。そのため，新地町や相馬市に比べて南相馬
市の支援は手薄になっていた。行政をはじめ支援者は，通常業務に加えて震災対
応業務に追われて疲弊している状況のなか，南相馬市の支援者や住民の支援が急
がれた。

　2012年4月に，南相馬市原町保健センター内にふくしま心ケアセンターの南相
馬駐在が置かれ，4名のスタッフが市の震災関連の業務を支援していた。しかし，
スタッフの欠員が続き，約300件の訪問対象者の対応が困難となった。このため，
当法人が南相馬駐在の業務を引き継ぐかたちで，2014年4月，相馬広域こころの
ケアセンターなごみが南相馬事務所を開設した。開設当初は元南相馬駐在のス
タッフ2名と，当センターのスタッフ2名の計4名体制で業務に当たっていた。
そこに，相馬事務所から保育士と臨床心理士を派遣し，南相馬市の母子に関わる
事業を支援し，震災後の母子の放射能不安や避難生活が及ぼす発達への影響など

の相談に対して助言を行うなど，母子に関連した事業の支援を拡大していった。このような支援を重ね，南相馬市の住民や支援者の信頼を獲得していった。

3．復興事業と既存の事業との両立

　復興事業の位置づけのアウトリーチ推進事業（震災対応型）や，ふくしま心のケアセンター事業は，もともと被災地向けの事業で，契約を結ばず，必要な支援を他の適切な医療機関や事業所へとつなぐ事業である。しかし，単年度の委託契約で，いつ終了するかわからない事業で，継続性が不明確なまま支援を行っていた。チームは事業の将来や自分自身の進退を考えながら，支援を継続することになる。

　アウトリーチ推進事業（震災対応型）は，すでに行われているアウトリーチ事業の拡大版で，精神科医療システムが崩壊した地域での精神障害者を対象にした事業である。震災対応型とは，未治療，治療中断，ひきこもり，長期入院の後不安定な方の四つの区分に加え，震災によって症状が表出した方の一区分が加えられた精神障害者が対象となる。アウトリーチ事業の対象者が増加すると，地域の支援者が困難とする既存の支援につながりにくい精神障がい者が，地域には多数いることがわかってきた。

　アウトリーチ事業は，24時間，複数の支援者が何回訪問しても可能な事業であり，受診同行や他のサービスとの重複も可能であり，制限が少ない。こころのケアセンター事業は対象の幅が広く，被災し心のケアが必要とされる方への訪問や，サロン活動の直接支援，サービスを行っている事業の困難事例へのコンサルタントなど，支援者支援までをカバーする事業である。

　被災性が高いという一つの考え方として，「被災証明書を所持している」「対象区域の住民」など，ある程度明確であればよいが，この地域は福島第一原発事故の放射能による被害が，直接被害に留まらず，居住地の強制退去，風評被害，長期化する健康問題，医療保健福祉従事者の不足による対応困難ケースの増加などによって，福島県民全員が被災者となっている。つまり，ほかの地域の社会資源がなく事業所に引き継ぐことが困難である以上，この事業で支援を継続していくこと自体が支援者支援であり，被災者の支援となっている。利用者から見れば，「サービスが同じですが有料か無料」と言われたら，無料のほうを選ぶことは間違いないが，委託事業の対象者で治療に結びついた継続訪問が必要な方に，訪問

看護ステーションのサービスへ切り替えてもらうには，この委託事業以上のメリットを用意しなければならない。

4．地域から求められる障がい者の居場所づくり──地域活動支援センターなごみ CLUB・相談支援事業所なごみ CLUB の開設

アウトリーチ事業や訪問看護などの訪問開始後，対象者の症状が安定すると，対人技能を拡大させていく必要性に迫られた。開設当時のメンタルクリニックなごみは，デイケアを開設する予定であったが十分なスペースが確保できず，開設が困難であった（メンタルクリニックなごみは後に相馬市内に移転し，2015年8月にデイケアを開設した）。これに代わる日中活動の場として，2012年11月よりなごみ CLUB を試行的に開始した。この活動を発展させ，2015年4月1日に地域活動支援センターなごみ CLUB を同敷地内に開設した（図13－5参照）。日中の居場所としての地域活動支援センターは全国的に減少傾向にあり，就労系サービスへの移行が進むなかで，就労支援のサービスにつながらない，または就労系の事業所への適応が難しい方にとっての居場所はなくなりつつある。このような人たちにとって，家の外に居場所があること，他者と交流し社会とつながれることは非常に重要であり，地域活動支援センターの役割は見直される必要がある。

地域活動支援センターなごみ CLUB は相馬市の要望によって始めた事業であり，現在は相馬市・新地町・浪江町など，他の市町村から業務委託を受けているが，それ以外の市町村の利用希望者が増加傾向にあり，受け入れている。なごみ CLUB は，集団生活のなかで人との関わりを必要とする方や，社会技能（料理，買い物等）を獲得しようとしている方，家族との適切な距離をとるために日中の居場所が必要な方にとって，有効な場となっている。また，自力で通所できない方へは送迎を行い，プログラム内容は利用者が決定するなど，主体性を大事にしている。利用者の増加にともなって，対象者のニーズも多様となってきており，それぞれの目的に合わせた個別支援のあり方を見直していくだけでなく，支援体制の充実が課題となっている。

相談支援事業所なごみ CLUB の利用者は，既存のサービスにつながりにくい方が多い。就労系サービスのような集団活動の場への適応が難しく，生活支援が必要な方には，まずは全般的な生活支援を行い，その方の生活基盤を整える必要がある。また，福島県相双地区では，在宅系サービス全般の慢性的な人材不足が

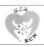
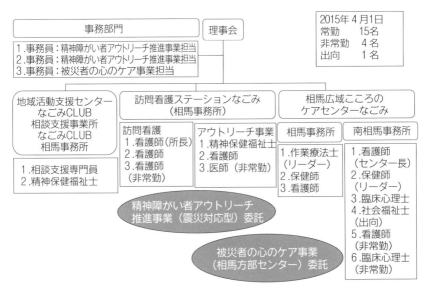

図13-5　2015（平成27）年4月1日の組織体制

あり，相談支援事業所のスタッフが不足している在宅サービスの一部を担うことも多い。相談支援事業所は本来，福祉サービスにつなげることがその役割の一つであるが，足りない福祉サービスを補完するような支援は，相談支援事業所の報酬には結びつかないという問題がある。これらの問題は，全国的にも深刻な状況にある。震災による人材不足と高齢化の進む相双地区で，既存の福祉サービスの隙間にいる方への支援のあり方について，当法人はどうあるべきか岐路に立たされていると言える。

5．四つの事業所と他機関とのダブルマネジメント

　介護サービスは介護保険法の介護支援専門員，障がいサービスは障害者総合福祉法の相談支援専門員がそれぞれケースマネジメントを行っており，医療機関は医療連携室などに担当者や担当看護師が，地域では行政，民生委員，自治会長など複数の関係者が関わっていることがある。

224　第Ⅱ部　支援の実践

　一方，同じ法人内の四つの事業所でも，それぞれがチームで対象者のマネジメントを行っている。精神科訪問看護は医療サービスであり，地域の相談支援専門員がプランを作成する場合は特に，サービスの一部として認識されず，訪問系サービスが重複するケースがある。それに加えて対象者の病状や回復のレベルやタイミングによって，複数の事業所が支援を担当することも珍しくない。そのとき，各事業所のアセスメントの違いが，支援の方向性や目標に相違を起こす。これがダブルマネジメントである。

　通常，ケアマネジャーが支援計画を立て，支援者，対象者および家族を含めたケア会議を実施することで，ダブルマネジメントを避けることができるが，この地区では支援者が震災によって減少し，ケアマネジャーが不足していた。震災直後は混乱の時期であり，緊急対応チームがこのマネジメントを行うこともあった。中長期支援でこのダブルマネジメントと支援者間の齟齬が起こりやすいのは，病状が変化したとき，対象者が他の支援者に苦情を申し立てたときである。社会資源を含めた大きなマネジメントなのか，サービスのマネジメントなのか，それとも制度上の問題なのか，その役割を見直すことが必要である。

6．転換期を迎えたこころのケアセンター——相馬広域こころのケアセンターなごみの再編と精神障がい者アウトリーチ推進事業（震災対応型）の再編

　新地町，相馬市は仮設住宅からの住民の退去が進むなかで，被災支援としてのサービスは減ってきている。その一方で，生活再建が思うように進まない人は取り残され，住民のなかでの格差が拡がっている。南相馬市では，2016年7月に市内の一部を除いて避難指示が解除されたが，原発事故による避難者を対象とした復興公営住宅も南相馬市内に次々と建設されており，住民の移動と地域コミュニティの変動は現在進行形である。災害公営住宅（津波被害を受けた人が対象）や，復興公営住宅（原発事故被害による避難者が対象）の建設，入居が進み，入居後の住民の健康の悪化，孤独死のリスクも懸念されている。特に，復興公営住宅は複数の避難市町村の住民が入居しており，入居者の把握が困難となっている。支援者が把握していない住民についても，関係機関との連携や全戸訪問の実施，自治会長をはじめ住民レベルでの見守りを行っていく必要がある。

　復興公営住宅に入居すれば復興が完了するということではなく，入居する住民

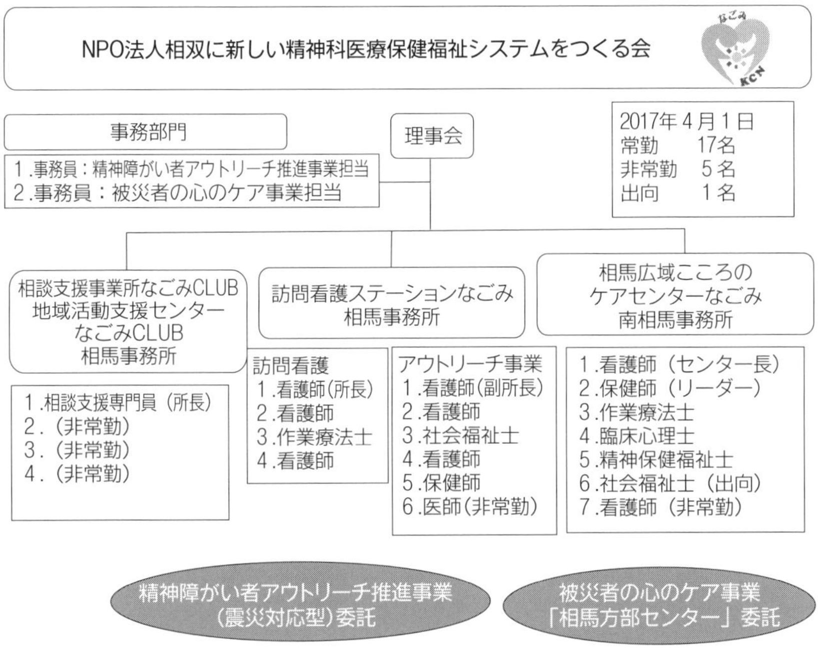

NPO法人相双に新しい精神科医療保健福祉システムをつくる会

事務部門	理事会	2017年4月1日
1.事務員：精神障がい者アウトリーチ推進事業担当 2.事務員：被災者の心のケア事業担当		常勤　17名 非常勤　5名 出向　1名

相談支援事業所なごみCLUB
地域活動支援センター
なごみCLUB
相馬事務所

1.相談支援専門員（所長）
2.（非常勤）
3.（非常勤）
4.（非常勤）

訪問看護ステーションなごみ
相馬事務所

訪問看護
1.看護師(所長)
2.看護師
3.作業療法士
4.看護師

アウトリーチ事業
1.看護師(副所長)
2.看護師
3.社会福祉士
4.看護師
5.保健師
6.医師(非常勤)

相馬広域こころの
ケアセンターなごみ
南相馬事務所

1.看護師（センター長）
2.保健師（リーダー）
3.作業療法士
4.臨床心理士
5.精神保健福祉士
6.社会福祉士（出向）
7.看護師（非常勤）

精神障がい者アウトリーチ推進事業
（震災対応型）委託

被災者の心のケア事業
「相馬方部センター」委託

図13-6　2017（平成29）年4月1日の組織体制

のなかには，自宅への帰還をいまだに決めきれずにいる人もいる。震災前は一世帯あたりの家族の人数が多い地域であったが，震災後，若年層では避難先で生活基盤が安定し，そのまま留まるという選択をする人も多い。一方で，高齢世帯は自分のふるさとの近くで生活することを求める傾向があり，復興公営住宅の入居者の多くが高齢者である。また，長引く避難生活によって生活環境が大きく変化し，震災前は畑仕事や趣味に精を出していた人が，仮設住宅のなかで日中活動や役割を喪失するなどし，生活不活発病や認知症の悪化，潜在的なアルコール依存症の増加など，健康面への影響も大きな問題となってきた。

　このように，震災から時間が経過するなかで，地域それぞれが抱える課題も多様となってきている。このような多様な問題に対応するため，2017年1月，相馬広域こころのケアセンターなごみは南相馬事務所に集約され，相馬事務所は訪問看護ステーションなごみ，地域活動支援センターなごみCLUB・相談支援事業所なごみCLUBの3事業所体制となった（図13-6参照）。

7. 住民の移動の狭間で――相馬広域こころのケアセンターの再編と精神障がい者アウトリーチ推進事業（震災対応型）の対象地域の拡大

　2016年の南相馬市の避難指示解除に続き，2017年3月には飯舘村，浪江町でも一部を残して避難指示が解除された。帰還した住民はわずかではあるが，インフラが整わない状況のなかで帰還を選ぶ住民は，故郷に愛着を持つ高齢者が多くを占める。また，避難先で生きづらさを感じ，健康上の問題を抱えながら帰還を選択する人も見受けられる。

　このような住民のなかには，支援を必要とする人も潜在化し，次第に生活上の問題が顕在化することが予想された。そこで，町村の帰還にともない，対象エリアを拡大することになった。相馬広域こころのケアセンターなごみが実施するふくしま心のケアセンター事業，訪問看護ステーションが実施する精神障がい者アウトリーチ推進事業（震災対応型）は，従来の新地町，相馬市，南相馬市に加えて，飯舘村，浪江町が対象となった。

V　おわりに

　筆者の6年間にわたる被災地支援と精神障がい者への地域支援の経験から，今後求められる地域の多職種チームについて述べる。

　復興が進んでいるように見えても，さまざまな心の脆弱性を持ち，発症する潜在者は今後も増えると考えられる。発症から数年も経て受診するのでなく，こころの健康を予防するための対策を，関係機関と協力して取り組む必要があるか考える時期に来ているように思う。筆者は福島県立医科大学心のケアチームで相双保健福祉事務所のベテランの保健師と同行訪問し，対象者と関わるための支援について学んだ。少し前の時代は，県の保健師が活発に精神障がい者の訪問を行い，困難事例を解決していた。個人を大事にしすぎる現代と違い，住民同士で見守る，地域全体が一つの共同体があった背景も後押ししたように思われる。

　なごみでは，未治療の人や治療中断者を治療に結びつけるためのアプローチも行うが，当事者の潜在能力を引き出しつつ，社会資源を有効に活用をしながら支援に結びつけることは，今も昔も変わらず新しいことではない。昔の保健師の活動で用いられていたこれらの技術をうまく言語化や理論化し，次の世代に伝えて

いく必要がある。我々なごみは，多職種が抱えてきた困難と苦労を乗り越えた経験を，これからの地域精神科医療保健福祉主体のシステムづくりへ，新しい手本として伝えていかなければならない義務があると考えている。

【引用文献】

1）復興庁　避難者数の推移（所在都道府県別）［http://www.reconstruction.go.jp/topics/main-cat2/sub-cat2-1/20180330_hinansya_suii.pdf]。

2）経済産業省　避難指示区域の概念図［http://www.meti.go.jp/earthquake/nuclear/kinkyu/hinanshiji/2017/pdf/0310_01d.pdf]

3）丹羽真一ら（2014）大災害から災害弱者と市民を守る被災地からの提言——精神科医療保健福祉サービス従事者の立場から．精神医学，**56**（6），515-522.

【参考文献】

NPO 法人相双に新しい精神科医療保健福祉システムをつくる会（2017）15年間の記録——なごみのキセキ

米倉一磨ほか(2013)福島相双地区の心のケアの活動報告——相馬広域こころのケアセンターなごみの9ヶ月間の活動から．トラウマティック・ストレス，**11**（1），75-82.

第14章　被災地へ入り，連携を作る

【松井史郎】

I　はじめに——2012年当時の状況

「嘘つき！」「がんになったらお前が責任とるんだな」「お前たちは人体実験をやっているんだろう」「何を隠しているんだ」。2012年春，福島県立医科大学（以下，医大）放射線医学県民健康管理センター（以下，センター）に掛かってきた，被災者からの電話の一部である。震災と原発事故から1年が経過しても，多くの被災者の避難生活は続き，先の見通せない状況下での苛立ちや専門家への不信，健康への不安が，医大へのこのような電話につながっても無理はなかったのかもしれない。

2012年4月，災害からの復興期に差しかかる時期に，医大と被災地との円滑な連携，被災者とのコミュニケーションを組み立てることを目的に，医大に広報部門が新設された。出版社で企画・広告業務の経験しかない私にとって，何から手をつけてよいのか皆目見当がつかず，悩んでいる最中のことだった。さらに震災当時，2011年時の警戒区域等，国が指定した避難区域等に指定されていた13市町村[*1]に，挨拶も兼ねて被災者の健康管理の現状をヒアリングに行った際の反応も，「何をしに来たのか」「話すことなどない」といったもので，大いに戸惑った。

震災と原発事故後，医大に限らず，また医療者に限らず，総じて行政や科学者への信頼が失われていた[1]。すべてにおいてではないにせよ，なぜこのように被災者とセンターとの間の関係がこじれてしまったのか。本章では，センター側からの視点を中心に，課題解決を目指した過程を論じる。

2011年6月より順次開始していた県民健康調査（当時は県民健康管理調査）は，福島県から委託を受け，長期にわたり検査や調査を通じて県民の健康状態を見守り，必要に応じた対応，ケアをすることを目的としている。そうであれば，決し

＊1　伊達市，南相馬市，飯舘村，川俣町，浪江町，葛尾村，田村市，双葉町，大熊町，富岡町，川内村，楢葉町，広野町の13市町村。

て県民から非難されるものではないと思っていた私にとって，この現実はあまりに大きく目論見が外れる状況だった。被災者とのコミュニケーションを組み立てる前に，なぜ，医療関係者である医大の医師，専門家からの情報発信が，すべてでないにせよ被災者からの信頼を得られないのかを考えることから，取り組みは始まった。

II　被災地におけるコミュニケーションへの問題意識 ─────

多くの被災者が大きな不安を抱いていた被ばくとその健康影響について[2]は，原発事故直後より，非常に多くの情報が世間を飛び交っていた。当初の混乱時から，情報がないのではなく，すでにあふれていたのである。さまざまな媒体を通して，安全側に立ったものから強く危険を訴えるものまで，あまりに多種多様な情報が氾濫していた。それは，結果として被災者に，どの情報が正しいのかわからない，何を信じてよいのかわからない，と不安を募らせる事態を招いた。加えて，事故直後の SPPEDI データがタイムリーに提供されなかったり，そのデータを送信したメールが消失したなど，政府や県の不手際が明らかになるにつれ，特に安全側の発言をする専門家への不信感が強まっていった。

そのような空気のなかでは，被災者にとって，安全側に立った情報は容易に受け入れられるものではなくなり，自らが確信できる情報がない限り，より危険な側に立った情報を拠り所に自身の判断や行動基準を定めるのは，当時としては当然のことだったと思われる。

かたや医大の専門家は，放射線や被ばく，健康影響といった一般にはなじみの薄いテーマについて，できるだけわかりやすく説明をするための議論や検討を繰り返した。そして，少しでも多くの被災者に専門家による説明と情報を届けたいと考え，広報部門としても放射線健康リスクに関する被災者向けの説明会の場を設けるなど，情報発信について模索した。しかし，すでに県民健康調査は進行中であり，その過程で指摘される不安や問題にその都度，対応するという，いわば"走りながら考える"対応が中心にならざるを得ない状況にあった。その結果，どうしても説明が後手に回ってしまうことが多くなり，医大の専門家と被災者の間に強い信頼関係を構築するまでに至らなかった。たとえば，放射線の健康リスクに関する説明会の後，ある自治体の職員から，「先生方は言いたいことだけ言って帰られましたね」と言われたこともある。もちろん，講師となった専門家は丁

寧に準備をし，説明を行った。それにもかかわらず，相手には期待したようには通じていなかったことに，落胆することも少なくなかった。

　うまく伝わらない，信頼関係を築けない背景として，被災者の専門家や行政に対する不信感ばかりでなく，日常的ではない難解なテーマ，リスクを確率で示し，喫煙などのリスクと比較して説明するなどへの不慣れと不信など，いろいろとその理由を推測することはできる。しかし，私が抱いた懸念は「一般の住民，被災者の側ではなく，医療関係者，すなわち専門家側にはコミュニケーションの方法に問題はないのだろうか」という問題意識であった。

1. 二つのコミュニケーションのかたち

　医療者が日常的に行っている患者に対して行うコミュニケーションと，災害後に医療者が専門知識を活かして被災者に対して行うコミュニケーションには，違いがあるのだろうか。一般論ではあるが，二つのコミュニケーションの相違点は，以下のとおりではないか。まず共通点は，医療者のほうが被災者に比べ圧倒的に多くの経験と情報を持っており，患者や被災者と同じ立ち位置ではなく，たとえて言えば，医療者のほうが情報流通の“上流”，多くの情報を発信，提供する立場にいることである。異なる点は，医療者と患者のコミュニケーションは1対1であることが多いのに対し，災害後の医療者と被災者の間のコミュニケーションの場合，1対複数，多数であることが多い。いわば「社会」を相手にしたコミュニケーションである，とも言える。

　さらに，最も大きな違いは，前者のコミュニケーションの場合，医療者の問いかけに対して，患者は自らの意志でたいていのことに答え，情報を提供してくれることである。患者にとっては治療をしてもらうことが医療者とのコミュニケーションの最大の目的であり，医療者が必要だと言えば，自ら進んで情報を提供する。医療者にしてみれば比較的容易に患者，つまりコミュニケーションの相手の情報を入手することができるのである。

　それに対し，後者のコミュニケーションの場合は，診断や治療などを明確な目的としているわけではなく，災害後の健康影響は不明であり，被災者が積極的に自分の情報を開示することがない。むしろ災害後には，一般的に加害者と被害者という対立するような関係が容易に形成されやすい。すなわち，日常の医療現場と異なり，被災者が権利として賠償や補償などを求める状況となり，さらにコミュ

ニケーションの相手が多数であることから，その目的そのものが多種多様ではっきりと把握できないことが多くなる。よって，不特定多数の被災者が必要としている情報が何であるのかを入手するのは，非常に困難となるのだ。

災害後の被災者とのコミュニケーションにおいては，専門家の側が相手の目的，ニーズを知るために，相応の努力や工夫をしなければならないのである。

2．コミュニケーションは「相手」がいて，はじめて成立する

自明のことだが，コミュニケーションは相手がいて，はじめて成立するものである。そして，その相手のことをより多く深く知っていればいるほど，信頼性の高いコミュニケーションが期待できる。

では震災後，専門家は「相手」を知るためにどの程度の努力を払い，工夫をしたのだろうか。一概に言うことはできないことは承知のうえで，あえて端的に言えば，専門家の多くは，難解で専門的な内容をいかにわかりやすく丁寧に説明するか，ということに非常に多くの努力と時間を費やしてきたが，その情報を伝える相手について知ろうとする努力は，さほど行われていなかったのではないか。たとえば，放射線と放射能，放射性物質の違いを，たき火の薪や熱，光にたとえて説明することがよくあるが，非常にわかりやすく説明しやすいたとえである。しかし，放射線と放射能，放射性物質の違いを知りたいと思っている相手は，そもそもどのような属性の人なのだろうか，なぜそれを知りたがっているのだろうか，といったことをコミュニケーションに携わる専門家が調べたり分析したりすることは，少ないのではないだろうか。自治体の職員から私に投げかけられた「（専門家の先生は）言いたいことだけ言って帰った」という言葉は，専門家がコミュニケーションの相手のニーズや気持ちに対応できていなかったか，あるいは汲み取れていなかったことへの批判だったのではないだろうか。

災害直後の急性期におけるコミュニケーションとは違い，環境の変化や被災者の属性ごとのニーズの変化に応じた復興期のコミュニケーションのかたちについて，私たちの理解が不十分であったと示唆されたのである。

3．「コミュニケーションの相手を知る」ための取り組み

震災から2年，被災者を対象とした医大，特に放射線医学県民健康管理センター

が主導する健康に関する説明会をどのように組み立てるかは, 喫緊の課題だった。社会とのコミュニケーションでは, コミュニケーションの相手である県民や被災者が, 積極的に自分のことを情報提供することが少ない。そうであれば, 私たちが組み立てる説明会の場は, 私たちが積極的に「コミュニケーションの相手を知る」ことができる場でなくてはならず, さらに県民や被災者の「信頼の回復」につながらなくてはならない。そのような課題について議論を重ね, 試行錯誤しているうちに次第に自分たちなりの課題解決のための仮説が組み上がってきた。それらはすべて, 事前の情報収集と, その情報を活用したコミュニケーションの場づくりの工夫だった。

仮説1：場所——住民の住む地区にできるだけ近い場所を会場にし, 専門家側が出向く

　従来の多くの説明会では, 市民ホールなどの大きな会場を利用し, 対象者に来場いただいていた。しかし, 来ていただくことは変わりなくとも, できるだけコミュニケーションの相手が居住している場所に近い会場を選び, 相手のホームグランドに専門家が訪問することで, 物理的にも精神的にも負担を少なくすることを心がけてみようと考えた。

仮説2：規模——個別か, できるだけ小規模のグループ

　来場者からその場で意見, 質問がなかなか出なくとも, 説明の最中に会場の人たちの表情やうなずき, メモを取る様子などが見てとれる距離, 規模で説明会を開催し, どのようなテーマに対して, あるいはどのようなコメントに対して反応が強かったかといった情報を収集し, 次回の説明会に活用することを考えた。

仮説3：材料——毎回できるだけオリジナルのコンテンツを用意

　何が知りたくて説明会に参加するのかをあらかじめ知っておけば, その回答や説明資料を持って, 当日の説明会に臨むことができる。そこで, 説明会開催の1週間ほど前に来場予定者にアンケートを配布し, 質問や不安に思うことなどをあらかじめ収集することにした。説明会当日は, 一つでもいいので確実に自分のニーズに対応した情報を得て帰っていただくことで, 満足度を上げることをねらった。

仮説4：メンバー——専門家だけの場にはしない

　説明は専門家が行うのだが, 専門家だけを会場に派遣することは避けた。専門家が説明に集中できるよう, 会場運営などを担当することはもちろん, 参加者との間の緩衝役となることもねらって, 専門家以外のスタッフが複数同行するようにした。また, 説明会開催地域の保健師さんや学校の先生などにも運営に関与い

ただき，少しでも被災者の信頼を得られることを期待した。

III　実践

　上記のような仮説のもと，大きくは三つの取り組みを手がけた。一つはよろず健康相談会，二つ目は震災後に警戒区域等，国が指定した避難区域等に指定されていた13市町村の保健関連部署，職員との情報交換会，三つ目は甲状腺検査の説明会である。これらの取り組みはそれぞれに対象が違うため，上記の四つの仮説をすべて実施できたわけではなかったが，できる限り取り入れるようプランニングを行った。

1．よろず健康相談会

　震災後，警戒区域等，国が指定した避難区域等に指定されていた13市町村では，医療体制が崩壊しているに等しい状況だった。とはいえ，実際に医療を必要とする被災者は，大きな不便は残るものの，次第に避難先などで医療サービスを受けることができるようになっていった。しかし，医療がすぐに必要ではないものの健康不安を抱える被災者も多く，彼らが気軽に健康相談，医療相談ができる窓口は存在していなかった。

　そこで，国立病院機構災害医療センターや，本学の放射線災害医療センター，災害医療総合学習センターの医師が中心となり，避難先の市町村仮役場のニーズを把握して回り，要請のあった地区に医師や医療専門職者が出向いて被災者の健康相談ができる場を作ったのが，よろず健康相談会である（写真1）。2012年5月に飯舘村において開催したのが最初で，以来，2017年3月まで723回にわたり，延べ5,101人の被災者の健康相談に個別に対応してきた。

　この取り組みにおいて広報のメンバーは，2012年秋より事務局として運営に関与し，この健康相談会における市町村のニーズの把握，ニーズに合わせたプログラムの策定，相談対応する医師の日程調整や送迎，資材調達などを受け持った。前述の仮説になぞらえると，以下のようになる。

　　①場所——よろず健康相談会開催依頼のあった市町村の仮設住宅やその市町村住民を対象にした健診会場，あるいは健診結果返却会の会場に私たちが

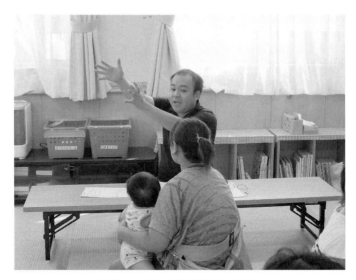

写真1：よろず健康相談会の様子

出向いて開催した。
② **規模**——企画の性格上，必然的にプライバシーを確保したブースを設け，個別にコミュニケーションを行った。
③ **材料**——個人個人の抱える健康に関する悩みへの対応のため，必然的に個別のコンテンツでの対応となった。
④ **メンバー**——医師のほかに，先方のニーズに合わせて看護師，臨床心理士などの医療専門職と，ロジスティクスを担当し，企画プランニングに関与した広報メンバーとでチームを構成した。住民とのコミュニケーションを円滑にすることを念頭に，それぞれの市町村ごとに担当するメンバーをできるだけ固定化させ，毎回同じ顔ぶれで訪れて，被災者や市町村職員と「顔馴染み」になることをねらった。

このように，よろず健康相談会では，四つの仮説に沿ったコミュニケーションの場を設けることができた。被ばく医療から慢性疾患まで，幅広く対応可能な健康相談窓口を開設することで，住民の安心・安全の確保に寄与する場となり，さらに，住民が健康上問題と考えていることを直接把握することができ，ニーズに応じたリアルタイムな健康支援活動を行う場にもなった。そしてその結果，図14

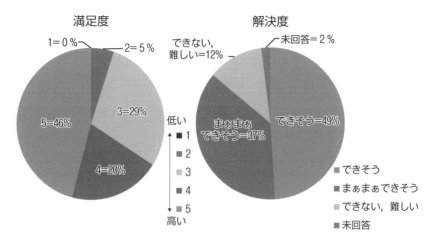

図14-1　2014年度よろず健康相談会満足度と相談内容の解決度アンケート結果

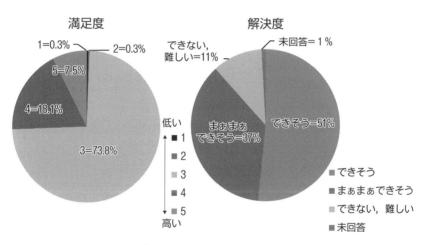

図14-2　2015年度よろず健康相談会満足度と相談内容の解決度アンケート結果

-1，図14-2のように，被災者の健康に関する問題解決を図るコミュニケーションの場づくり，被災地との連携の場づくりに，一定の成果を上げたのである。

2．13市町村の保健師，保健関連職員との情報交換会

震災後，警戒区域等，国が指定した避難区域等は13市町村に及ぶ。その区域の

住民は住み慣れた家を離れ、避難生活を送ることとなった。健康に関する不安、被ばくに関する不安などを抱えた住民が多く[3,4]、日常的に住民の健康相談に対応することの多い市町村の保健師さんや保健関連部署の職員に対する情報提供や、彼らのニーズの把握も、非常に重要なコミュニケーション課題となっていた。また、県民健康調査には、これら13市町村の住民を対象とした「健康診査」や「こころの健康度・生活習慣に関する調査」があり、この調査の結果や対策について市町村ごとに共有したり、協議する場として活用することも目的とした。2013年4月～2017年3月の間に協議の回数は208回にのぼった。各市町村の仮設町役場に私たちが出向き、最新の県民健康調査結果について当該市町村別に集計したデータや解析後のデータを共有し、現状の説明と今後の対策について意見交換を行うなど、仮説に沿った場づくりになるよう努めた（写真2）。

その結果、保健師や市町村保健福祉部門の職員の方々と本学の医療実務者との間に、顔の見える関係を構築することができたことは、信頼関係確立に非常に大きな成果となった。加えて、ニーズへの対応を個別に協議、実施することで、市町村保健福祉部門、特に保健師の負担軽減にもつながったと考えている。この協議は回数を重ねるにしたがい、市町村の健康維持管理活動に関するニーズの収集

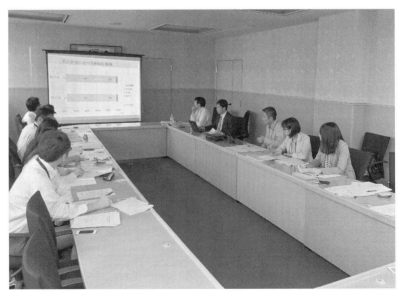

写真2：13市町村との情報交換会の様子

や，県民健康調査の最新情報提供の場から，次第に健康啓発，指導について協議する場として，一般的な保健行政のサポートへと変化していった。

3．甲状腺検査説明会

甲状腺検査と甲状腺がんに関する県民の不安に対し，いかに検査概要と検査結果を伝え共有するかについては，試行錯誤が続いた。2012年度には，50〜200人程度の規模の説明会を県内8カ所で開催した。回を重ねるにつれ，内容に対して「よくわかった」「まぁまぁわかった」とアンケートに回答する参加者も増えていき，説明会への手応えは感じてはいた。しかし，説明会の合間をみてランダムに来場者に話を聞いてみると，「大きな会場でステージの上の先生に対して，質問はしにくい」「会場からの発言や質問が検査への批判に終始し，個別の検査結果について聞きたいことが聞けない」「専門用語が多く難しい」といった声が聞かれた。

これを受けて，甲状腺検査の対象となる子どもたちの保護者と，できるだけ緊密にコミュニケーションができる場を作ることを模索した。その結果，2013年4月より，県内小中高等学校に甲状腺検査説明会の案内をして関心のある保護者に集まっていただいたり，授業参観や保護者会などの学校行事の後に残っていただくなどし，医師や技師，広報の者がそこに出向き，少人数を対象とした説明会を行う方法に変えていった（写真3）。2016年3月末までに計172回，7,578人の保護者との直接対話を行ってきた。そして，同じ2015年度には，検査対象者自身にも説明を行うための「出前授業」も開始し，その回数は同年度だけで38回，2,792人にのぼった。

この少人数対話形式の説明会は，まさに私たちが模索したコミュニケーションのかたち，四つの仮説を体現したものになった。その成果については，説明会来場者のアンケートを解析した結果，説明会の人数が少ないほうが不安が下がる度合いがより大きく，また理解度や説明会の満足度が高くなる傾向にあることがわかったのである[5]。

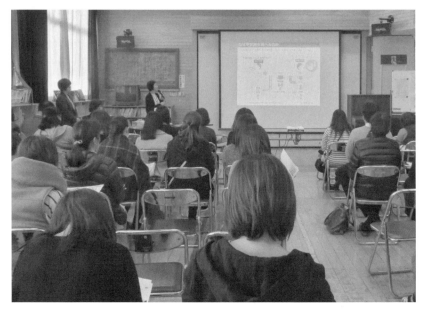

写真3：甲状腺検査説明会の様子

IV 考察

1.「コミュニケーションの相手を知る」過程で出てきた新たな課題

　以上，具体的な三つの取り組みを四つの仮説に沿って組み立てた結果，説明会や健康相談会の内容への満足度，理解度が向上した被災者の数が増えた。コミュニケーションの場や規模，プログラム，メンバー構成への配慮が，説明会などの満足度，理解度に影響を与える要素になることに，大きな手応えを得ることができた。

　ところが，これらの取り組みを通して，現場で被災者とのやり取りを丁寧に行い，つまりコミュニケーションの相手のことをよりよく知ろうとする過程で，新たな課題が出てきた。説明会の内容や相談内容に満足や理解を示す人が増えてきたのとは別に，他の反応を示す人たちがいたのだ。たとえば，前述のよろず健康相談会の現場において，相談に対応する医師に対し，「先生，頭ではわかっています。わかっているつもりでも，やはり怖いものは怖いのです。どうしたらよい

のでしょうか。先生を困らせてすみません」と涙を流す，小さな子どもを抱いた母親などである。子どもの健康のことも含めて不安を抱え，相談に来ただけに，医師はできるだけ丁寧に真摯に説明をしているのだが，それが不安の低減や信頼につながらない。アンケートにおいて，相談内容の解決度を「解決できない，難しい」と回答した10％程度の人たち（図14-1，2），あるいは，満足度が高くも低くもない「3」と回答した73.8％の人たち（図14-2）のなかには，不安に対する科学的でわかりやすい説明を求める人とは別に，他のニーズを持つ人々がいると気づくようになった。

　相談に対応した医師や医療者が，被災者の不安への対応に真摯ではなかったとか，真剣味がなかったとか，相手を見下しているといったことでは決してない。そもそもこのような場を準備する私たちの要望に応じ，多忙ななかでもわざわざ遠い仮設住宅などの現場まで足を運んでもらうなど，むしろ熱心に被災者とのコミュニケーションの場に参加いただける，積極的な医師や医療者である。その専門家に対し，被災者は何を求めたのだろうか。

2．相手と「向き合う」専門家と，「同じ方向を向いてほしい」被災者

　被災者の健康不安に応える説明会や健康相談の場は，専門家である医師，医療者が不安の内容をくわしく聞き，科学的なエビデンスに基づいた説明をする場である。言い換えれば，医療の知識を持つ経験豊富な者（専門家）と持たない者が互いに「向き合い」，専門家が情報の流れの「上流」に位置するコミュニケーションのかたちである。相手の不安がより大きく，悩みがより深ければ，専門家はより真摯に相手に向き合おうとし，丁寧にわかりやすい説明を心がけるのが普通の対応である。しかし，このような対応に，満足度や理解度が上がらなかった被災者が少なからずいた。彼らは専門家である医師や医療者に何を求めたのだろうか。相談会の現場での相談内容やコメントから推測してみる。

　説明会や相談会の現場での彼らのコメントの多くは，先に挙げた「頭ではわかっているけど怖いものは怖い。どうすればよいか」といったものや，「先生の言うとおりにしますから決めてください」「仕事を辞めて避難したほうがよいのか。でも，避難先での子どもへのいじめが怖い」「放射線健康影響についての意見が家族で食い違い，喧嘩が絶えない。離婚するしかないのか」といったものであった。

240　第Ⅱ部　支援の実践

　このような相談やコメントに共通することは，医師，医療者に求めていることが，健康や医療についての科学的な説明だけで解決できる問題ではないということである。真に解決したい悩みや不安は，単に健康問題にとどまらず，今後の生活のあり方，生き方にまで及んでいる。専門家と被災者のそのようなやりとりを観察するにつけ，被災者は科学的なエビデンスや専門家としての見解を聞きたいというよりは，「自分の悩みについて一緒に考えてほしい」という気持ちがあるのではないか，と推測された。たとえ自分の抱える不安が非科学的だとわかっていても，専門家には，自分の価値観，主観を否定せず，自分と同じ方向を向いて一緒に悩み，考えてもらいたいというニーズがあったのではないだろうか。

　真に「コミュニケーションの相手を知る」とは，相手がなぜ不安なのか，なぜそれを知りたいのか，それらを知った結果，何を実現したいのか，というように相手の主観や価値観に自分を置き換え，相手の内面，本音を自分のなかに形づくる＝自分事化しようとする姿勢ではないだろうか。相手の気持ちを察し，精一杯想像し，イメージする姿勢が欠如していては，真に相手を知ることにはならないだろう。「科学的に考えてそんなに心配することはない」「そこまで深刻になるのはナンセンスだ」「心配しすぎることで生じるストレスのほうが問題だ」等々……。その見解がいかに科学的エビデンスに基づいていようとも，このようなメッセージは一部の被災者に対して，自分たちが抱える不安や悩みを専門家が自分事としてとらえてくれていない，自分たちの不安の真剣さ，悩みの深さを理解してくれない，と感じさせてしまったのではないだろうか。一緒に不安を共有し考えてくれる相手ではない，と心を閉ざしてしまったのではないだろうか。

3．共感を示すことで「同じ方向を向く」

　私たちは，コミュニケーションの相手をよりよく知るという姿勢で，専門家である医師，医療者と被災者の新たなコミュニケーションの場づくりに注力してきた。ただ，コミュニケーションの相手を知るために，相手の本音を汲み取りやすいようにと作った場は，相手もまた，私たちの内面や本音を読み取ろうとする場でもあるということは，当たり前と言えば当たり前であった。真摯に相手に「向き合う」ことこそが役割であるという思いのどこかで，その実，効率的に専門家としての知識，情報を一方的に流し込むコミュニケーションのかたちを作り上げていたのではなかったか。そして，そういった私たちの姿勢を，コミュニケーショ

ンの相手もしっかりと察していたのではないだろうか。

相手のニーズによっては，専門家は相手の主観や価値観を汲み取り，足並みを揃えて「同じ方向を向く」ことも必要なのだという意識のもと，私たちは，新たな対応策も加えてみることにした。といっても，特別変わったことをしたわけではない。むしろ，一般的には当たり前と思われているにもかかわらず，私たちが見落としていたこと，忘れていたこと，つまり情報の流れを専門家からの一方的なものにしないこと，相手の価値観を否定しないことの，二つのことを意識しただけである。この期に及んでそんな当たり前のことをと思うようなことだが，現実には現場での経験を積むことで，「コミュニケーションの相手のことを知る」ことを理解してきた結果ではないかと思う。

具体的には，相手の話をできるだけ多く聞くこと。相談の内容だけなく，相談の本題から脱線しても，ある程度は傾聴に徹すること。さらに，相手の質問や悩み，相談事を聞いた後，「それはですね」といきなり説明に入るのではなく，「なるほど，それは心配でしたね」「私も同じことについて気になったことがあるんですよ」といった何らかの共感の意を示すこと。それに加えて，相談の内容について，自分たちが相談に応じることができる範囲，限界があると明確に示すこと，だった。

すべての説明会や相談会の場でこれを実践したり，その実践の結果を見ることができたわけではないが，この取り組みの結果，明らかに健康相談会や説明会の場の空気は変わった。何よりも，専門家である医師や医療者が共感を示しながら傾聴することで，相手は話すだけですっかり落ち着くケースも多くあった。「ありがとう」と言って帰る相談者が明らかに増えたことが，運営を担当する私たちには実感としてわかった。

4．ファシリテーターとしての役割

さらに，専門家や医療者以外にも，運営に携わるメンバーが重要な役割を果たすことも見出した。説明会での質疑応答の際に運営スタッフが率先して手を挙げ，被災者側の立場から専門家である医師に質問をして，会場の皆さんの質問の呼び水になったり，質問者の意図がうまく専門家に伝わらないときに，「こういうことが知りたいのですね」とサポートをする，といった介入により，会場全体の共感を得る効果を得られたのだ。

242　第Ⅱ部　支援の実践

専門家側のスタッフでありながら専門家ではないという立場は，客観的に会場の様子を観察できるというメリットがある。専門家の説明中，メモを取る人がいなくなる，よそ見をする人が増える，隣の人とおしゃべりする人が出てくるなどの場面は，往々にして専門的な言葉が多く出る説明のときなど，参加者の理解度が落ちているときと一致することが多い。そこで，説明している専門家には申し訳ないが，運営スタッフがいったん説明を止めてもらうよう口を挟むこともあった。説明のなかで使われていた具体的な専門用語について，「よくわからないので，わかりやすく噛み砕いて説明してほしい」と促すと，会場の多くの人が静かに「そうそう」とうなずく様子が見られることもある。専門家の説明に対しても積極的に介入し，専門家と一般の人たちとの間で緩衝材になることで，なんとしても「伝えたい」という私たちの姿勢を示すことができ，それが共感を得ることにつながっていったのだと思われる。

このような取り組みを機に，徐々に出掛けて行く先の市町村保健関連職員の皆さんとの信頼関係が構築されていき，先の三つの取り組みのうち，よろず健康相談会や市町村保健関係職員との連絡会議は，住民，避難者の健康維持，増進活動のための啓発の場づくりを協議，実施する場へと移行していった。その結果，被災地における連携が確立し，健康体操教室，落語会(笑い)と健康セミナーといった，新たなコミュニケーションの場づくりへと発展していったのである。

5．コミュニケーション全体を「場づくり」からコーディネートする

混乱と混迷のなか，いわゆる負の状況から，専門家と被災者の間の信頼関係の構築を目指すことの困難さを体験してきた。困難の理由と解決方法を模索するなかで，定性的ではあるものの，自分自身の体験を通じて感じ取ったことが，今後の被災地との連携，コミュニケーションに関する科学的解析に何らか資することのできる内容とするため，医大が実践した「コミュニケーションの相手を知る」ための取り組みについて取りまとめた。

被災者との連携を模索するなかで，コミュニケーションは「相手」がいてはじめて成立するものだからこそ，「相手を知る努力（自分を知ってもらう努力）」が何よりも必要であることがわかった。しかし，医師，医療者にとって，日常的なコミュニケーションは患者さんとのコミュニケーションであり，社会の不特定多数を相手にコミュニケーションすることとは，実は大きく勝手が違っていたので

第14章　被災地へ入り，連携を作る　　*243*

はないかと考えた。そこで，私たちはコミュニケーションの規模，コンテンツ，メンバー構成など，事前に行う情報収集を強化したり，運営方法を工夫することで，積極的に相手を知り，自分を知ってもらいやすい場づくりに注力した。このような取り組みを通して，相手の気持ちやニーズを知るにつれ，不安に対して科学的エビデンスに基づいた説明を求める人ばかりでなく，なかには，自身の人生や生活全般における不安への対応をも専門家に求める人がいることもわかった。

　専門家としてカバーできる領域を大きく超えたニーズを示す人々に対しては，専門家として対応できる範囲を明示したうえで，不安に対しては共感を示しながら傾聴を心がけること，持っている情報量の差がコミュニケーションの場における立場の優劣の差にならないように配慮すること，さらには専門家以外のメンバーが，専門家と相談者の間に「緩衝剤」として介入し，双方の間のコミュニケーションのギャップを埋めるファシリテーター役をも担うことで，よりよいコミュニケーションの場を実現できるとわかったことは，大きな収穫だった。

　このように，コミュニケーションの場づくりの経験を重ね，試行錯誤をするうちに，次第に被災地における住民とのコミュニケーションに一つのかたちが定まっていき，それがその後の被災地域との連携の基盤へとつながっていった。

V　おわりに──将来に向けて

　このような試行錯誤を通して導いた普遍的な考えは，「コミュニケーション」の場づくりの取り組みを，多様な価値を有する複雑な集団への対応としてとらえること。そして専門家個人の努力を超え，同じ目的を有する者たちが一つのチームとして機能し，対応するということである。信頼できる情報源の正当性が担保されていることを前提に，コミュニケーションの場と媒体の重要性に焦点を絞り，被災地におけるコミュニケーションのあり方について，以下のような新たな視点を提案したい。

1．「コミュニケーション」＝「情報」＋「媒体」

　このように見てくると，コミュニケーションの相手を知る努力はそのまま，求める人に適切に「情報」を伝える場づくりの努力と一続きであることがわかる。相手を知ることにあまり努力がなされていないということは，「情報」を伝える

ための「器」や「場」，つまり「媒体」についてあまり関心が払われていないということになる。そもそも，コミュニケーションは「情報」だけあっても成り立たず，必ず「媒体」とセットで成立するものである。「情報」があっても，その情報を求める相手に届ける方法がなければ，その情報は存在しないのと同じだ。いかにエビデンスに基づいた正確な情報であっても，である。逆に，「情報」を求める対象者をしっかり把握し，伝えることができる「媒体」があっても，伝える「情報」がなければ，記事の印刷されていない白紙の新聞のように役に立たない。すなわち，「情報」と「媒体」は，互いに欠くことのできない両輪のような関係にある。

　メディア企業などではこの「情報」を運ぶ手段＝「媒体」のことを，乗り物にたとえて「ヴィークル」と呼ぶことがある。私たちは移動するとき，目的地，時刻表，所要時間，移動する人数などの条件に照らし合わせて，乗り物を選択する。それと同様に，情報を伝達する場や器である「媒体」を構築，選択するためには，対象者，その規模，時間，必要な情報量などを勘案することが必要だ。それなしには，必要とする相手へ，適切なタイミングで，必要量の「情報」を届けることはできないからだ。そして，その対象者，規模，時間，必要な情報量を探ることこそが，「相手を知る努力」でもあるのだ。

　まだまだ客観的なデータによる検討はなされていないが，既述のとおり，これまでの試行錯誤の結果，専門家による科学的な「情報」と，被災者の本音やニーズを汲み取りながら構築した「媒体」がセットになったとき，互いの信頼関係が強まるコミュニケーションの場が創出できたと実感された。伝える「情報」に磨きをかけ，吟味するのと同じ熱意で，私たちは「媒体」づくり，「媒体」選択についても強い関心を持ち，深い検討をすることが求められているのではないだろうか。

2．コミュニケーションはチームで行う

　被災地における被災者とのコミュニケーションの経験から教訓を引き出すとすれば，「コミュニケーションの相手をよりよく知る努力をすること」と，「コミュニケーションもまた，チームで行うこと」の二つである。「もまた」とはどういうことか。医療の世界では「チーム医療」が日常的に提唱されている。災害直後はDMAT（災害派遣医療チーム）が，医師，看護師，業務調整員という3職種

のメンバーでチームを組み，対応する。被災地におけるコミュニケーション「もまた」である。提供する「情報」を組み立てる専門家と，より効果的なコミュニケーションの場づくりをするコーディネーターで，チームを構成できないだろうか。

専門家は必要とされる情報を吟味し，科学的エビデンスに基づいた情報をわかりやすく，できるだけ誤解を招かない説明に組み立てることに注力する。一方でコーディネーター役は，相手のニーズや思い，本音を汲み取り，専門家と共有すると同時に，「情報」を適切かつ効果的，効率的に流通，交換させるための場づくりや，媒体の選択に活用する。さらに，コミュニケーションの場では，これまでもその重要性を強調されているファシリテーターの役割をも，担うことが期待される。

もちろん，専門家自身がコミュニケーションの相手を知る努力を払わなくてもよい，というわけではない。しかし，専門家でなければ担えない役割がある。それ以外の役割については他の者が担い，得たものは専門家と共有し，連携して説明にあたることで，結果として被災地や被災者との信頼関係構築に良い効果を生み出してきたように思う。よって，被災者に対して専門的，科学的な事象を説明したり，理解を求める場面では，専門家が単身で説明を行うのではなく，専門家とコーディネーター役がチームを組むという体制を検討してはどうか。被災者のニーズを汲み取り，必要とされる「情報」を組み立て，適切な「媒体」の選択を行うという一連のコミュニケーションの場づくりをチームで丁寧に行うことが，被災者とのコミュニケーションの確立，つまり信頼関係構築への第一歩になると考える。

特に専門家集団の場合，「情報」の精度アップや緻密化は得意であり，積極的である一方で，その「情報」を必要とする相手について知る努力や，伝えるための場，「媒体」を構築する努力については，消極的である傾向が強いのではないか。それだけに，災害後の被災者と専門家のコミュニケーションの「場づくり」＝「媒体」構築の重要性について意識を持つこと，そのような役割を担う人材を育成し，被災地とのコミュニケーションに関与することについて検討することを提案したい。

【文献】
1）文部科学省編集（2012）第1章第2節第1-1-16図／国民の科学者に対する信頼. 科学

技術白書［平成24年版］. 日経印刷

2）福島市（2012）放射線による健康不安　放射能に関する市民意識調査［https://www.city. fukushima.fukushima.jp/skyodo-kocho/shise/kocho/anketo/documents/13557.pdf］

3）福島県（2012）表15：一般用の放射線の健康影響についての認識. 平成23年度こころの 健康度・生活習慣に関する調査結果報告書［http://www.pref.fukushima.lg.jp/uploaded/ attachment/6447.pdf］

4）福島県（2013）表24：放射線の健康影響についての認識. 平成24年度こころの健康度・生 活習慣に関する調査結果報告書［http://www.pref.fukushima.lg.jp/uploaded/attachment /65179.pdf］

5）Hino, Y., Murakami, M., Midorikawa, S., et al. (2016) Explanatory meetings on thyroid examination for the "Fukushima Health Management Survey" after the Great East Japan Earthquake : Reduction of anxiety and improvement of comprehension. *Tohoku J Exp Med.*, **239**, 333–343.

第15章 福島で働くということ

I　全町避難の町での保健師活動

【窪田和子】

1．はじめに――現地に立って

　福島県任期付職員として2014（平成26）年5月から3年間，保健師として仕事をさせていただいた。きっかけは，被災3県の自治体職員不足により復興が遅れていて，特に福島県は深刻だというニュースだった。私で役に立つことがあればと福島県にアクセスし，原発事故により全町避難したA町で働くことになったのである。

　赴任してまず驚いたことは，情報量の差である。首都圏では，震災関連の報道は少なくなっていたが福島では朝に夕に，震災や避難についての番組やニュースが流れていた。また，避難区域では，傾いた家屋，座敷に突っ込んだままの車など，震災当時の姿があちこちにあり，整地された被災地をイメージしていた私には衝撃であった。時が止まり，何も終わってはいないと感じた。さらに，異臭を放つ瓦礫（がれき）だけでなく，汚染土を詰めた黒いフレコンバックの山積みに，原発事故と津波という現実を実感した。

　赴任した当時はカーナビを頼りに通勤し，買い物に出ては道に迷う有様で，まったく知らない土地に避難するというのはこういうことなのかもしれないと思った。スーパーの店頭には飲料水のペットボトルが山積みになっていて，箱買いをする人たちに驚いたが，放射線への不安からだと後にわかった。

2．自治体の避難と保健師活動

　自治体で働く保健師は，地域をベースに活動している。そこに暮らす住民がいて地域があるからこそ，自治体があり行政が機能する。通常，引っ越せば転居先

の自治体の住民となり，そこでの行政サービスを受け，住民としての義務を果たすことになるが，避難の場合，住所は元の町にあり避難先の住民にはならない。役場も避難する先では管轄地域がないのである。自治会も地区組織も避難先では機能しにくい。町の職員は町域（本来暮らす場所）をベースにとらえていたが，支援に入った私には，今暮らす場所との二重構造を理解することは難しく，地域がないなかでの保健師活動は心細いものであった。

　実際の活動は町民の約8割が避難するB市を拠点とし，家庭訪問による個別ケアを中心として健康教育，健康相談，健康診断など馴染みの保健師活動であり，戸惑いなく入っていけたように思う。放射線の影響に関しての活動は初めての経験であったが，事故から3年経っていたこともあって，落ち着いた印象を受けた。在職した3年の間にインフラ整備や除染が進み，避難指示が解除され，役場は帰町し保健師活動も変化していった。

1）活動のなかから見えた被災者の状況

　避難によって日常の暮らしを失ったことに加え，仮設住宅や借り上げ住宅という環境，町がもつ歴史的な背景や風土が壊されたことの軋轢が，暮らしにくさを招いていた。また，避難先の地元住民からの憾み妬みをさまざまな形で受けたこと，東電や関連企業の職員・家族は，避難時に受けた町民からの暴言・暴力などの体験や，避難先での差別・肩身の狭さなど，幾重もの苦しさを抱え暮らすことを聞き，胸が詰まる思いであった。地元の人には話せないが，外から来ていることで話しやすいこともあると知って，外部から支援に入ることの意義を感じた。一方で，地元の自治会に入り，避難先に溶け込む努力をされている人，避難がなければ経験できなかった街の暮らしを楽しんでいる人もいた。町の主な産業は農業であり，避難により仕事ができなくなったが，作物を育てるプロたちは狭い仮設で魚箱に見事な花を咲かせ，隙間のようなわずかな場所に野菜を育てていて，大きなスイカは感動ものであった。

　県内避難者への新生児訪問を行うなかで印象深かったのは，母乳哺育が多かったことである。避難先では多くのストレスがあると思われるが，実に自然に母乳哺育を行っている感があり，子育てに優しい環境が福島にはあるのかもしれないと思った。

　また，避難先での母子の状況を把握するため，県内は訪問調査，県外は郵送によるアンケート調査を行った（乳幼児のいる家庭への全数調査—H26年度）原発

避難者特例法により母子保健サービスは避難先自治体で受けることになっていたが，被災者に避難先自治体のサービスの情報が届きにくいこと，地域に馴染みがなくサービスへの心理的なハードルが高いことなどから，法で定められた健診や予防接種は受けても，その他のサービスを利用している人は少なかった。行政のシステムはあっても住民の主体的な動きなしにはサービスは届きにくいのだろうか。

　子どもが少ない農山村地域に避難した親は，地域に温かく迎えられ見守られている様子があったが，都市化したところでは，避難していることを近隣や幼稚園，学校の保護者に知られたくないとの声が多く聞かれた。また，親のなかには学生時代の仲間と避難してからも交流を持っていて，町とのつながりを大切にしている様子がうかがわれた。

3．困難な状況のなかで支えとなった活動例

1） 2歳児相談会

　乳幼児健診が避難先で行われるなか，幼児期に一度だけでも自分の町の子どもに会う機会を持ちたいという保健師たちの思いから，避難元8町村が合同で開催していた。避難先の健診と違い，来所者全員が避難者という安心感，同級生の再会などもあって，和やかな場であった。人的資源の少ない町にとって，小児科医や歯科医，臨床心理士，歯科衛生士，栄養士と，多職種で見てもらえる貴重な場であった。また，町村間の保健師の情報交換の場でもあり，派遣職員の交流もでき，母親たちだけでなく支援者にとっても仲間に会えて元気をもらえる機会であった。

2） 元気アップ教室

　避難により体を動かすことが少なくなり体力低下が心配されたため，閉じこもり予防も兼ね仮設集会所，サポートセンターで運動教室を開始した。継続するなかで，握力，柔軟性に効果が出る人が見られ，教室で習ったことを毎日行っていた人，散歩の習慣ができた人もいた。避難指示解除後は，仮設退去の人が増え，帰町した住民のために町でも開始したところ，多くの参加があり，避難先から来る人もいた。手遊びやボールを使うなど遊びを取り入れた運動は体と心を柔らかくし，笑顔があふれ，楽しい場となっていた。

避難先の慣れない環境から心を病んでしまい，解除前から密かに自宅に戻って暮らしていたＣさんが教室に参加し，とびきりの笑顔を見せてくれたときは本当に嬉しかった。

3．連携体制を作る

児童虐待や処遇困難事例ではチーム支援が必須である。当初，避難先の関係機関や地区資源がわからず町の機関が中心だったが，意識的に働きかけ，徐々に避難先の医療，教育，福祉等の機関へと広げていった。連携の基本は個の支援から構築されるものだと思う。個の支援を通して連携できる機関が増え，他の事例や問題に一緒に取り組めるようになる過程を３年間で体験することができ，その意を強くした。

支援チームが機能し，協働関係ができるには，情報の共有，フットワークの良さに裏づけられた信頼関係と，はみ出した援助ができるかどうかだと考えている。守りの組織では，はみ出した援助は難しい。情の厚い土地柄か，避難という非常事態だからか，はみ出した援助ができる機関が多く，効果的な支援につながっていた。

連携した例──Ｙさん

借り上げ住宅に住む単身男性。家族とは縁を切って出奔，町には震災の数カ月前に転入。震災後の健診で末期がんが見つかり，病状悪化で入院。本人の強い退院希望があり，在宅を可能にできる体制づくりを行った。住まいが在宅療養に不適な間取りと在宅サービスが提供しにくい地区であったため，包括支援センターに近い仮設へ転居となった。

入院中の本人に代わって町職員や関係者が協力して引っ越し，介護・生活用品を含め１週間で準備を整え，退院と同時に入居した。借り上げ住宅の片付けは町民が引き受けてくれた。ケアマネを中心に訪問看護，ヘルパー，包括支援センター，町役場保健師，こころのケアセンター，社協，生活支援談員等のチームをつくり，毎日誰かが訪問できる体制をつくって支援した。仮設にある商店は食材を届けてくれた。通院介助や買い物援助などは社協・保健師・心のケアセンター PSW で行い，家族のいない患者の希望を最大限かなえる，はみだした援助であった。

当初２～３週間在宅ができればよいと思われていたが，２カ月余りを過ごすこ

とができた。最期は，本人の希望で再入院した後，病棟看護師と保健師とで断絶していた家族に連絡し，親兄弟が来院され家族と和解でき，穏やかに旅立たれた。このような支援ができた背景を考えてみると，以下のことが挙げられる。

①避難中だからできたこと——仮設住宅があったことから転居が可能となった。通常，保証人もお金もないなかで短期間の転居はほぼ不可能である。また，心のケアセンターがあったことで，終末期のメンタルケアについて協力が得られた。

② Ａ町だからできたこと——人情味のある町民とはみだした援助に力を貸してくれる役場の雰囲気。葬儀屋さんとも連携できるような土台があった。

③病院スタッフの患者の希望をかなえたいという熱意。

4．振り返って思うこと

福島から戻り都市型の児童相談所で，地域から孤立し密室での育児などから虐待につながる母親たちに出会っている。Ａ町では経験しなかったことだ。町が一つの家族のようで，人は親戚縁者，誰かにつながっている。避難先での交流がなくとも，根っこでは，誰かとつながり，人間関係が維持されているように感じられた。

うっとうしく面倒なこともあるが，気にかけてもらえ，いざというときは助けてもらえるネットが町全体にあるように感じる。ときにはそれを，町職員が担っていた。役場が何とかしてくれるという意識，裏を返せばそれだけ信頼されているとも言えよう。つながりと信頼が人を優しくさせるのだと思う。そんな福島の情の深さと，豊かな自然に出会えた３年間であった。支援するというより，支えられ学ばせてもらったことのほうが，はるかに多かったと思う。出会ったすべての方々に感謝の念で一杯である。

Ⅱ　福島で学んだこと——4年間の歩み

【植田由紀子】

1.　はじめに

　東日本大震災発災から1年経った2012年3月末，私は福島に移り住んだ。それから4年の間，福島市で1年，いわき市で3年を過ごし，ふくしま心のケアセンターの職員として被災者支援活動に従事した。

　支援者として，生活者として福島をどう考えるのか問い続けた日々は，自分のなかにはいつも，一つに重ならない“福島”があった。それは単に，地区や被災時の事情で整理がつけられず，もっとさまざまに複雑で，説明をつけられぬまま，常に葛藤をもたらす元となっていた。支援者側も，移住者か地元出身者か，もしくは避難者（強制避難区域の出身）であるかなど，さまざまな事情を含み，福島を見る視点はそれぞれに交錯していた。さらに，福島を離れた今，生活者として内から見ていた福島と，離れて外から見る福島，両方の福島が思い起こされる。

　今回，福島での経験をなるべく俯瞰的に記そうと思う。私の報告はほんの一例ではあるが，“福島で働く”ということ，被災地福島の状況とあわせて，一人でも多くの方に伝わればと願う。

2.　福島に行く決心と周囲の反応

　東日本大震災の発災は，当時勤務していた職場で知った。伝えられる被災の状況はあまりに衝撃的で，実感を持って受けとめていたとは言いがたい。また私自身，十代の頃に阪神大震災を経験していて，震災関連の報道を見ることには消極的だった。ほどなくして支援の話も出ていたが，地震への恐怖心もあり，そのときは被災地に行くことを考えることはなかった。その後も再三，支援への呼びかけが届いていたが，私はほとんど他人事のように感じていた。関西出身の私はそれまで東北にほとんど行ったことがなく，東京など比較的東北に近く，臨床心理士の多い地域から派遣されるのだろうと思っていた。

　そんな私がどうして福島に行ったのか，いまだに明瞭に説明することは難しい

が，思い起こしてみると，発端となったのは福島からの生の声だった。ある学会大会で，現地（福島）支援者より福島の状況や人々の生活が報告され，「短い期間でもいいから福島に足を運んでほしい」との思いが伝えられた。恥ずかしながら，そのときまで私は，震災後の福島の人たちの生活を想像することがなかった。というよりも，想像できずにいたというほうが正しいかもしれない。無機質にしかとらえていなかった福島の情報に，初めて生活感が感じられた機会だった。その後，支援者が足りないらしいとの話を耳にするにつれ，徐々に被災地へ思いを寄せるようになり，結局私は登録し，福島行きが決まった。

　このときは，福島で働くことについて特別覚悟をするということはなかった。しかし，周囲の反応は違っていた。福島行きを告げると，多くの人が驚き，そして言葉に困るような反応を見せることもあれば，怒り出す人もいた。本当に意外なことであった。たとえば，「住んでいいの？」「大丈夫なの？」とよく聞かれた。今後子どもを持つ気があるのかなど，普段聞かれたことのなかった結婚や出産に関する問いが投げかけられ，怒られることもしばしばだった。「親御さん（家族）はなんて言ってるの？」「娘の福島行きを許すなんて考えられない」と言われることも多かった。

　発災後も福島県内には200万人の県民が生活しているわけであるが，福島というだけで“危ない”というイメージを抱く人たちを目の当たりにした。「癌になるかもしれないから行ってはいけない」。そんな非科学的で極端な言葉が，躊躇する様子もなくかけられた。相手の語る“福島の危険性”は，一方的なものだった。

　周囲の反応を見るうち，そんなに危ないところに行くのだろうかと，考えていなかった恐怖心が，自分のなかに刷り込まれていった。そして，私は福島についてあまり話題にしなくなっていった。

　しかし，福島に暮らすということは，隠さなければならないようなことなのか。私のなかに頭をもたげだした疑問である。自分自身の責任で選択したつもりの福島行きだったが，思いもよらない周囲の反応，自身に芽生えた不安や家族への申し訳なさ，さまざまな思いが生じたことで，行く前に疲れてしまったように感じていた。

3．ケアセンターに赴任して

　2012年4月，ふくしま心のケアセンターは40名ほどのスタッフを集め，本格的に活動をスタートさせた。実は，ふくしま心のケアセンターでは採用前の面接がなく，数回のメール，電話のやり取りで職員となったのである。一度も会わぬまま人を集めざるを得ない組織，何もわからないまま現地入りしてきた職員，きわめて急ごしらえ，非常時ならではの組織であった。

　1週間，全体で研修を受けた後，私ははじめ，いわき方部センターに配置され，数カ月のうちに基幹センターに異動となる。6月入職の職員がおり，その職員をいわきに，私を基幹に異動させたのだが，この人事発令一つをとっても計画的に人事を考えること自体，困難だったことがうかがえる。私は福島での生活拠点をいわき市から福島市に移したが，福島県で数カ月を過ごすなかで，生活面でのさまざまな気づきがあった。

　当時，ベランダで洗濯物を干しているのをあまり見なかった。文化的な慣習なのか，放射線汚染に関する心配からなのかなど，洗濯一つをとっても，あれこれと考えながらの生活であった。水や食事に関しても，水道水は使わない，県内産のものは買わない（逆に，県内産は検査がされて安心だから県内産を選ぶ，という声もあった），などの声を耳にすることがしばしばあったし，住まいを除染するとの通知や，内部被ばく検査の案内が届くこともあった。直接的には東日本大震災の被災者ではないものの，原発事故後のさまざまな影響は，生活者としての私にも及ぶものであった。

　さて，基幹センターの仕事は，組織，管理職と各拠点の間に挟まれるものであった。開所間もなくして，各拠点において問題が発生した。最も多かったのは職員に関する内容で，「初めての訪問活動に戸惑っているようだ」「一人で抱えて潰れそうな職員がいる」など，半年を過ぎる頃には多くの相談があがってきていた。いきなり各拠点に放り込まれた職員が戸惑うのは当然で，拠点内で職員間の軋轢が生じたり，心身に不調をきたして病気休暇をとる職員が現れだした。基幹センター自体も，職員の不安やさまざまな課題を受けとめるほど成熟しておらず，各拠点との対立関係に陥っていった。ただ湧き出る問題に圧倒され，ケアセンターの1年目は過ぎていった。しかし，今思えば，まだ急ごしらえゆえの組織的課題に埋もれていただけだった。実際に地域的な課題に直面していくのは，この先で

あった。

設立2年目を迎えて，私は基幹センターからいわき方部に異動した。いわき方部は，1年目を終える頃，ほぼすべての職員が辞職を申し出たという大変な危機に瀕した拠点である。最も多くの避難住民を抱える最重要拠点であるにもかかわらず，基幹センターから最も遠いこともあり，ケアセンターのなかでも最もわからない地域，拠点といった印象だった。

実際に活動を開始してみると，いわき方部の仕事はゼロであった。順調とはとても言えないケアセンターの活動であったが，さすがに支援依頼がないという拠点はいわきだけ。地元の支援機関，被災自治体からの信頼を得られていなかったのだ。一体何が起きているのか，またしても状況をつかめぬままのスタートであり，途方に暮れる思いだった。

4．いわき市，そして避難の特殊性

いわき市は，福島県の太平洋側，浜通りの南端，茨城県との県境に位置する中核都市（人口30万以上）である。福島第一原発から南方30km圏に北端一部がかかるものの，大部分は強制避難を免れている。いわき市自体，津波被害，原発事故の影響も受ける被災地でありながら，県内で最も多くの避難住民を受け入れ，強制避難を余儀なくされた町村の仮役場および支所も集中した地域である。

さて，この「自治体まるごとの避難」ということがイメージできるだろうか。原発事故にかかる避難の特徴として，被災者のみならず自治体（役場）まるごと，異なる行政圏域に避難している点が挙げられる。たとえば，双葉町は埼玉県加須市に避難し，仮役場を設けた（2013年6月いわき市に移転）。避難を余儀なくされた自治体は，避難先である別自治体の行政圏域内において，自治体機能（行政サービス）を継続させている。これは自然災害ではまずありえないことである。こうした複雑な状況が，外部支援を行き届きがたくさせている一つの要因であった。

被災者支援を考えるとき，被災自治体との連携は不可欠である。そもそも被災者情報を自治体以外は単独で持たないし，災害後の回復を表す場合，被災した自治体ごと復興のプロセスを歩むのだから，実質，被災自治体との協働なしに被災者支援活動は成り立たない。神戸市で活動するのであれば神戸市と，益城町で活動するなら益城町と手を携えて，ともに被災者（住民）支援を進めるのが常であ

ろう。しかし，このときいわき市内には，いわき市役所のほか，避難自治体の仮役場がいくつも存在し，住民情報や行政サービスはそれぞれの市民，町民に対して，それぞれに取り組まれていたのである。地理的に"いわき市"であることに間違いはないが，内情としては複数の自治体が混在しているという，きわめて複雑な状況であった。

　加えて，いわき市においては，数年を経過しても避難住民が増加傾向にあり，発災5年後でなお2万人を超えていた。いったん遠方に避難した住民が，気候などが似ているいわきに避難先を移すということも，少なくなかったためである。さらに，年を追って避難指示が解除される地域があり，いわき方部の活動範囲も，それにともない拡大していくこととなる。従来の災害では，復興の過程にともない，支援対象となる被災者が絞られていくのが常であるが，いわき方部においては，年を追って支援対象が増加していくという特殊な道筋を歩むことになった。

　被災自治体や被災者の動向を把握するだけでも容易ではない地域状況である。いわき市のみならず，避難している各自治体それぞれの事情を理解し，協力体制をとらなければ活動を展開していくことができなかったのだ。

　ただし，専門職が集まっただけでは，被災地の役には立てなかった。あらためて被災自治体，地元支援機関との関係づくりに努めながら活動を進めるなか，被災地では，専門職にしかできないことでなく，普通のこと（地域の催しを手伝うとか，椅子並べをするとか，書くのも恐縮するくらいちょっとしたことだが）をしなければならないということや，外部支援が入るということは，受け入れ側（被災自治体など）に調整してもらう負担も少なからずあることを学んだ。苦渋を味わうような時期であったが，被災地に入る専門職の態度のようなものを，改めて学んだように思う。

5．活動の展開と限りない道のり

　そうして被災自治体とともに活動するなか，被災自治体職員の苦悩に触れることとなる。彼らは常に住民サービスを優先し，支援者としての顔を常に見せていたため，私たちは最初，彼らの被災者性に気づかずにいた。しかし，実際には被災関連の業務増にとどまらず，職場（役場）の避難や移動，加えて住民の不信，不安にもさらされていた。まずもって，職員自身や家族も被災，避難していて，彼ら自身が被災者であることには間違いなかった。

私たちは，福島県立医科大学の災害こころの医学講座の指導・連携を得て，ケアセンターで初めての調査研究[1]を実施した。ある被災自治体においては，職員のうつ病現在有病率が2割近いという，驚くべき結果であった。この調査は，災害時の支援者支援を考えるうえで重要な取り組みになったばかりでなく，福島における避難や，それにまつわるスティグマ，人の怒りにさらされることの影響などについて教えてくれるものであった。

さらには，母子支援や自殺予防・ポストベンション，アルコール問題の一次予防などの取り組みも始めた。地域のなかに入り，状況を理解するにつれ，3年目を過ぎる頃には活動の幅は広がっていった。しかし，このまま順風満帆に歩んでいけるということはなかった。

ケアセンター4年目，私はいわき方部の課長を任される立場となっていた。従来の震災復興を考えれば，地域保健活動として落ち着くとは言えないまでも，発災当初のような混乱は収まりつつある時期であると予想される。しかし，浜通りでは，避難指示解除というさらなる局面を迎えていた。全町避難の自治体（楢葉町）としては，初めての避難指示解除であった。

帰還への喜びが伝えられる一方，戻るか戻らないかに関する住民間の戸惑い，不安に出会うことも多く，さらに自治体も帰還に向け取り組みを進めていて，新たな分断（仮役場を残しつつ本所機能を戻すため，職員を分ける）にも，震災後5年経ってなお，立ち向かわなければならなかった。これまで経験したことのない局面に，支援者としてどう寄り添えばいいのか，何が起きるのか予測もつかず，私自身，また新たなトンネルに足を踏み入れるような不安にかられた。特に，組織全体に地域状況をうまく伝えることもできず，また伝わっていないことに焦り，疎外感を募らせていた。

避難指示解除の瞬間を迎えても，劇的な変化が訪れたようには見受けられなかった。しかし，その後どうなっていくのか誰にもわかりはしない。新たなスタートを切ったというだけだ。ただその場にいて，被災者の動きや声，思いの揺れ，自治体職員の話にアンテナを張って活動を進める，それだけだった。混沌とし続ける地域状況だったからこそ，常にそこに立ち戻るしかなかったのだが，「被災地，被災者を知る」支援者としての基本姿勢，それは福島であれ，別の被災地であれ，災害の違いがあれど変わりないものなのだろう。

そして，福島ではさらに先へと避難指示解除，まだ見ぬ復興の道のりが続いている。

6．ケアセンター退職とその後

　結局，私はケアセンターで4年間働き，福島を離れる選択をした。今，福島から離れ，"日常"を感じて生活している。振り返ると，4年間を過ごした福島での日々は"非日常"であった。「一体何が起きているのだろうか」という感覚は，福島にいる間じゅう常に私につきまとい，何が起きているのかうまく表現できなかった。

　外から見れば，福島からの発信が明瞭でないことに，いらだちを覚えるかもしれない。「いつまでわからないなんて言ってるんだ」。そんな声も聞こえなくはない。この福島のわからなさが，福島への当たりの強さにすり替わる危険性を心配するのである。何が起きているのかうまく整理できず，今後どうなっていくのか明確に描けない，そんな非日常が"福島の日常"として続いている。それ自体が，原発事故による被害の本質ではないかと思うのだ。

＊　　　＊　　　＊

　さて，ここまで福島での4年間を振り返ったわけであるが，苦労したエピソードの列挙となってしまった。しかし言うまでもなく，右も左もわからず移住してきた私を受け入れてくれた福島の方々がたくさんいて，4年もの間，福島で過ごすことができた。福島を離れ，福島を思うとき，その苦労とともに，出会った人たちや地元の食べ物，風景を懐かしく思い出す。原発事故後の影響が終わらないにせよ，そこに営む暮らしがある。そのことを私たちは忘れてはいけない。被災地にいる方々がどうか息切れすることなく，復興の道を進んでいかれることを願うばかりである。

【文献】

1）Maeda, M., Ueda, Y., Nagai, M., Fujii, S., & Oe, M. (2016) Diagnostic interview study of the prevalence of depression among public employees engaged in long-term relief work in Fukushima. *Psychiatry and Clinical Neurosciences*, **70**(9), 413-420.

Ⅲ　福島で働くということ

【壬生明日香】

1．はじめに

　福島で働くきっかけは，日本精神保健福祉士協会の災害支援活動に参加したことである。2011年8月と10月にその活動で南相馬市に行かせていただき，その後，同協会を通して募集があった中長期支援に応募した。結果的に勤務地は福島となり，2012年10月から2014年3月までふくしま心のケアセンターに，2014年4月から2015年3月まで福島県立医科大学医学部災害こころの医学講座に勤めさせていただくこととなった。

　福島を離れて3年が経つ。地元の関西に戻り，20年来お世話になっている認定NPO法人大阪精神医療人権センターの活動に細々と参加している。大阪精神医療人権センターは，精神科病院に入院中の方の権利擁護に関する活動をしているNPOで，私はそこで精神科病院の訪問活動に参加したり，事務をしている。大阪精神医療人権センターの活動に参加することと福島に行くことのモチベーションは，私にとって非常に近いものがあったため，福島で働くことを決めたのは自然な流れだった。ただ，同じ日本とはいえ，文化の違う土地で暮らし働くことについて，迷惑をかけないだろうかと不安も感じていた。

　「どうして福島に行ったのか」とよく聞かれる。答えは，精神保健福祉士だったから，そして女性だったから（現地で女性の専門職を求める声を聞いたため），そして独身だったからである。加えて，原発事故の影響により，福島へ行くことを敬遠する人もいるという話を耳にしたことが，後押しになった。福島の現場は非常に困っているのではないかと感じ，少しでも力になれるならそこで働きたいと思った。

　福島での仕事は楽しかったし，充実もしていた。福島を離れるときは，出会ったすべての方への感謝の気持ちでいっぱいになった。一方で，精神保健福祉士として専門性を発揮でき，役割を果たせたという実感や自信はない。福島にいたときに感じた無力感は今も引きずっているし，復興もまだまだこれからの時期に，地元に戻ってきてしまったことへの罪悪感もある。このような感情を持ちつつで

はあるが，福島で公私ともにお世話になった皆さまにお返しできることがあるとすれば，それは，これからの私の生き方や福祉実践において福島で学んだことを生かすことと，時間をつくって福島に足を運ぶことだと考えている。

本稿では福島で働くことで，「専門職として」学んだことと，今の実践に影響していることについて述べる。

2．福島で学んだこと

1）南相馬市の保健師さんとの出会い

福島で一緒に働いた専門職の方々は，専門性が高く，職種としての特性をフル活用して業務にあたられており，尊敬する方々ばかりだった。とりわけ，南相馬市の保健師さんたちからは大きな影響を受けた。今の私にとって，実践を振り返る際に専門職としての自分を重ねる存在，つまり専門職としてのモデルとなっている。皆さん誠実で温かく，かつ専門性が高かった。コーディネート力，守備範囲の広さ，知識の豊富さ，そして，住民の方々に接する姿勢や，コミュニケーション能力の高さがすばらしく，多くの学びを得た。

特に，コーディネート力のすばらしさは，短期支援に入ったときから最も印象に残っている。全国各地から1日や1週間程度のスパンで入れ替わり立ち替わり，さまざまな職種の支援者が訪れていた。にもかかわらず，職種の特性だけでなく，その人の個性を見きわめたうえで，適切に迅速に役割を与えておられた。これらは，何も災害があって獲得された専門性ではなく，日頃から基本的なことも専門的なことも，丁寧に確実に実践されてきたからこそ，緊急時にも発揮されたのだと考える。職種は違うものの，専門職として「こうでありたい」と目指す存在である。

2）災害支援の知見と実践からの学び

福島で働くことで貴重な経験となったものの一つに，「支援者支援」がある。今でも日常的に意識するようになったし，産業カウンセラーの資格を取るモチベーションの一つにもなった。

福島に行く前，大学で教育研究に携わっていた頃，研究テーマの一つに「ケアする人のケア」を挙げていた時期があった。相談援助職のメンタルヘルスには以前から関心はあったが，それが「災害時」という特殊な状況下であったこともあ

り，学ぶことが多かった。福島に行く以前に福祉現場で働いていたときの私は，「保健医療福祉の専門職は，自身でこころの健康保持ができる」と信じきっていた。専門職の同僚や先輩に対して心配をして声をかけたり，励ましたりすることは，かえって失礼ではないかとすら思っていたように記憶している。後述するが，この考え方は福島で働くことにより大きく変わった。

　もう一つの貴重な経験は，一次予防の実践に携わることができたことであった。福島に行く前に現場経験をしたのは，保健所や大阪精神医療人権センターであり，そこでは急性期と慢性期の対応が主だった。そのため，一次予防としては普及啓発のための講演会であったり，二次予防については個別相談で，若干その対象の方やご家族に出会う程度の経験しかなかった。それに対して福島での実践では，一次予防と二次予防の導入部分に関わることが主だった。個別訪問においても，仮設住宅での集団活動においても，健康増進と疾病予防を目的としたものが多く，知識として知っていただけのことを，実践に関わることで深めることができたことは，専門職として重要な経験となった。

3．今の実践への影響

　下記に挙げる点は，現在の大阪精神医療人権センターにおける活動と，関西に戻り1年間務めた，ある市役所の家庭児童相談員としての業務において感じていることである。どれも専門職として「できて当たり前」のことであるが，福島で働くことによって，「新しく学んだこと」もあるけれども「基本に立ち返ることの大切さ」を実感したのは事実である。

1）メンタルヘルス予防の観点が強化された

　前述のとおり，福島に行く前の実践現場では，急性期や慢性期の方々にお会いする機会が多かった。そのため，「こころは今のところ健康域だが，非常なストレスにさらされている」方々と接する機会は少なかった。こころの健康は身体の健康と切って考えられるものではないし，どのような病気も予防や早期治療が大切であることは，理解していたつもりである。しかし，福島で個別に，あるいは集団に対する，一次予防に関わった経験が，家庭児童相談員として虐待相談の対応に関わっているときに生かされたと感じている。

　家庭児童相談員は，家庭内で家族である大人から子どもが暴力を受けている子

どもや，家族から家族への暴力を目撃するといったような状況にさらされている子どもに出会う。そして，暴力を振るう大人と面談する機会も多かった。大人は，「うちのは虐待じゃない，しつけだ」「悪いことをしたら殴られるのは当然だ」「うちの子は気にしてない。毎日元気に学校に行っている」などと主張する。それに対し，暴力は絶対にいけないことを伝え，警告を与えると同時に，暴力を振るわれた子どものこころの傷について啓発的な話をすることに，特に時間をかけた。また，子どもに暴力を振るう父（母）を止められずにいる母（父）に対しては，子どもの安全や安心だけでなく，母（父）のこころの健康状態にも目を向け，変調があったときのための対応について情報提供をしたり，ねぎらうことや支持的なフィードバックを行うことにも注力した。また，虐待を受けている子どもたちが所属する学校などの関係機関に向けても，会議や情報交換のなかで，子どもたちのメンタルヘルス予防の観点から意見を述べることが多かった。

　これらは，福島で働いていなかったとしても実践したかもしれないが，一次予防を意識し，そのために意図的に時間をかけていたのは確かである。

2）コミュニケーションの選択肢が増えた

　福島から関西に戻り，「話し方が明快。話がわかりやすい」と言われることが増えた。このことは，福島でともに働いた方々から，コミュニケーションについて多くを学んだ結果だと考えている。

　トラウマの治療や支援に関わる専門職のコミュニケーションの特徴として，「あいまいなコミュニケーションをとらない」「端的な言葉で具体的に伝える」といった点がある。それは，周囲を混乱させたり不安にさせないコミュニケーションであり，こころに痛みを抱えている人や，脳が疲れている人にとっては，優しいコミュニケーションであると感じている。

　現在の実践において，当然のことながらすべての対象者や場面において，そのようなコミュニケーションを活用しているということではないが，状況に応じて必要なときに活用できるよう意識している。コミュニケーションのあり方を学ぶことができ，技術の選択肢が増えたことは，専門職として非常に貴重な経験をさせていただいたと思う。

3）職場のメンタルヘルスと相互サポートについて

　福島に行く以前も，職場での人間関係において，チームワークやコミュニケー

ションは大切にしていたが，今，振り返るとその重要性を理解していなかったように思う。また，自分の健康維持や労働環境はほとんど考えたことがなかった。この点は，福島で働くことによって大きく変わった。自分自身のことを含め，職場はスタッフにとって安心できる場であるほうがいいし，コンディションを整えられる場でないと，良い支援はできない。今ではそういった職場の環境づくりのために意識を向け，行動するようにしている。

　振り返ると，ずいぶん前に職場の研修で，「あなたたちの仕事はメンタルヘルス危険領域の仕事。だから，自分自身を守る防護服を身につけないといけない」といった話をしてくださった精神科医がいた。福島で働くことを通してその意味と現実を改めて実感し，これからも大事に受けとめつづけ，行動していきたいと考えている。

4．おわりに

　以上，福島で働くことによって，専門職として受けた影響と変化について述べた。すべてを書ききれたわけではないが，最後にもう一つだけ，福島で働くことによって意識するようになったことを述べたい。それは，感謝と敬意とねぎらいの言葉を丁寧に伝えることである。以前からそういう言葉かけをしてこなかったわけではない。けれども，日常に流され，ときには何となく，流れで，軽く伝えていたこともあったかもしれない。今は，職場でも，家庭でも，友人関係においても，感謝と敬意とねぎらいの言葉を確実に丁寧に伝えるようにしている。このことは，災害支援において最も大切なことであると感じるし，日常のなかでも大切にしていきたいことである。

終章	# あとがきにかえて

——こころのケアを続けるために必要なこと

【加藤　寛】

I　はじめに

　奥尻島津波，雲仙普賢岳という1990年代前半の災害で行われた先駆的活動を経て，阪神・淡路大震災によって広く認知された「こころのケア」は，21世紀に入ると比較的規模の小さい災害でも提供されるようになった。地域保健活動の重視，アウトリーチの必要性，有効なスクリーニングの実施などの戦略は，徐々に共通認識となった。そして，東日本大震災というとてつもない災害の経験から，組織化の重要性が再認識され，DPAT（災害派遣精神医療チーム）という新たなシステムが作られた。しかし，災害はそれぞれの顔を持ち，実態に合わせた工夫をしなければ，実効性のあるケアは提供できないことも，我々は学んできた。特に，既存のシステムやマンパワーでは対処できない大災害後には，直後の時期から復興期を通して，さまざまな問題への対応が求められるので，創意工夫を重ねなければならない。

　地震・津波だけでなく，原発事故という複合災害に襲われた福島では，問題はより複雑で，これまでにない対処をしなければならなかった。それは，過疎地で社会資源やマンパワーが限られる他の被災地にも共通する課題への対応，という側面と，言うまでもなく原発事故がもたらした特殊な問題への対応という側面がある。

II　創意工夫

　大災害が起きるとまず必要となるのは，外部からの支援である。古くは関東大震災でも，発災後2日目には全国の軍隊，他府県からの医療班が，被災地に多数入ったことが知られている。阪神・淡路大震災以降の大災害においては，外部支援は組織的に行われるようになった。しかし皮肉なことに，ときとして被災地に

外部支援者が溢れかえり，支援と受援のアンバランスが生まれてしまうことがある。東日本大震災でも，アクセスが比較的容易だった場所や，マスコミに被害の甚大さが取り上げられた地域には，多数の支援チームが押し寄せ，そのコーディネート体制を作るのが最初の課題となったと言われている。

一方，福島に入った外部支援者は限定的だった。たとえば，都道府県が派遣したこころのケアチーム数を見てみると，宮城県32，岩手県30に対して，福島県はわずかに2で，この2チームも会津地域に入っただけだった。これは，言うまでもなく放射能被ばくを恐れてのことだった。被災から7カ月経過した時期に，相馬市の仮設住宅で活動するチームが不足したため，兵庫県は2カ月間チームを派遣したが，その際も被ばくの不安から反対の声が上がったのを記憶している。相馬市のほとんどは放射能レベルは低く，まったく問題にならないという情報があったにもかかわらずである。

大災害から数カ月経過した時期になると，支援体制は大きく変化する。外部支援者は徐々に減っていくが，仮設住宅での生活支援，被災者の心身の健康を守るための保健活動の充実など，長期に取り組まなければならない活動が存在するからである。そして，マンパワーや資金確保が見通せない状況で，さまざまな創意工夫が行われることになる。阪神・淡路大震災では，心理的支援にそれまでにない社会的関心が寄せられ，「こころのケア」という言葉が使われた。復興期の活動を継続するために，こころのケアセンターが作られたのも，創意工夫の一つであった。というのも，年間3億円の資金は復興基金から出されており，使途が民間事業に限られていたため，行政機関にマンパワーを増やすのではなく，民間団体を新たに作るしか選択肢がなかったのである。

作ってはみたものの，その後の活動は波乱に満ちた困難なものであった。ここでは詳しく述べないが，民間団体というのは見かけだけで業務管理は行政機関に準じており，さまざまな制約があったし，連携すべき保健所などの既存の組織から認知されるまでには，長い時間と粘り強い関係づくりが必要だった。実際の活動を展開するうえでは，「思いついたことを，パイロットスタディ的に行う」という言葉をモットーにした。ともかく，現場で発見した現実的なニーズに応えるためには，手探りで失敗を恐れず活動をする必要があったのである。センターの設置は当初から5年間と決められていたため，やっと関係ができ，活動の方向性が定まったと実感できた頃には，終結に向けた準備を始めねばならなかった状況もあり，不全感を抱いたスタッフが多かったのは偽らざる事実である。こころの

ケアセンター方式が，本当に機能的なのか，別の方法があるのではないかと，5年間活動に参加しながら私はずっと思っていた。

　しかしながら，新潟県中越地震では，同じように復興基金事業としてこころのケアセンターが作られ，我々と同じ苦労を新潟のスタッフはしなければならなかった。そして，東日本大震災でも，同じ枠組みでセンターが作られた。東北の場合は，実際の活動開始が被災から約1年を経た時期であり，最も遅れて支援活動に参加した組織となった。マンパワー確保や連携すべき組織との関係づくりの困難さ，活動方針の曖昧さなどは，3県に共通した障壁であり，それらを克服するためにさまざまな工夫が必要だった。たとえば，全国規模の職能団体に協力を依頼し，経歴に応じた給与を保証し，マンパワー確保に努めた。また，宮城県ではセンターで雇用したスタッフを被災した市町に出向させ，通常業務を直接支援することで関係を強化した。

　一方，福島の場合は，他県にはない困難に直面していたことは，本書で赤裸々に報告されているとおりである。それは言うまでもなく，原発事故がもたらしたものであり，センターだけでなく，住民の支援活動に関与してきた多くの組織とそのスタッフが直面した課題だった。被災者が県内全域にとどまらず全国に散らばったこと，被ばくしたかもしれないという見えない不安や，差別や偏見に直面している住民をどのように支援すればいいのか，その方法を誰も知らなかったということなどである。

Ⅲ　福島固有の問題

　本書では，原発事故がもたらした心理的影響について，さまざまな視点から論じられている。キーワードを列挙すると，「見えない不安」「あいまいな喪失」「分断と対立」「信頼の喪失」「福島差別」「スティグマ」「セルフスティグマ」などである。それぞれの詳細な考察は各章に譲るが，問題なのはこうした心理的影響をどう低減するのかについて，これまであまり社会的関心が向けてこられなかったという点であろう。その背景には，被ばくとの因果関係の議論，原発推進派か反対派かという政治的対立，あるいは行政組織の混乱と疲弊など，複雑な葛藤状況が存在している。膨大なサンプル数の健康調査結果の科学的解釈について，疫学の専門家ではない私にコメントする能力はない。これまでの議論を見ていると，チェルノブイリなどの先行研究を踏まえて，被ばくの影響を否定あるいは不明と

する立場をとると,「何か隠している」「結論ありきだ」と激しく批判され,不安を低減するどころか逆に強化する方向に行ってしまう。一方,甲状腺がんの発症率は異常に高く,被ばくの影響は明らかと主張する場合は,不安がもたらす影響についてはそもそも考えられていない。被ばくの不安は「異常な状況における正常な反応」であり,解消することは困難であるが,正しく不安を持ってもらうためにどのような対応と支援をすればいいのかについて,もっと社会的関心を高め,実践しなければならない。

この課題を克服するために,福島で行われてきたさまざまな試行錯誤の一端が,本書には綴られている。たとえば,アウトリーチの新たな試みが紹介されている。大災害後のメンタルヘルス対策では,被災者の元に支援者が出向くこと(アウトリーチ)が,最も重要な戦略になる。相談窓口を設けて被災者が来るのを待っていても,ほとんどの場合は利用されず,看板倒れに終わってしまうからである。アウトリーチに関しては,保健師は通常業務のなかで地域に出向く機会が多く慣れているが,医師,看護師,カウンセラーなど多くの職種の人間にとっては,初めて経験する活動で戸惑うことが多い。仮設住宅を実際に訪れないと,住民が経験している生活環境の劣悪さは理解できないし,支援すべき必要性の高い人を発見することも難しい。また,茶話会などのサロン活動も,仮設住宅などの寄せ集めのコミュニティで住民同士のつながりを強化するために重要な意義を持つ。アウトリーチの重要性は阪神・淡路大震災以来,徐々に認識され,東北でも仮設住宅などで積極的に取り組まれてきた。しかし,被災者が広域に散らばっていた福島では,訪問だけでは接することのできる住民は限られてしまうために,別の方法が必要だった。

それに対して,健康管理センターでは,架電という方法で接触を試みた。電話相談を受けるという支援は,大災害後にはこれまでもよく行われており,24時間体制を取ったり,フリーダイヤルにするなどいろいろな工夫がされてきた。しかし,支援者のほうから架電するという方法は,初めての試みである。大規模な県民健康調査を,データを得るためだけでなく,実際の支援に結びつける方法として活用したのである。

また,放射線被ばくに関する情報を住民に伝えるために,医大や医師会の医師たちがさまざまな場所に出向き,個別相談を受け小規模な講話をする試みも,アウトリーチの新しいかたちであった。専門家が一方的に講演するだけでは,住民の不安は減らないということに気づき,コミュニケーションの方法を見直した。

医師が医学的情報をもっぱら伝える一方通行ではなく，傾聴することによって不安を受け止め，聞き手の住民が知りたがっている情報をわかりやすく伝えたのである。20年前，私は阪神・淡路大震災の仮設住宅に作られた，ふれあいセンターという集会場で講話を何度もしていたが，まったく手応えを感じられず，申し訳程度に数人の住民から送られた拍手に恥じ入ったことがある。支援者側がコミュニケーションの方法を変える重要性を当時知っていれば，悩むこともなかっただろう。

Ⅳ　残された問題

　地震や津波で家を失うことと，原発事故によって自宅を追われた場合とでは，喪失の意味がまったく異なるだろう。前者は目に見える喪失だが，後者の場合は汚染されたために遺棄することを強いられ，長期間あるいは永遠に戻れないという状況である。この数年，徐々に帰還可能地域は増えており，各市町の帰還率は2017年12月（一部は11月）の段階で高い順に，広野町73.6%，川内村72.3%，楢葉町26.3%，南相馬市小高区18.3%，葛尾村13.3%，飯舘村7.8%，富岡町2.4%，浪江町2.1%と地域差が大きく，概ね原発に近い地域ほど帰還者の割合は低い。この差には，汚染程度や帰還可能になった時期が反映しているし，生活環境の整備や就労場所の多寡なども大きく影響している。それゆえ，国や自治体は，商業施設の誘致，医療機関の整備，そして働き場所の創成を進めているが，帰還が進まないところほど対策も進んでいかないのが現実のようだ。

　長い避難生活の間に，転住した先で生活の基盤を作った場合や，子どもの健康や教育を考えて，戻らないという選択をした若い世代も少なくないだろう。開沼は，帰還，移住，避難継続の三つの選択肢を尊重することが重要で，それぞれの状況のなかで生活がしやすくなる現実的な支援をするべきと指摘している。被災者の心理的回復の基盤になるのは，生活再建である。住まい，仕事，コミュニティを取り戻すことによって，人は安全，安心，自信，尊厳を回復していく。それぞれの被災者が選択した場所で，少しでも豊かな生活を取り戻していく支援を続けなければならない。

　生活再建と並んで健康の維持も，心理的回復の基盤になる。東北3県のなかで震災関連死と言われている死者数が突出して多いことが，福島県の特徴である。復興庁が公表している2017年9月末での統計を見ると，すべての震災関連死3,647

人の6割が福島で発生しており，そのうち66歳以上の高齢者が9割以上を占めている。避難生活中に慢性疾患を悪化させた結果だろう。震災から6年以上経過し，さすがに最近は関連死と認められる件数はほとんどなくなっている。しかし，不安定な生活状況のなかでさまざまなストレスが影響し，心身の健康を損なう被災者は今後も存在し続けるだろう。

阪神・淡路大震災では，仮設住宅での孤独死が大きな社会的関心を集めた。年間100人前後が人知れず亡くなり，発見まで9カ月も経過した場合さえあった。死因として心疾患や脳血管障害では高齢者が最多だったのは当然としても，全体の3割以上に上った肝疾患の事例は40～60代の男性がほとんどを占めていた。これらの男性にはもともとアルコール依存の傾向があり，一人暮らしで，震災によって失職したという共通点があったと報告されている。東北でも，アルコール依存が中長期の課題になっていることが報告されており，アルコール専門の医療関係者が地域の保健担当者のスーパーバイズをしたり，断酒ではなく節酒を目指す取り組みが導入されている。こうした地道な取り組みが，どのような効果をもたらすのか注視したい。依存に関連した課題としては，ギャンブル依存も社会に根深く潜む問題であるが，賠償金に依存し労働意欲を失い，ギャンブルにのめり込んだ中高年男性が少なくないことが，密かに語られている。

V　支援者支援

消防士や自衛隊員などの災害救援者が，現場活動を通して受ける精神的影響を「惨事ストレス」と言い，阪神・淡路大震災後に高い関心が寄せられ，対策が立てられてきた。たとえば消防では，総務省消防庁が専門家からなるチームを持っており，殉職が発生した場合など，リスクの高い状況が発生すると介入が行われる。東日本大震災でも，沿岸部の消防本部にチームを派遣しており，私も釜石，陸前高田，気仙沼などの消防署に出向き，対処法に関する講演や個別面談を行った。福島では，武蔵野大学の小西聖子教授を中心とするチームが双葉消防本部に3カ月後に入ったが，その際，隊員たちが過酷な環境に身を置き，何の支援も受けていないことに驚き，次のように述べている。

　「原子力災害特別措置法15条が発令された現在，非番の職員も常時招集できる態勢が，消防には求められている。しかし，孤立した消防士122人に何の支

援もなく，非番でも常時待機という要求だけがなされるのでは，どれだけ士気が高くても，維持することは困難だろう。衣食住のすべてが，被災直後とさして変わらない状態である」

　阪神・淡路大震災からの20年近い間に，消防組織の惨事ストレス対策は大きく進み，これまでにない支援が提供されたことは高く評価できるが，その一方で，こうした忘れ去られた惨事ストレスとも言うべき状況が，起きていたのである。
　災害後の業務を通して影響を受けるのは，消防士などの災害救援者だけではない。医療関係者も救急医療活動を通して影響を受ける場合があるし，復興の業務に携わる行政職員の受ける影響も大きい。行政担当者は復興の長いプロセスのなかで，通常とは異なる膨大な復興業務をこなさなければならない。自分自身が被災していたとしても，公僕としての業務が優先されるし，時として被災者から激しい批判を浴びせられることもある。東日本大震災では職員を失った自治体も多く，絶対的にマンパワーが不足するなかで，過酷な復興や支援業務をしなければならなかった。
　とりわけ，原発事故後に避難指示が出た市町の職員は，全住民の避難，役所機能の移転，広域に散らばった住民の把握など，大混乱のなかで想定外の業務を続けなければならなかった。あるシンポジウムで浜通りの某町の職員が，最初は同情的だった受け入れ先の感情が次第に批判的になり，同時に町民からは責められ，無理難題を強いられるなど，言うに言われない辛い体験をしたと生々しい思いを吐露していた。こうした状況を反映してか，前田が本書で紹介しているように，職員を面接してみると医療的介入が必要だった人がたくさんいたという報告，あるいは自殺者が増え続けているという報道さえある。復興の基盤を支える行政職員が健康でいることは，被災者を守ることに直結する。彼らを守る取り組みを，強化する必要があるだろう。

VI　おわりに

　前述したように，震災直後の時期から，福島への外部支援は絶望的に不足していた。その状況が地元の関係者を奮い立たせることになったのであろう，県立医大のスタッフが中心となり，相双地域で活動を始めたのである。特筆すべきは，一時的な心のケア活動をするのではなく，被災前から資源の少なかった精神科医

療の底上げを目指して，訪問看護ステーション，診療所，事業所などを次々と立ち上げていったことである。

災害復興のあり方として，創造的復興を目指すべきという主張がある。阪神・淡路大震災の際，兵庫県知事が被災前より住みやすい地域社会にしたいと希望したが，当時の政府は「焼け太りは許さない」と一蹴したというエピソードがある。しかし，東日本大震災後には，国連の仙台防災枠組に"Build Back Better"が復興の目指す姿と明記されるなど，共有のビジョンになった。もちろん，このビジョンを実現するのは容易ではないが，相双地域の精神科医療システムに関しては確実に発展し，地域の財産になっていることは，高く評価しなければならない。

国は10年間の集中復興期間の後半にあたる2016年度以降の事業において，心のケアを重点項目として挙げている。また，原子力災害特有の問題への対応は，長期の課題として取り組むことが明示されている。ということは，福島での心のケア活動は，期限を定めることなく長期に続けていくということだろう。阪神・淡路大震災後のこころのケアセンター事業は，5年間の期限つきで，スタッフの身分は不安定で報酬も低かったため，途中退職する者が多かった。しかし，徐々に被災の影響が曖昧になるなかで，創意工夫を続けていくのが難しくなったという側面があり，5年間だから続けられたというのが正直なところである。また，新潟中越地震では10年間事業を継続したが，後半はどのような役割を担うのか，スタッフのモチベーションをどう維持するのかが，課題だったと言われている。

福島の場合，原発事故がもたらした固有の問題があるにしても，次第に生活に関する二次的ストレスの影響のほうが前景に立ち，災害の直接的影響は曖昧になるだろう。心のケア活動は成果が目に見えず，達成感を持ちにくい仕事である。実際，ふくしま心のケアセンターのスタッフが直面してきた疲弊と消耗について，本書でも生々しく語られている。今後，長期に継続するためには，まず支援者側がモチベーションを維持できるような対策と支援が必要だろう。

東北の地元紙を見ると，今でも震災関連の記事が毎日欠かさず載っているが，全国紙に取り上げられるのは節目の時期だけである。被災地が忘れ去られるときが本当の災害の始まりであると，災害精神医学のパイオニアであるラファエルは言っている。福島の抱える問題は複雑で，さまざまな憶測や偏見，あるいは政治的立場によって歪曲されるために，理解するのを放棄してしまう態度につながりやすい。現場の最前線に立ってきた支援者によって書かれた本書を通して，福島の現実を理解し，そこで奮闘している人たちにエールを送り続けるのが，被災地

の外にいる者ができることだろう。

　本書の執筆者を見ると，被災前から浜通りに住み，いったんは仕事を失いながらも地元に残り，新たな支援活動を続けてきた人もいれば，被災地から離れているとはいえ福島県内で生活し，少なからずさまざまな影響を受けながら支援に携わった人もいる。また，被災後に県外から福島に移り住み，支援業務を続けてきた人も少なくない。彼らの献身と努力に，心から敬意を払いたい。

　編著者の前田とは，2000年のえひめ丸事故で生存者を支援する仕事を共にしたことをきっかけに，ずっと懇意にしてきた。東日本大震災後，日本トラウマティック・ストレス学会が支援活動をするなかで，私は主に宮城を，前田は福島を担当した。医大に新たな講座が立ち上がる際に，請われて九州から移り住み，その後も県内を隈無く歩き回り，難航していた事業を軌道に乗せるためにエネルギッシュに走り続けてきた。その行動力には驚かされるばかりだが，彼がバーンアウトしないように支援するのが，私の密かな使命だと思っている。

■著者紹介 （執筆順，所属は2018年4月現在）

【はじめに・第1章・第11章・第12章】

前田正治（まえだ　まさはる）

〈編著者紹介参照〉

【第2章】

内山登紀夫（うちやま　ときお）

大正大学心理社会学部臨床心理学科　教授

川島慶子（かわしま　けいこ）

福島大学子どものメンタルヘルス支援事業推進室　研究員

鈴木さとみ（すずき　さとみ）

大正大学心理社会学部臨床心理学科　研究員

柄谷友香（からたに　ゆか）

名城大学都市情報学部都市情報学科　教授

【第3章】

開沼　博（かいぬま　ひろし）

立命館大学衣笠総合研究機構　准教授

【第4章】

重村　淳（しげむら　じゅん）

防衛医科大学校医学教育部医学科精神科学講座　准教授

【第5章】

中島聡美（なかじま　さとみ）

武蔵野大学人間科学部人間科学科　教授

山下和彦（やました　かずひこ）

一般社団法人福島県精神保健福祉協会 ふくしま心のケアセンター県中・県南方部セン
ター　方部課長

【第6章】

大江美佐里 （おおえ　みさり）

　　久留米大学医学部神経精神医学講座　講師

【第6章コラム・第14章】

松井史郎 （まつい　しろう）

　　福島県立医科大学広報コミュニケーション室　室長，特命教授

【第7章】

清水修二 （しみず　しゅうじ）

　　福島大学　元副学長

【第8章】

矢部博興 （やべ　ひろおき）

　　福島県立医科大学医学部神経精神医学講座　主任教授

【第9章】

後藤あや （ごとう　あや）

　　福島県立医科大学総合科学教育研究センター　教授

【第10章】

堀 有伸 （ほり　ありのぶ）

　　ほりメンタルクリニック　院長

【第11章】

桃井真帆 （ももい　まほ）

　　福島県立医科大学放射線医学県民健康管理センター　特命准教授

堀越直子 （ほりこし　なおこ）

　　福島県立医科大学放射線医学県民健康管理センター　講師

【第12章】

渡部育子（わたべ　いくこ）

　一般社団法人福島県精神保健福祉協会 ふくしま心のケアセンター基幹センター業務部 業務部長

【第13章】

米倉一磨（よねくら　かずま）

　NPO法人相双に新しい精神科医療保健福祉システムをつくる会 相馬広域こころのケアセンターなごみ センター長

【第15章】

窪田和子（くぼた　かずこ）

　千葉市児童相談所 里親対応専門員

植田由紀子（うえだ　ゆきこ）

　名古屋市教育委員会事務局子ども応援委員会制度担当部 スクールカウンセラー

壬生明日香（みぶ　あすか）

　大阪府療養環境サポーター，認定 NPO 法人大阪精神医療人権センター 運営会員

【終章】

加藤 寛（かとう　ひろし）

　兵庫県こころのケアセンター センター長

■編著者紹介

前田正治（まえだ　まさはる）

1984年　久留米大学医学部卒業

現　　在　福島県立医科大学医学部災害こころの医学講座 主任教授，博士（医学）

主著訳書　『トラウマ関連疾患心理療法ガイドブック』（監訳）誠信書房 2017年，『PTSD
の伝え方』（共編著）誠信書房 2012年，『大災害と子どものストレス』（編著）
誠信書房 2011年，『生き残るということ』星和書店 2008年，『サイコロジカ
ル・トラウマ』金剛出版 2004年　ほか

福島原発事故がもたらしたもの
──被災地のメンタルヘルスに何が起きているのか

2018年6月5日　　第1刷発行

編著者　前　田　正　治
発行者　柴　田　敏　樹
印刷者　藤　森　英　夫

発行所　株式会社　誠信書房

〒112-0012　東京都文京区大塚3-20-6
電話 03（3946）5666
http://www.seishinshobo.co.jp/

© Masaharu Maeda, 2018　　　　　　　印刷所／製本所　亜細亜印刷㈱
検印省略　　落丁・乱丁本はお取り替えいたします
ISBN978-4-414-41642-8　C3011　　　Printed in Japan

JCOPY〈㈳出版者著作権管理機構 委託出版物〉
本書の無断複写は著作権法上での例外を除き禁じられています。複写される場合は，その
つど事前に，㈳出版者著作権管理機構（電話 03-3513-6969，FAX 03-3513-16979，e-mail：
info@jcopy.or.jp）の許諾を得てください。

トラウマ関連疾患心理療法ガイドブック
事例で見る多様性と共通性

ウルリッヒ・シュニーダー /
マリリン・クロワトル 編
前田正治・大江美佐里 監訳

トラウマ治療の実際にフォーカスし、多くの事例を通じて、エビデンスに根差した各種療法の特徴やストレングス、課題を浮き上がらせた決定版。

主要目次
第1章　イントロダクション
第2章　トラウマ曝露による身体的影響
第3章　外傷後早期介入
第4章　持続エクスポージャー療法
第5章　PTSDの認知療法
　　　──記憶の上書きとトラウマの意味づけ
第6章　認知処理療法
第7章　トラウマ関連障害のためのEMDRセラピー
第8章　ナラティブ・エクスポージャー・セラピー（NET）──トラウマティック・ストレスや恐怖、暴力に関する記憶の再構成

A5判上製　定価(本体5000円+税)

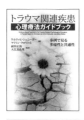

PTSDの伝え方
トラウマ臨床と心理教育

前田正治・金 吉晴 編

PTSDの被害者に、治す・援助するという介入モデルでなく本人の本来の力が引き出せるような支援や情報提供を行うための手引き。

主要目次
● どう伝えるのか──病いとしてのPTSDモデル（前田正治）
● 心理教育の目指す地平（前田正治）
● 解離治療における心理教育（岡野憲一郎）
● ポストトラウマティック・グロース
　　──伝えずしていかに伝えるか（開 浩一）
● 衝動性を持つ当事者を対象とした心理教育プログラム（大江美佐里）
● トラウマ例に対するサイコセラピーと心理教育　（前田正治）
● 災害現場における心理教育（大澤智子）
● 救援者のトラウマと心理教育（重村 淳）
● 交通外傷患者に伝えること（西 大輔）
● 学校現場における心理教育（松浦正一）
● 犯罪被害者に対する心理教育（中島聡美）
● 加害者に対する心理教育（藤岡淳子）

A5判上製　定価(本体3600円+税)

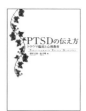